【中医原创学术文丛】

扁鹊文化与原创国医

走向中国文化的医学时代

曹东义 编著

中国医药科技出版社

内 容 提 要

　　本书是作者多年的学术研究成果，旁搜博采，不断思考、拓展，围绕扁鹊文化、中医历史、学术传承等话题展开论述，详细探讨了扁鹊的生平事迹、学术思想以及其对中医传承、中医复兴的重要意义。既是一部有关扁鹊的学术著作，又是对中医传承与发展、坚持中医自身特色、走向国际的再思考，对促进中医有关学术发展具有较高的社会价值。

图书在版编目（CIP）数据

　　扁鹊文化与原创国医：走向中国文化的医学时代 / 曹东义编著.—北京：中国医药科技出版社，2017.5

　　（中医原创学术文丛）

　　ISBN 978-7-5067-9072-7

　　Ⅰ.①扁…　Ⅱ.①曹…　Ⅲ.①扁鹊（前401-前310）-中医学-思想评论　Ⅳ.①R-092

　　中国版本图书馆CIP数据核字（2017）第027504号

美术编辑　陈君杞
版式设计　张　璐

出版　中国医药科技出版社

地址　北京市海淀区文慧园北路甲22号

邮编　100082

电话　发行：010-62227427　邮购：010-62236938

网址　www.cmstp.com

规格　710×1020mm $^1/_{16}$

印张　16 $^3/_4$

字数　237千字

版次　2017年5月第1版

印次　2017年5月第1次印刷

印刷　三河市汇鑫印务有限公司

经销　全国各地新华书店

书号　ISBN 978-7-5067-9072-7

定价　**36.00元**

总　序

随着"自主创新"精神的深入人心，"原创"一词逐渐在我国流行开来。与输入性的和标签性的"原创"不同，中医药的源远流长及其理论、方法、实践和知识的独特性从根本上更新了人们对"原创"的理解，并在开辟科技发展多样化路径的意义上，改变了以往原始性创新的"稀缺"和"薄弱"格局。因此，中医药被认为是我国最具原始创新潜力的理论和知识体系。更进一步说，充分发挥其原创潜力，将根本改变当今世界对中国文化的理解，并在"原创"层面上为人类的可持续发展注入新的动力。

当然，上述看法具有展望性质，而其实现尚待时日，至于具体需要多长时间将取决于对发展战略的顶层设计。一般来说，顶层设计是指国家层面的决策者的设计，理论上具有权威性，对全局性发展的过去、现在和未来应当拨云见日，并力求做到"万举万全"。历史的经验和教训证明，即便是顶层设计，也不可避免地存在诸多不足，带来诸多反思，故有史家"历记成败存亡祸福古今之道"（《汉书·艺文志》），从而抉发出思想文化意义上的顶层设计。就范畴来看，前者属于政治，而后者属于文化，二者相辅相成。对中医药发展来说，目前国家层面的"拨乱反正"措施已经付诸实施，扶持和促进中医药事业发展成为政府的例行职责，形势正在向好演进。但也不可否认的是，如何才能更好地释放中医药的原始创新潜力仍然没有破题，此虽关乎政治范畴上的顶层设计，而更深层的原因当在于思想文化上的成果阙如。

在其他解释皆稍显苍白的情况下，我们把上述阙如的原因归结于历史发展之使然。在我国的传统文化分类中，医学属于经史子集中的子学，《黄帝内经》既被录入《道藏》，也被收录在《二十二子》中，其文化地位偏低且不在主流。及至西学体系传入，医学又被列入科学范畴，中医学的完整性几乎不复存在，其基本表现就是该门学术的原典不再享有尊崇的地位。披阅近现代诸多思想家、史学家、哲学家及文化学家的学术著作，其中少有提及中医者，即便提及，也基本上以"方技"视之，且大多抱有"废医存药"之论，其文化价值遂淹没不显。虽有廖平欲以医学接济经学，但新儒学的发展以会通西学为己任，诸家毕竟尚没有理会其用意。在有关世界科学史和医学史的著作中，中医学的分量让人同情。即便是中国医学史，技术性的框架非但限定了思想文化的进入，而且进一步使人误以为中医学的价值也只剩有技术性。因此，无论是传统还是现代，中医学的独立价值皆付诸阙如，留下了鲜明的历史印痕。

当然，大量中医"遗民"的存在也是事实，他们在内外交迫的情势下转而成为"铁杆中医"，坚信中医药具有自己独特的价值。所以然者，疗效凿凿也；其理之所以不被理解者，在于思维和认知方式不及也。至于如何才能申明其理，则必曰待文化复兴而后可喻。如今，西方世界之政治、经济、军事等方面的压力已基本舒缓，但长期以来形成的心理认知习性尚赫赫俱在，如不尽快恢复并建立起自己的认知体系，使之教化如常，那么释放中医药的原创潜力仍然缺乏根基。基于上述认识，在田原、赵中月二位中医文化学者的倡议下，我们希望能够以"中医原创学术文丛"的出版为契机，通过学术的方式向当代世界阐释中医药的自身价值。

我们观察到，中医药的时尚化趋势正在急剧兴起，当代社会对中医药的需求也越来越不可遏制。与社会意识相适应，学术界也认为如今已经到了凸显中医药学术价值的时期，通过从相关角度揭示中医药的原创性，中国文化即将再现其完整的精神世界。虽然此论尚待昌明，我们通过总结正反两方面的学术经验和教训，看到在与西方学术的反复辩难和融通过程中，中医药的"卓然自立"使关键性的理论难题豁然而解，也就是说，由于中西医结合带来的难题通过"自主发展"的方式而自动消解。由此我们推断，在西方文化、西方科学、西方医学、中国医学、中国科学与中国文化的序列中，中西医学成为各自文化与科学的典范，对比双方的消长趋势，中医学正是转折点，成为开启未来学术发展新视域的生力军，而开启的方式也必端赖其人文世界的原创发展。

"原创"本来是个中性词，各国文化皆然。但在目前的发展形势下，其对以自信从容的方式彰显中医药的固有价值至关重要。因为在"原创"的意义上，人们不用再耗力费神被动证明自己的合理性和合法性，所要考虑的只是如何发挥"传统"的潜能，引领"东学西渐"的风尚，开创中国文化的医学时代。因此，"原创"本是"传统"的代名词，而在这里却有解放传统的价值。如果本文丛能够促进传统的解放进程，我们自己也就被解放了。

张超中

2013 年 5 月 7 日

序 言

中医是我国原创的医学体系，历经几千年的发展，有过名家辈出的辉煌历史，也有长达百年的近代坎坷，更有巨大的现实意义和未来价值。回顾中医的历史，研究发展的脉络，可以给我们很多启迪。

河北省中医药科学院曹东义副院长，20多年之前毕业于中国中医科学院中国医史文献研究所，师从余瀛鳌先生，长于医史文献研究。10多年前，又拜师于邓铁涛、朱良春先生，矢志于理论和临床研究，可谓名师高徒传承中医。我与东义主任相识也有20来年，他勤于笔耕，时常把新书送给我，我也很留心他在《中国中医药报》发表的一些文章，可以说相互比较熟悉。当然，深入交谈的机会并不很多，有些见解也不一定完全相同，但是我很高兴看到他不懈努力的奋斗精神，对于他不断探索的点滴成绩也持赞赏态度。近来我们接触和交流的事情比较多，尤其是我们一起在中医学派研究，拍摄河北中医历史文化专题片，协助内丘建设中医药强县等系列活动之中，彼此有了更多的了解，也更加珍惜这种忘年之交的缘分。

曹东义1996年就主编和出版了《神医扁鹊之谜》，那已经是多年研究的学术成果，最近他又在此基础上，旁搜博采，不断思考，围绕扁鹊文化、中医历史、学术传承等广阔的话题，集成了又一部有关扁鹊的学术著作，我想这应该是一件很有意义的事情。书成之后，曹东义请我为该书做一篇序言，我觉得这个请求难以推辞，也应该借此机会谈一些我的有关感想。

扁鹊是司马迁经过考证而收录在《史记》之中的第一位医学家，也是被誉为"方者宗"的集大成的先师，是中医学发展史上开宗立派里程碑式的人物，他带给中医的影响是极为深远的，为中医打下了难以磨灭的烙印。"以诊脉为名"的扁鹊，他的思想反映在《难经》等古典名著之中，也对张仲景、王叔和等历代名家都有深刻的影响，对今天中医辨证论治的学术特色也有不可替代的作用。

传承中医，传承什么？如何传承？怎样评价传承的效果？何谓学术创新？这些问题是当今中医界面临的大问题。不久前我在《中国中医药报》上发表了我的有关看法，"以脉定证"的学术主张，与扁鹊脉学也存在着深刻的历史渊源关系。我认为中医传承发扬的核心内容是辨证论治，各种科研必须以提高临床疗效为目的，否则无论冠以何种名目都不属于对中医学术的传承与发扬。这一观点受到很多读者的赞同，也得到曹东义的积极响应，他进一步阐述了"理论自信"对于传承发扬的重要性。

中医辉煌历史几千年，关键在于有传承。历史上中医的传承兴衰相继、断断续续，高潮低谷连绵不绝，坎坷发展到如今，既有师徒相遇的偶然性，也存在着学术发展的必然。

每一个学术流派的形成，有其必然的历史条件，也有其鲜明的学术特征，是道与术的不断拓展，也是继承与创新相结合的结果。没有继承就没有根基，没有创新就形不成流派，没有流派就难以发展壮大。

由此我想到，曹东义对于扁鹊生平事迹、学术思想的再研究，是很有意义的一件事情，他的某些观点可以为大家提供借鉴，扩展思维，以便促进有关学术的发展。因此，展阅书稿，乐为之序。

第二届国医大师　李士懋
二零零五年四月　序于河北中医学院

引言　我与扁鹊的特殊缘分

扁鹊是一个历史名人，司马迁说他"名闻天下"，而且出名非常早，在老子创立道家、孔子谈论儒学、墨子主张兼爱、孙子论述兵法的年代，扁鹊创立了独特的中医学，并靠这些突出的成就而"为方者宗"。

扁鹊所创立的中医学，是一个与西医很不一样的医学体系。中国民协原副主席、河北省文联原副主席郑一民先生建议我用"国医"来称呼中医。他说，不应该由中国人说"我们是中医"，而应该说这个医学是中国人发明的国医。

这是一个很好的建议，也符合近百年、几十年的实际状况。

中医，或者国医，有过长达几千年的历史辉煌，也有过一百多年的坎坷与屈辱，历经劫难，却屹立不倒，并且逐渐走向了世界，在"西学东渐"之后，开辟了"东学西传"的新时代，引领着曾经同是"岁寒三友"的国学、汉字，一同走向了世界，正在影响着，或者即将影响世界的格局。

世界未来的发展，需要东方文明的智慧。习近平总书记说中医药学是打开中华优秀文化宝库的钥匙，李克强总理说要用中国方式解决世界性的医改难题。这一切都离不开中医药学的发展和振兴，而发展中医、促进中华文明的伟大复兴，都离不开"文化寻根"，这就不能不谈老子、孔夫子和扁鹊。当然，他们不是中华文化的源头，他们只是集大成的宗师，是中华文化发展到一定时期的集中体现。因此，我们不能不谈他们的祖先：是谁启迪了他们的智慧？

百家争鸣的春秋战国时代，各位不同学术流派的宗师之间，可以互有学术交流。老子追溯世界的本源，把"有物混成"，天地未开的自然存在称之为"道"，由此创立了道家学说；孔夫子问道于老子，并把"道"作为一个基本学术概念，进行了广泛的应用和传播，《论语》之中使用"道"达80多处，孔子甚至说"朝闻道夕死可也"，又说"道不行，乘桴浮于海"，可见道家与儒家之间的学术交流是非常广泛而深刻的。尽管我们今天见到的《素问》《灵枢》，早就被称为《黄帝内经》，但是其中使用"道"的概念达200多处，可见其受道家影响之深。然而，流传下来的扁鹊有关论述，几乎没有使用"道"的理论。扁鹊之前的医缓、医和、楚医、齐医也都没有使用"道"的概念。由此可见，扁鹊医学来源之古朴和久远。

扁鹊是一个大文化，历史求真实，文化尚演绎。缺乏历史真实的文化，就容易流于荒诞；缺乏文化包装的历史，很容易失传，也不好看。

"文质彬彬，然后君子"，扁鹊文化必须以历史真实性为基础，只有这样的发展变化，才能使扁鹊开创的中医学立于不败之地。

中医文化寻根，我们不能不谈扁鹊。

扁鹊不是一个传说，很多人都与扁鹊有缘分，因为扁鹊的事迹早就收录在中学课本里了，那是韩非子所写的"医扁鹊见蔡桓公"。尽管其中有浓厚的传奇色彩，但是，扁鹊给很多年轻人留下了深刻的印象，或者在他们心中打下了古代医学神秘的烙印。

进入中医学院学习，大家都要学习《医古文》节选的"扁鹊仓公列传"，进一步把更多的扁鹊信息传授给大家。但是，这种裁剪丢失了很多有益的信息，也为有些人误读和改写历史提供了机会。但是，司马迁的考证结论："至今天下言脉者，由扁鹊也。"脉学是中医最具特色的诊病方法，恰如国医大师朱良春先生所说："'脉诊'向为祖国医学不可或缺的传统诊法之一，虽居四诊之末，却负冠冕之誉，故习俗称中医看病为'诊脉''方脉'、亦以'大方脉''小方脉'以概中医内科及其他各科；以脉性、脉理作为衡量医者诊疗水平之高低，以辞窥义，可见一斑。但观之当今中医界，言脉者泛泛，重脉者寥寥，部分中医仅视诊脉为装门点面的形式而已，令人慨叹。"[①]

扁鹊的成就让人不敢轻视，司马迁赞誉他说"扁鹊言医为方者宗"，由此可见，学中医的人们与扁鹊的缘分已经很深了。

我与扁鹊特殊的缘分，是在研究生毕业之后开始的。

1988年，我从北京的中国中医研究院（现中国中医科学院）中国医史文献研究所硕士毕业，回到河北省会石家庄，想为中医文献研究做一些事情，很快就来了机会。时任河北省中医药学会副会长的高灌风先生，他在"王好

① 朱良春.朱良春医集.第1版.长沙：中南大学出版社，2006：20.

古学术思想研讨会"上发言，使我意外地与扁鹊有了进一步"对话"的缘分。高老曾经是20世纪50年代河北省中医药研究院在保定时期的老专家，对河北省的历代名医很有研究，但是有一件事情困扰了他很久。他说，山东两次召开省内、全国的"扁鹊里籍研讨会"，发邀请函请河北省中医学会派人参加，他们说过去人们认为扁鹊是河北省任丘郑州人不对，根据最新研究扁鹊应该是山东长清卢人。"这样的会怎么参加啊？同意人家的观点吧，心里没底，也不是滋味儿；不同意人家的观点吧，人家有备而来，我们也拿不出不同意的根据。"因此，山东两次召开有关的会议，我们都没有派人去参加。他说："你们搞医史文献的人，应该好好研究研究，如果人家说的有道理，符合历史事实，我们就不做声了；假如他们的观点，不符合历史本来面目，我们一定要想办法，把扁鹊老先生请回来。不能在我们手里，把中医的祖先扁鹊让人家山东请了走，我们河北省弄丢了人！"

我虽然学习的是医史文献，但是听了高老先生的话，如芒刺在背，却不敢做声，不敢说自己可以接过这个事情来做。这也是因为心中没底。毛主席说"没有调查，就没有发言权"。后来，河北中医学院医史教研室李渡华教授说，他手里有一本山东寄来的《论文集》可以借给我看看。我看后，其中涉及的资料很多，大多是先秦的著作，因此就到省图书馆查阅资料，到省博物馆访问有关专家，用一年左右的时间，基本理清了有关问题的来龙去脉，阅读了大量古人、近人和今人的研究文章，发现围绕着扁鹊的研究，各位学者提出的疑问非常多。

扁鹊秦越人从名字、生活年代、籍贯、行医地区、生平事迹、著作、学术贡献、墓庙等方面，都存在许多说法，互相矛盾，似乎各有根据，好像都有道理，让人如坠雾中，难以取舍。甚至现存的扁鹊庙、扁鹊墓，也分布在河北、河南、山东、山西、陕西五个省区，达十余处之多，哪一个是真墓？很难说。它们可以"穿越"两千五百多年，历经风雨剥啄，仍然建存于世，不能不说是一个奇迹，也不能不说扁鹊的魅力，让很多称雄一时的历史人物黯然失色。不仅传说之中的曹操七十二疑冢与扁鹊不可同日而语，就是秦皇汉武的陵墓尽管高大雄伟，但是它们也比不了扁鹊被世人的爱戴。

我带着一种无比钦敬的心情，走近扁鹊秦越人，去一一拜访有关专家，考察有关的文物遗迹，查阅可以找到的文献。这期间得到河北省卫生厅、省中医药管理局的大力支持，被列为科研课题，也得到国内很多著名医史学家的鼓励与帮助，件件不同寻常的往事，令人没齿难忘。1991年，河北省中医药研究所编辑的《中医药情报》专辑（1）刊载了我写的《燕赵名医祖扁鹊》一文，寄送全国各有关单位，引起了一些专家的重视，也引发了一些学术争鸣。温如杰先生先后在1991年和1994年的《山东中医》杂志发表了与我不同观点的商榷文章。我回应其商榷的文章，没能在《山东中医》杂志刊出，就刊登于《河北中医》与《河北中医学院学报》上，并就扁鹊生平有关的问题，进一步在《天津中医学院学报》《中医药信息》《中医杂志》《中医药学报》《中医基础理论杂志》等进行讨论。

1993年，我主持的扁鹊研究课题顺利结题，当年还获得省卫生厅科技进步一等奖。

1996年，扁鹊秦越人生平事迹研究的科研报告《神医扁鹊之谜》由中国中医药出版社出版，引起全国有关学者的重视，得到鼓励与好评。山东省有关专家也高度评价这部书，2002年他们编写《山东省志·诸子名家系列丛书》（后简称《志》），写到有关扁鹊在山东的医学活动。山东省卫生史志办公室专门把有关稿件寄给我，请我为其做鉴定。并说："您是位卓有建树、令人敬仰的医史学家，我们的《志》稿中力求客观地记述各家的观点，免失偏颇。其中涉及您的观点处尤多。为此，特请您注意以下几点：一为是否全面地、准确地记述了您的观点，凡有错讹、失当、遗漏，均请指正。二为对别家观点的记述是否允当。三为其他建议。请您不吝赐教。"

我拿着这个请求鉴定的信件，找到了时任河北中医学院院长的宗全和教授，他看后说："他们把这个球踢给你，看来是动了脑筋了。"我说，不怕，只要是尊重历史的研究，我们就可以有理讲理。我高度评价了他们认真负责的态度，对于他们的系统研究也给予鼓励和赞扬，同时指出其采用材料，尤其是对于采纳新近研究成果方面存在的某些欠缺和不足，比如他们虽然尊重我们课题组的研究成果，但是在其初稿之中吸收的内容不多。我说："这不能不说是一种遗漏和缺憾。"

我给山东的鉴定结果寄出之后，引起他们的重视。2005年《山东省志·诸子名家系列丛书》正式出版，其中的《扁鹊·仓公·王叔和志》的内容，吸收了我们的研究成果。我收到书后，赞扬了这种求实的学风。

我主张，扁鹊是一个大文化，不要狭隘地看待扁鹊的里籍问题，要从中医学术体系形成的高度看待扁鹊。应该把司马迁所说的"扁鹊言医为方者宗"的历史事实搞清楚，把扁鹊如何在故乡学习医学知识，如何"名闻天下"开创医学临床各科，如何依靠医学的力量战胜巫医，如何宣传治未病等内容阐述明白。

我认为，把扁鹊与《灵枢》《素问》《难经》《脉经》的关系；他对仓公、张仲景以及其他医学家的启示和影响等搞清楚，进而把扁鹊奠基的中医学术特色用时代的语言表述出来，这就说清了中医与西医的区别在哪里。如此等等，这是一个庞大的医学工程，也是一个高深的学术研究课题，需要大家凝心聚力，集思广益，下大力气去深入思考，而不应该"只说一点，不及其余。"

不能用狭隘的眼光看待扁鹊。"利天下"是《易经》阐发的中华精神，扁鹊的生平事迹充分体现了这个思想。

通过研究扁鹊，我与很多学者、同道成了朋友，不仅在扁鹊生地、学医之地的任丘鄚州，封地、葬地的邢台内丘结识了很多朋友，而且在扁鹊当年行医之地的陕西、山西、河南、山东等都认识了很多朋友，还有热心于扁鹊文化的出版社、报社的编者、著者、读者朋友，可以说故事很多，难以尽述。相信随着这一本书的出版，我又可以认识更多的朋友，大家一起探索中医学术，研究中医文化，发展中医事业，这是一件非常快乐的事情。

目　录

第一章　扁鹊在中医学中的地位

扁鹊虽然离我们生活的时代很遥远，但是关于他的学术讨论，一直没有停歇过。他为中医学术打造的特色，深深地融入中医的根脉之中，至今难于撼动。

扁鹊不是流派，是宗师

黄帝时代无扁鹊，太古扁鹊是臆测

扁鹊讲理不谈"道"，《黄帝内经》不离道

对扁鹊著作进行考证，需结合时代特征

凝聚众人智慧，破解"扁鹊之谜"

扁鹊文化的核心价值"利天下"

扁鹊虽然离我们生活的时代很遥远，但是关于他的学术讨论，一直没有停歇过。他为中医学术打造的特色，深深地融入中医的根脉之中，至今难于撼动。

网络里有些人痛恨中医，也把矛头指向宗师扁鹊，网名"川耗子"的人，就写了《扁鹊，我凭什么崇拜你》，歪批历史，污损扁鹊，把中医的宗师说成是一个极不光彩的角色。他说："扁鹊，这位中医药行业的鼻祖，是中医药界人人尊敬推崇的神人，因为，在司马迁的笔下，他简直就是无所不能的医学奇人。最近，重新阅读《史记》这一篇文章，从另外一个角度去审视这位行业鼻祖，发现他却是一位不太光鲜的角色，多少年来，中医药界把他奉为医学神人而加以崇拜，在这位扁鹊先生学医和行医方式的影响下，使中医药的发展走上了一条神秘而怪异之路，他的一些所作所为至今还为中医药产生着很坏的影响。"他说扁鹊是个"中医盲"，但却喜欢自我吹嘘，是个"名欲狂"；扁鹊的医术是"吃"来的，使中医的学习传承方式充满了神秘诡异，中医的学习方式也一直摆脱不了"只可意会"的心悟之法；扁鹊脉学成就是"以'切脉秀'来欺骗病人"；扁鹊的"六不治"是治病要滑头；他说，扁鹊行医天下"随俗为变"是"在行医过程中随心所欲，不顾实际医疗能力的医学风气，至今还大有市场。中医常常敢言'包治百病'，或许就肇端于扁鹊先生吧？"

被司马迁称颂，历来受人尊敬的宗师扁鹊，在这位自称"川耗子"的笔下，逐渐被妖魔化了，他自称这样做是为了中医学的发展和振兴。这种深受科学主义毒害而不自知的人，在中医界不是个别现象。

第一节　扁鹊不是流派，是宗师

《中国中医药报》2013年12月20日、23日，连续报道了四川成都市金牛区天回镇老官山汉墓考古发现10部医书，并概要介绍了这10部医书出土的意义及其内容，引起大家的热议。有专家称这批医书是扁鹊学派的著作，也有的专家认为扁鹊不是一个学派，扁鹊不是一个人，是先秦，甚至是汉代众多医家的统称。笔者读后感慨良多，愿把自己的看法就正于海内同道，于是积极撰写有关论文，发表出来供大家参考[1]。

一、不该把真实的扁鹊虚拟化

司马迁认为，扁鹊是一个称号，他的本名"姓秦氏，名越人"，是一个具体的历史人物，其生其死皆有据可考，其学医、行医、学术成就都很明确，因此，《史记·扁鹊仓公列传》说："扁鹊名闻天下"，"至今天下言脉者，由扁鹊也。"在司马迁的心目中，为中医学开辟道路、集大成的宗师是扁鹊，而不是传说之中的黄帝、岐伯，所以司马迁说："扁鹊言医，为方者宗，守数精明，后世脩序，弗能易也。"《汉书·艺文志》虽然有"医经七家"，其实只有七部书、三个人，除了扁鹊《内经》《外经》占两家之外，黄帝"内、外经"两家出于托名，"白氏"失考[2]，我们能够追溯的史实人物，就只剩下扁鹊了。

司马迁在写《史记》的时候，对于有把握的信史人物就实写，对于没有把握认定的人，比如老子的生平等，常使用"莫知其然否"的求实笔法。对于传说之中的长桑君，司马迁说他"忽然不见，殆非人也"。

在《史记》里，扁鹊的事迹首先见于《赵世家》，是为了叙述历史事件，这些记载资料应该得之于《虞氏春秋》等赵国史书；后见于《扁鹊传》，是为了写人物，这些文字的原始依据，应该是司马迁取材于各种记载，是对考证事实之后的叙述。当然，司马迁对于扁鹊这个具体人物的描写，以及对于扁鹊诊治患者的"背景人物描写"，在程度上是有所不同的。这就像我们看电影，如果描写运动中的人物，背景往往是模糊的；假如背景是清晰的，那么人物就有可能是模糊的。司马迁为了让主要人物清晰，作为扁鹊背景的患者，相对而言有所模糊。

很多人不善于读《史记》，认为《扁鹊传》里的患者都是真实的，只有扁鹊不真实，是很多人的"大杂凑"：在空间上横跨秦国和越国，在时间上

---

① 此文发表于《中国中医药报》（2014年1月15日），题目为"扁鹊建立了中医学术体系"。http://www.cntcmvideo.com/zgzyyb/html/2014-01/15/content_81674.htm.

② 山东中医药大学张效霞说：《白氏内经》原为《百氏内经》，是收集秦汉之前各家关于中医理论的杂著，此观点可备一说。见《中国中医药报》2014年4月24日第8版。

从春秋到战国，甚至说黄帝时代就有扁鹊，所有好医生都可以叫扁鹊，日本某些学者甚至提出"扁鹊就是砭石的代称"[①]，不是具体哪个人。这样以来，具体、真实的医学家扁鹊就被虚拟化了，成了子虚乌有的传说。这是从唐代之后就有的"疑古论"，它在扁鹊周围形成了浓厚的雾霾，因为"误读"而造成了很多谜团，给有关研究设置了障碍，也虚化了中医的历史。

但是，只要认真辨别史料，就可以考证扁鹊的生平事迹，他与孔夫子一起生活在春秋末期。也就是说，在老子说"道"，孔子谈"儒"，墨子主张兼爱，孙子论述兵法的时候，扁鹊建立了中医的学术体系。

二、扁鹊脉学没有失传，仍然有踪可循

脉学是中医的特征，扁鹊脉学就是扁鹊医学。扁鹊医学虽然因为其《内经》《外经》的失传而难见其全，但是王叔和《脉经》之中，引用了扁鹊阴阳脉法、扁鹊损至脉等论述，其中关于呼吸与脉行速度的精确推导，仍然可以印证司马迁所说扁鹊"守数精明"的特征。当然，《难经》之中，也有很多源于扁鹊的医学思想。

更需要指出的是，《汉书·艺文志》所说的"黄帝内经十八卷"，也就是十八篇，因为那个时代没有卷下分篇的做法。《汉书·艺文志》有些书用卷做计数单位，有些书用篇做计数单位，"篇"与"卷"完全相等。《黄帝内经》十八卷，绝不会有《素问》《灵枢》各八十一篇的巨大篇幅。《素问》《灵枢》都是集大成的后世著作，有可能吸收了《汉书·艺文志》"医经七家"的全部精华。

这样看来，扁鹊医学思想对后世的影响，不是某个流派的作用，而是开宗立派的源头活水，扁鹊是中医学集大成的先师。

我的恩师国医大师朱良春先生说[②]，上古医家在长期的临床实践中，不仅发现了"心主血脉"这一科学道理，而且揣摩出脉象的变化，与个体抗病机能的强弱、病势盛衰的进退有密切关系，更进而测知诊脉可以确定病位，又几经淘炼，古法的大三部诊脉（遍诊法）到扁鹊这一代名医手中，简化为

---

① 曹东义.神医扁鹊之谜.第1版.北京：中国中医药出版社，1996：1-17.
② 朱良春.朱良春医集.第1版.长沙：中南大学出版社，2006：20.

"独取寸口"，于是由这一转变，寸口脉诊定为万世章法。

朱老论述说，《聊斋》曾说："书痴者文必工，艺痴者技必良"。因脉诊能直测脏机，见微知著，所以不少医家通过刻苦钻研，精研此道。《内经》早有"脉要精微论""平人气象论""玉机真脏论""三部九候论"等论述脉诊的专篇，《难经》相传为秦越人所作，主要对《内经》中脏腑经脉加以补充发挥，其中又以阐述脉法最为详备，对独取寸口脉法的论述，即达四分之一的篇幅，可谓寸口脉法的经典著作，所以后世多以独取寸口的脉法是由《难经》创立的。事实上，在成书以前，前人早在临床实践中，不断探索，不断总结、创新，《难经》仅是集其大成，而以扁鹊为代表，故《史记》谓："至今天下言脉者，由扁鹊也"。《史记·扁鹊仓公列传》所载十多则"诊籍"，均是以脉测证，毫厘不爽，为现存典籍中最早、最完整的实例。其后，仲景《伤寒杂病论》中，每章均赫然冠以"平脉辨证"四字，是将脉法与临床实践密切结合的典范，书中脉证并举达120多处，记载脉象69种，值得我们认真学习体察。西晋王叔和祖绍《难经》而撰《脉经》，但文理深奥，不利研习；逮至明季李时珍氏著《濒湖脉学》，通俗易诵，成为入门必读之书。从浩如烟海的中医书籍中，无数的史记和案例，介绍了古人以"三指禅"了断生死、预知病变的精湛之笔，即使是现代，我所熟识的江西肖熙和宁夏顾厥中二位故友，以及山西候马市祖传九代的梁秀清老先生、山西中医学院曹培琳教授等，他们几乎仅持诊脉，就可明确断证，门外汉诧为神奇，同行者叹为观止，其实，一点也不虚妄，究其原委，皓首穷经，勤学苦研而已。

三、扁鹊不可能生于战国末期

主张扁鹊生于战国末期的许多学者，其立论的根据大多是《战国策·秦策》所载的"医扁鹊见秦武王"。

原文说："扁鹊见秦武王，武王示之病，扁鹊请除。左右曰：'君之病，在耳之前，目下之，除之未必已也，将使耳不聪，目不明。'君以告扁鹊。扁鹊怒而投其石曰：'君与知之者谋之，而与不知者败之，使此知秦国之政也，则君一举而亡国矣！'"这是一段有很多疑问的"问题资料"，需要辨别、考证才能定取舍。

秦武王名叫嬴荡，生于公元前 328 年，公元前 311 年即位。他身高体壮，勇力超人，重武好战，常以斗力为乐。凡是勇力过人者，他都提拔为将，置于身边。乌获、任鄙靠勇猛获任大将，齐国的孟贲也因此投奔到秦武王殿下，充任将军。公元前 307 年，秦国攻破周都洛阳，秦武王进入周室，见到九鼎而大喜，与孟贲比赛举鼎，乐极生悲，"绝膑而死"。

扁鹊见秦武王的故事，出于策士编造，而不是记载于史官，其可信度是很有疑问的，因为策士们经常编故事进行游说。这则故事之所以不可信，关键是称谓有问题，李伯聪《扁鹊与扁鹊学派研究》一书，根据王力先生主编的《古代汉语》考证，战国时期诸侯纷纷自称为王，不再用公侯的称呼了。这时无论是诸侯的臣下，还是来到该国的客人，都会奉承诸侯，称其为"王"，或者称其为"大王"，而不可能再称其为"君"。如果谁坚持称诸侯为"君"，则有犯"轻君罪"的嫌疑。

在秦武王之前，他父亲已经称王，即秦惠王。"医扁鹊见秦武王"的故事里，无论是扁鹊，还是秦武王的左右近臣，都当面称他为"君"，而不是称秦武王为"王"，或"大王"。因此，李伯聪先生《扁鹊与扁鹊学派研究》一书认为，这种事情是不可能真实地发生在秦国的武王时代的，这是严重不符合历史事实情节的重大疑点。

再有，"医扁鹊见秦武王"的主旨，不是说扁鹊的医术如何，而是说秦武王不能知人善任，这与"甘茂攻宜阳"的历史过程如出一辙[①]。故事说扁鹊"怒而投其石"，既不符合扁鹊的身份，也不符合扁鹊的性格和一贯做派；"君一举而亡国"的语言不太可能出于扁鹊之口；《韩非子》一书称"闻古扁鹊之治甚病也，以刀刺骨"，可见"古扁鹊"不是战国末期之人。

四、扁鹊生于春秋末期可考可证

司马迁《史记·扁鹊传》与班固《汉书·古今人物表》都把扁鹊列为春秋末期人，与赵简子、孔夫子是同时代人，有关史料的详细考证，可以参见笔者主编的《神医扁鹊之谜》一书。以往学者不采信"扁鹊诊赵简子"的历史记

---

① 曹东义.神医扁鹊之谜.第1版.北京：中国中医药出版社，1996：45-50.

载，是因为其中有一些"迷信"活动，属于"封建糟粕"，因此已故著名医史学家何爱华先生主张"应该从秦越人的事迹之中，坚决予以清除出去"。其实，这样做的理由并不成立。我们不能用今天的标准，去想当然地要求古人。

现行的《医古文》教材在选用《史记》"扁鹊诊赵简子"史料时，做了很多文字删节，删去了看似"封建糟粕"的内容，只保留了"血脉治也，尔何怪。昔秦缪公尝如此，七日而寤，今主君之病与之同，不出三日必间。"这种缩写，固然保留了历史故事的精华，但是也掩盖了历史事件的真实性（有关扁鹊诊治赵简子问题的真实性，可以参看下一章的有关考证内容）。

根据《左传》和《史记·赵世家》的有关记载，"扁鹊诊赵简子"牵涉到一次重大的历史事件，甚至说这个事件是一个著名的"历史阴谋"。早在西汉的扬雄，在他的《法言》里就提出过疑问："或问：《赵世（家）》多神何也？曰：神怪茫茫，若存若亡，圣人漫云。"东汉王充的《论衡》中，也有类似的疑问。

其实，这件事情的原委，是赵简子杀了同族的邯郸士大夫赵午，引发了晋国六卿之间的兼并战争，有一些势力联合起来要消灭赵简子，他就和谋臣董安于策划了这个政治阴谋。也就是要利用"扁鹊诊赵简子"的真实事件，再"添油加醋"写几句天帝让赵简子平定叛乱的嘱托。后来的史官就记成了一段修改后的文字：在赵简子"昏迷不醒"的几天里，天帝在梦里告诉赵简子"晋国且有大难，主君首之"。天帝交给赵简子几只利箭，让他射杀以熊和罴为图腾的范氏和中行氏，"替天行道"取得兼并战争的胜利。

整个事件之中，扁鹊对于这个"政治阴谋"并不知情。他被人招进宫来，进入内室诊断赵简子的病情，完全是按照别人的要求去做的"执业行为"。他所看到的情况是，尽管对外宣称"五日昏迷不知人"的赵简子，躺在床上，昏迷不醒，但是赵简子脉搏调匀，尺肤不热，呼吸匀畅，肢体不僵。所以，扁鹊能够断定他"不出三日必间"。因故"装病"的赵简子，也必然会在扁鹊的预期之内醒来。至于赵简子在"昏迷"的时候，是否见过天帝，或者天帝说过什么，扁鹊既不知情，也无历史"连带"责任，他只是被人利用的一个"道具"而已。

通过"扁鹊诊赵简子"这件事，既成就了赵简子的政治阴谋，也传扬了扁鹊高明医术的声望。赵简子事后"赐扁鹊田四万亩"，符合赵简子的身份和当时的惯例，扁鹊受之无愧，不属于"共谋分赃"。

"扁鹊诊赵简子"这段记载，被收录在赵氏的史册里，并且作为经典故事不断被人传诵。同时这个"历史记录"，也经常被人拿出来修改一下，以有利于修改历史的人。根据《史记·赵世家》的记载来看，赵简子的继承人赵襄子修改过这段记载，赵简子的"七世孙"赵武灵王也修改过这个故事，把有利于自己的内容补添上去。因此，这段文字流传到司马迁写《史记·扁鹊传》的时候，已经成了反复修改、增补之后的"百纳版"的老故事了。但是，这并不影响我们认定扁鹊的生活年代①。

赵简子生活的时代，还有虢国被灭亡之后的遗民，他们居住的城市，仍然叫"虢"，可以是世袭的小国，或者属于封地，继承人叫世子，或者叫太子。《左传》说，昭公元（公元前 541）年，11 国要员"会于虢"；昭公七（公元前 535）年，"齐侯次于虢"。因此，扁鹊治虢太子尸厥，不是发生在虢国灭亡之前②。

五、研究方法不当，扁鹊被众说纷纭

扁鹊是先秦时期最有名的医学家，很多人对他的故事津津乐道。但是，高度知名之后，他的事迹越传越玄，离奇的程度一般人难以想象。

《列子·汤问篇》说，扁鹊为赵齐婴与鲁公扈"互换心脏"。两个互换了心脏的人，因为"心主神明"所以互换了"面孔"，也换了思想，他们各自回"自己"家时遇到了麻烦，其妻子儿女都不承认这个新面孔，就一起到扁鹊那里去"要说法"。两家人经过扁鹊"心主神明"的解释，都接受了换心之后，必然随之改换面孔、躯体的事实，大家高兴而去，闹出来一个人间大喜剧。细想一下，假如扁鹊做过互换心脏的手术，必然留下刀口瘢痕作证据，也就不用再找扁鹊去说明了；按西医学的理解，即使换了心脏，也不可能换了思想，找扁鹊也不会有《列子》记载的结果。所以，此事与愚公移山一样，只是一个寓言故事，不可据以为真。

战国时期的《鹖冠子》里，记载魏文侯问扁鹊，说他兄弟三人之中谁的

① 曹东义. 神医扁鹊之谜. 第1版. 北京：中国中医药出版社，1996：19-30.
② 曹东义. 神医扁鹊之谜. 第1版. 北京：中国中医药出版社，1996：31-38.

医术高明，扁鹊说："长兄最善，中兄次之，扁鹊最为下"。这段记载，虽然有"治未病"的深刻含义，但是也像一个附会出来的故事，而不像一个真实的历史事件。

魏晋时期，杨泉的《物理论》说，扁鹊用激怒的方法治疗赵简子的病，赵简子痊愈之后，不仅不感谢扁鹊，而且盛怒之下"以戟追杀之"。这个记载，显然是杨泉记忆有误，把文挚激怒齐闵王的事，"移花接木"按在了扁鹊的头上。

《韩非子·喻老》说"医扁鹊见蔡桓侯"，司马迁以及后来的人都说是"扁鹊望齐桓公"；韩婴《韩诗外传》和司马迁《扁鹊传》都说"扁鹊诊治虢太子"，刘向却说诊治的是"赵太子尸厥"。

应该如何看待这些众说纷纭的历史记载？这需要有正确的研究方法。

在司马迁的眼里，需要看重的是扁鹊这个医生，而不是他诊治的病人的信息是否可靠。后代医家如《临证指南医案》作者叶天士那样，把男女患者虚拟化处理，写成"某左、某右"，就是这样的笔法；不是扁鹊必须以病人的历史时代为生活坐标，更不是以策士之言为取舍标准。因为这样做的结果，就是舍本逐末，把扁鹊说成是一个虚化的人物；或者说扁鹊是从秦国到越国，从春秋到战国，有许多扁鹊，秦越人只是其一。这种"泛化扁鹊"的"虚拟"做法不可取，也没有历史依据。春秋时期有秦国的医缓、医和，有齐医、晋医、楚医，都见于《左传》，其他古籍的记载之中，也没有见到"名医都泛称扁鹊"的现象。日本学者森田一郎甚至说，扁鹊就是砭石的代称，未必有其人。这都是研究方法不当造成的错误，是应该澄清的历史疑案。

第二节　黄帝时代无扁鹊 [①]，大古扁鹊是臆测

笔者曾撰写文章"扁鹊建立了中医学术体系"，说扁鹊是一个具体的历史人物，不可虚拟化处理。有的学者提出不同观点，认为轩辕黄帝的时代就

---

① 此文主要内容刊登于《中国中医药报》（2014年1月24日）.

有扁鹊，这个扁鹊就是岐伯；扁鹊不是一个具体的人物，而是神话传说之中的神仙——"大古扁鹊"。笔者对此不敢苟同，这种黄帝时代有扁鹊的说法，其依据不可靠，原因是其对司马迁所说"在赵者名扁鹊"不理解，没有读懂"扁鹊"一词的含义。

一、误读《汉书·艺文志》，提出个人猜想

黄帝时代有扁鹊的说法，始于隋唐之际的杨玄操，他在注解《难经》时作序云："斯乃渤海秦越人所作也。越人受长桑君之秘术，遂洞明医道，至能彻视脏腑，刳肠剔心，以其与轩辕时扁鹊相类，仍号之曰扁鹊。"张守节作《史记正义》引用杨氏之语，此后注家也常沿用此说。

这种观点有何根据，杨玄操没有说。如果按照杨玄操的思路，向前追溯历史文献的依据，勉强可以作为佐证资料的仅仅是《汉书·艺文志》载有"《泰始黄帝扁鹊俞跗方》二十三卷"。有人据此说，既然把黄帝、扁鹊、俞跗三个人合称为一本书的作者，那么他们就是同一个时代的人。

我们不赞同以上的观点，第一是因为《汉书·艺文志》之中，还有《黄帝三王养阳方》《汤盘庚道阴》等用人名命名的书籍。黄帝与三王不在同一时代，汤与盘庚相隔几世，也不可能同时写作一部著作。第二，班固在《汉书·古今人物表》中，总结了秦以前 1949 位各类人物，其中只有一个扁鹊在越王勾践和赵简子的春秋时代。第三，《汉书·艺文志·方技略》记载："大古有岐伯、俞跗，中世有扁鹊、秦和，汉兴有仓公，今其技术暗昧。"其中明确说扁鹊与岐伯、俞跗不是一个时代的人。

因此，结合《史记》与《汉书》，以及近年来出土的马王堆医书等证据材料，足以证明历史上只有一个扁鹊，即秦越人，约生活于春秋末期，与孔夫子和赵简子大体同世。

二、"在赵者名扁鹊"有深厚历史渊源

《史记·扁鹊仓公列传》云："扁鹊者，勃海郡郑（鄭）人也，姓秦氏，名越人。……为医或在齐，或在赵。在赵者名扁鹊。"赵人不称秦越人的姓

名，而呼之为"扁鹊"，有着深刻的历史文化背景，是因为赵氏以鸟为图腾。

《诗经·商颂》说"天命玄鸟，降而生商。"这是一个古老的传说，玄鸟的名称首见于《山海经》，形状像燕子。传说帝喾的次妃简狄是有戎氏的女儿，外出时看到一枚鸟蛋，简狄吞下去后，怀孕生下了契，契就是商人的始祖。这个传说也被司马迁收录在《史记·殷本纪》之中。这个传说表明，在商人的始祖出生之前，商人部落还处于母系氏族公社阶段，所以，契只知道自己母亲而不知道自己的生身父亲，也是鸟图腾的一个起源。

《史记·赵世家》说，赵氏孤儿被匿藏了15年的时候，晋景公患重病，占卜得到的启示是"大业之后不遂者为祟。"晋景公就问晋卿韩厥，这是什么意思？韩厥知道赵氏孤儿已经长大了，就说："大业之后在晋绝祀者，其赵氏乎？夫自中衍者皆嬴姓也。中衍人面鸟噣，降佐殷帝大戊，及周天子，皆有明德。下及幽厉无道，而叔带去周适晋，事先君文侯，至于成公，世有立功，未尝绝祀。今吾君独灭赵宗，国人哀之，故见龟策。唯君图之。"

韩厥讲述的这个故事，就是著名元曲《赵氏孤儿》演艺的程婴救赵孤。他说，赵氏的祖先中衍"人面鸟噣"，长着像鸟嘴一样的面孔，不是一般人的相貌，他传下的后代都姓嬴。中衍氏来历不一般，像天神那样来到人世间，辅佐殷商时期的帝大戊成就事业。他的后代也都功勋显赫，辅佐的几位周天子，都有美好的德行。再往下到周厉王、幽王昏庸无道时，赵叔带就离开周王朝来到晋国，侍奉晋国的先君文侯，一直到晋成公，他们世代都建立了功业，从未断绝过香火。如今只有君主（景公）您灭了赵氏宗族，晋国人都为他们而悲哀，所以在占卜时就显示出来了。希望您考虑考虑吧！

韩厥的一席话，让晋景公感到问题不一般，他立即问道："赵氏还有后代子孙吗？"韩厥就把程婴藏匿赵氏孤儿的实情完全告诉了景公。于是景公就与韩厥商量重新立赵氏孤儿为卿，后来赵氏孤儿赵武复位，赵世家族再度复兴。赵武就是赵简子的爷爷。

《史记·赵世家》称赵氏祖先中衍氏"人面鸟噣"这一特征，直到赵简子的儿子赵襄子，仍然是一个氏族的象征，他期望"至于后世，且有伉王，赤黑龙面而鸟噣。"

赵氏以鸟为图腾，这是他们把秦越人称为扁鹊的主要原因。《集韵》说："古有扁鹊或作鹝。"扁鹊是鹊鸟"飞轻貌"。《广韵》也说：鹝"取鹊飞鹝翻之义"。《禽经》说"灵鹊兆喜",古人把鹊鸟称为喜鹊,与原始部落的人们以鸟为图腾有一定联系。

秦越人行医足迹遍及中原数国,常有起死回生、排忧解难、化险为夷的高明医术,故使赵人联想到其祖先保护神中衍氏"人面鸟噣",尊秦越人为"神医扁鹊"。这应该是司马迁所说"在赵者名扁鹊"的根据所在。

三、赵简子时代,图腾崇拜仍然盛行

人类学研究表明,图腾崇拜是人类原始社会最早的一种宗教信仰现象。人类先民相信每个民族都与某些动物、植物或无生物有着亲属或其他特殊关系,此物即为该民族的图腾、崇拜物、标记。在中华民族的发展史上,龙、凤、蛇、鹿、鸟类、虎、麒麟等动物都曾作为图腾崇拜物。这种久远的民俗,积淀在早期的人类文化之中,具有历史悠久、底蕴深厚的色彩。

在赵简子生活的春秋末期,仍然有图腾崇拜的历史遗迹,并且对于现实生活,仍然发生着深刻而重要的影响。

扁鹊诊断赵简子之后,昏迷七天的赵简子醒来,立即就讲述了一个与图腾崇拜有密切联系的故事,他说:"我之帝所甚乐,与百神游于钧天,广乐九奏万舞,不类三代之乐,其声动人心。有一熊欲来援我,帝命我射之,中熊,熊死。又有一罴来,我又射之,中罴,罴死。帝甚喜,赐我二笥,皆有副。吾见儿在帝侧,帝属我一翟犬,曰:'及而子之壮也,以赐之。'帝告我:'晋国且世衰,七世而亡,嬴姓将大败周人于范魁之西,而亦不能有也。今余思虞舜之勋,适余将以其胄女孟姚配而七世之孙。'"

赵简子梦游天庭的故事生动而曲折,暗含着上天的旨意。此前一百多年,秦穆公也有过这样的"做梦上天"的故事,被史官公孙支记载于秦国的史册之中,预言的内容一一得到应验。他日,赵简子外出途中,见有异人当道,为其解释赵简子怪梦的天意:"晋国且有大难,主君首之。帝令主君灭二卿,夫熊与罴皆其祖也。"

熊与罴是晋卿范吉射、中行氏荀寅的图腾,代氏之祖先的图腾是翟犬,上天的旨意是让赵简子"灭二卿",这将是一个重大的政治事件。

此后,晋国六卿之间的兼并战争由此展开,韩、赵、魏三家分晋的历史

过程也由此而启动，赵襄子灭代国、赵武灵王废长立幼、胡服骑射等都从扁鹊诊赵简子这个真实的历史事件中，寻找到了其法理上的"合法性"。

天命难违，替天行道，使得扁鹊诊赵简子事件在赵国历史、晋国历史上具有不同一般的意义，甚至说这个怪梦就是一个政治寓言、事变阴谋，是我国历史由春秋到战国发生转折的导火索。

扁鹊诊赵简子被记载于史书之中，既不是由于赵简子病情重，也不是因为扁鹊医术高明，而是因为这件事牵扯着一个重要的历史事件。

总而言之，赵人以鸟为图腾，敬鸟而爱鹊。秦越人周游列国，到处救死扶伤，活人无数，他的传奇经历，使赵人既感激又敬佩，尊其为"扁鹊"，即翩翩飞舞，四处传播佳音喜讯之鹊，由此而不再直呼其名秦越人。可见，扁鹊是秦越人的私人名号，而不是公称，也不是黄帝时期有"大古扁鹊"，更不是历史上有很多扁鹊。

扁鹊作为一个具体的历史人物，不能因为各种传闻异词而被虚拟化处理。

四、"大古扁鹊"的臆想成分很浓

在过去的文献里，从来没有见过"大古扁鹊"的说法，这是一个近几年才被炮制出来的"新词"，而这个新词的提出，既缺乏历史文献支持，无法自圆其说，过分地臆测猜想，也容易造成学术混乱。因此，笔者不同意这种不严肃的"考证"。

（1）提出这一主张的作者认为"大古扁鹊"一词的"出典"依据，是班固《汉书·艺文志·方技略》说过："大古有岐伯、俞跗，中世有扁鹊、秦和。"原文明确说"大古有岐伯、俞跗"，并且在《汉书·古今人物表》中，总结了秦以前1949位各类人物，其中只有一个扁鹊在越王勾践和赵简子的春秋时代。该学者不顾这些事实，别出心裁，硬把"中世有扁鹊"说成是"扁鹊二世"，明显不符合班固的原意。至于东汉应劭（153~196年）与唐代颜师古（581~645年）根据《泰始黄帝扁鹊俞跗方》而在"扁鹊俞跗"之后注曰："黄帝时医也"。应该是仅指俞跗一个人而不包括"扁鹊"。

（2）该作者误解了《泰始黄帝扁鹊俞跗方》，这本来是一本汇编性质的方书，该作者却要"删去'泰始黄帝'四个字的伪托"，并想当然断定剩下的《扁鹊俞跗方》之中的两个作者不但有密切关系，而且还有扁鹊早于俞跗的微言大义。他说"那么，这个位居于'俞跗'之前的'扁鹊'是谁呢？他当然是'大古有岐伯、俞跗'的'岐伯'，而不会是'中世扁鹊'秦越人。"

作者不了解，《汉书·艺文志》关于方书名称的取定，不一定是"共同作者"，还可以是选取与书中内容相关的名字而定书名，不管他们是否处于同一个时代。比如，《汉书·艺文志》中还有《黄帝三王养阳方》《汤盘庚道阴》等用人名命名的书籍。黄帝与三王不在同一时代，汤与盘庚相隔几世，不可能同时写作一部著作。

（3）该作者误把岐伯说成是扁鹊，其采用的方法是"望图生意"。他从出土的东汉汉画像石上，看到鸟形神话人物的爪是分开的，就说它是"岐伯"："岐伯者，人面鸟身，双足有歧，占脉行医，故称'岐伯'。"经过其煞费苦心的拼凑，说"岐伯"是错字，应该是"岐伯"，并且说古代没有用地名称呼传说人物的做法。这里边有很强烈的个人感情色彩，他忘记了"河伯娶妻"在秦汉之前是一个流传很广的传说。

（4）该作者还有很多大胆的猜测，不仅"岐伯"可以改为"岐伯"，而且"岐伯"还能写成"伯歧"；"伯歧"还可以同音假借念成"敝昔（扁鹊）"，以便与最近在成都老官山汉墓出土的汉简一致。仿佛只要该作者需要，不仅可以不顾司马迁做过的考证，而且也可以不管班固维护自己观点一致性的努力，随意地割裂扁鹊的形象。

假如，历史上确实像该作者所说的那样，大古扁鹊就是岐伯，那么，司马迁和班固能都不知道吗？既然知道了，为何还要在写《扁鹊传》的时候，把扁鹊当做一个人写？既然扁鹊就是岐伯，那么《黄帝内经》里边黄帝问岐伯，就是黄帝问扁鹊，《汉书·艺文志》还分什么《黄帝内经》《扁鹊内经》？

如果我们按照该作者的"考证"方法也来一个随意性发挥，那么可以说《白氏内经》也是扁鹊的著作，把"岐伯"二字拆开说，"歧字的甲骨文构成于'止'（前行的足迹）与'支'（手持工具以操作）"，以这个逻辑"岐伯可以省文成'伯'，'伯'又可以省文成'白'，《白氏内经》就是《岐伯内经》，也就是《扁鹊内经》。"如此这样一来，"医经七家"就成了"扁鹊一家"，反正在他的眼里，新、老扁鹊都是扁鹊。

考证古代医书，切忌望文生义，更不该望图生意，把真实的扁鹊虚拟化，把臆想的事情硬说成是真实的历史。

第三节　扁鹊讲理不谈"道"，《黄帝内经》不离道

中医是中华民族原创的知识体系，它的形成、发展深受中华文化的影响，除了气、阴阳、五行等概念逐渐融入中医，"道"也是一个深刻影响中医学术理论的基本概念。探索"道"融入中医学的时机，有助于解开《黄帝内经》成书之谜，也可以为判定成都老官山汉墓出土的"扁鹊学派医书"的成书年代提供"内证"依据。

一、"道"是老子创立的元概念

春秋末期，周朝的史官老聃写成了《道德经》，全书加上标点符号只有6000多字，其中使用"道"字竟多达70多处，而且把它赋予了全新的含义。老子说："有物混成，先天地生。寂兮寥兮，独立而不改，周行而不殆，可以为天地母。吾不知其名，强字之曰道，强为之名曰大。大曰逝，逝曰远，远曰反。故道大、天大、地大、人亦大。域中有四大，而人居其一焉。人法地，地法天，天法道，道法自然。"

"道"字的本意是行走的道路，也可以用为讲话的"说"。老子追溯世界的本源，把天地未分的"先天混沌"状态，表述为万物的开始，是不断运动、不断变化的一个巨大的存在物，它没有名，没有字，老子发挥原创思维，"强字之曰道，强为之名曰大"。也就是说，古老的"道"字，在老子的知识体系里，有了不同寻常的新含义。

老子创新"道"这个字的含义，可以从《诗经》得到证明，也可以从《周易》经传的文字使用上的差别得到合理解释。

《诗经》里用"道"字30多处，都是"道路"与"说话"的意思，没有老子所说的"道本原、大道理"的引申含义。

《周易》的卦辞、爻辞里，"道"的含义还是"道路"，而解释《周易》的象辞、象辞、系辞、说卦传、序卦传等"十翼"之中，使用了"道"字100多处，都是借用老子命名的新含义。这个现象的出现，与孔夫子"五十而学《易》，韦编三绝"，解释《周易》有关系。

二、孔夫子问道于老子，传承其学

先秦不同学术流派的宗师之间，可以互有学术交流，老子追溯世界的本源，把"有物混成"，天地未开的自然存在称之为"道"，创立了道家学说。孔夫子问道于老子，并把"道"作为一个基本学术概念，进行了广泛的应用。

《论语》之中使用"道"达80多处，孔子很赞赏道的理论，说自己"志于道，据于德，依于仁，游于艺。"甚至说"朝闻道夕死可矣"，又说："道不行，乘桴浮于海"，可见道家思想对儒家影响是非常广泛而深刻的。

不仅孔夫子本人重视道，说"吾道一以贯之"，他还教育弟子们要重视道的修养："士志于道，而耻恶衣恶食者，未足与议也。"孔子教导南容说："邦有道，不废；邦无道，免于刑戮。"并把兄长的女儿嫁给他为妻。

当然，也有的弟子对于孔夫子谈论的这个道不太理解。子贡就说过："夫子之文章，可得而闻也；夫子之言性与天道，不可得而闻也。"也有学生虽然闻其道，而不行其道，冉求就说："非不说子之道，力不足也。"对于这种认识，孔子加以批评和引导，他说："力不足者，中道而废。今汝画。"

孔子把老子说的"大道"引至做人的标准上，分小人和君子之道，他告诉子产说："有君子之道四焉：其行己也恭，其事上也敬，其养民也惠，其使民也义。"

孔夫子的弟子们受其影响，也不断地传播道学的新思想。他的弟子有子说："君子务本，本立而道生"。又说："礼之用，和为贵。先王之道，斯为美。"曾子生病的时候，孟敬子前来问候，曾子说："鸟之将死，其鸣也哀，人之将死，其言也善。君子所贵乎道者三：动容貌，斯远暴慢矣；正颜色，斯近信矣；出辞气，斯远鄙倍矣。笾豆之事，则有司存。"

孔子身边的人谈论他这个老师，也用道做说辞："二三子，何患于丧乎？天下之无道也久矣，天将以夫子为木铎。"

经过孔夫子师生的大力推广，老子关于"道"的学说很快就传播开了。

三、扁鹊医学理论，讲阴阳不谈道

无论是《史记·扁鹊传》，还是其他秦汉时期有关扁鹊的记载，以及《脉经》所引用的扁鹊著作，都未见扁鹊使用"道"论述医理，而是借用人与天地为一体的整体观，以及阴阳学说，或五行的观点，来讲述医学的道理。

扁鹊说："脉，平旦曰太阳，日中曰阳明，晡时曰少阳，黄昏曰少阴，夜半曰太阴，鸡鸣曰厥阴，是三阴三阳时也。"阴阳是古人关于世界的基本看法，是根本的世界观，天地之间万事万物离不开阴阳，人体更是如此。

《脉经·扁鹊脉法》说："人一息脉二至谓平脉，体形无苦。人一息脉三至谓病脉。一息四至谓痹者，脱脉气，其眼睛青者，死。人一息脉五至以上，死，不可治也。声息病，脉来动，取极五至，病有六、七至也。"又说："平和之气，不缓不急，不滑不涩，不存不亡，不短不长，不俯不仰，不从不横，此谓平脉，紧受如此，身无苦也。"

扁鹊把诊脉看作了解内在脏腑、气血、阴阳状况的手段，因此，能够"尽见五藏癥结"，他论述虢太子尸厥病机的时候，主要使用阴阳、表里、气血循环的理论，也说到了三焦、胃、膀胱、兰藏、五脏之腧，提到脉、络、经，诊病的方法提到"切脉、望色、听声、写形，言病之所在。闻病之阳，论得其阴；闻病之阴，论得其阳。"治疗的时候，取"三阳五会"，用药更熨两胁下。

扁鹊认为，脉与内在脏腑相关，患者的声音、五色，也与内在脏腑有关，因此才能"病应见于大表，不出千里，决者至众。"

在扁鹊之前的医学家医缓，诊断病入膏肓，提到二竖为虐，针药治病，但是不说阴阳，不谈道。医和论述蛊病，用"非鬼非食，惑以丧志"来说明病因，用阴阳风雨晦明的"六淫"来讲道理，甚至用《周易》的"女惑男，风落山"来作比喻，却不说天道，也不提医道。因为那个时代，还没有到老子生活的时代，社会上还没有"道家理论"。

四、《黄帝内经》是托名，书中推崇"道"理论

尽管我们今天见到的《素问》《灵枢》，早就被称为《黄帝内经》，但是其中使用"道"的概念达 200 多处，"道"是其非常重要的基本概念，运用也很普遍。

《素问·上古天真论》说："上古之人，其知道者，法于阴阳，和于术数，食饮有节，起居有常，不妄作劳，故能形与神俱，而尽终其天年，度百岁乃去。今时之人不然也。"作者心目中把老子创造的"道"，称为上古之人风行的理论，可见他说的"今人"距离老子生年不会太近。

尽管生命的道理很微妙，"至道在微，变化无穷，孰知其原"，但是，《素问》作者把道在医学上的应用，已经融入各个环节之中，因此说："在天为玄，在人为道，在地为化。化生五味，道生智，玄生神，神在天为风，在地为木，在体为筋，在脏为肝。在色为苍，在音为角，在声为呼，在变动为握，在窍为目，在味为酸，在志为怒。怒伤肝，悲胜怒；风伤筋，燥胜风；酸伤筋，辛胜酸。"

在《素问》作者的心目之中，善于养生的人，就是"得道之人"，四季皆有养生之道，否则"与道相失，则未央绝灭"，就会因病而亡。

治病求本，在一定意义上就是求道。因此说："阴阳者，天地之道也，万物之纲纪，变化之父母，生杀之本始，神明之府也。治病必求于本。"

"黄帝"赞赏的"上古使僦贷季，理色脉而通神明，合之金木水火土，四时八风六合，不离其常，变化相移，以观其妙，以知其要，欲知其要，则色脉是矣。"虽然其说的色脉很重要，实际上与扁鹊的概括有很多相通之处。不同的是其要弘扬的色脉诊治方法，也带上了"道"学的特征："色以应日，脉以应月，常求其要，则其要也。夫色之变化以应四时之脉，此上帝之所贵，以合于神明也。所以远死而近生，生道以长，命曰圣王。"

托名"黄帝"的人，对于老子创立的道，大加赞赏，一心要加以学习弘扬，他说："善哉，余闻精光之道，大圣之业，而宣明大道，非斋戒择吉日不敢受也。黄帝乃择吉日良兆，而藏灵兰之室，以传保焉。"

勤学好问的"黄帝"，提的问题只有春秋战国时代的人，才能说得出口："余闻九针于夫子，众多博大，不可胜数。余愿闻要道，以属子孙，传之后

世，着之骨髓，藏之肝肺，歃血而受，不敢妄泄。令合天道，必有终始。上应天光星辰历纪，下副四时五行，贵贱更互，冬阳夏阴，以人应之奈何？愿闻其方。"文中的"要道""天道"，都是在老子《道德经》广为流传之后，才成了社会学者们的"流行语"。

豁然起敬的"黄帝"，口中却说着老子之后的语言："帝瞿然而起，再拜而稽首曰：善。吾得脉之大要，天下至数，五色脉变，揆度奇恒，道在于一，神转不回，回则不转，乃失其机，至数之要，迫近以微，着之玉版，藏之藏府，每旦读之，名曰《玉机》。"文中所说"道在于一"，这样的词语应该是老子、孔子的信徒才能说得出来的话语。

总之，流传下来的扁鹊有关论述，几乎没有使用过"道"的概念。扁鹊之前的医缓、医和、楚医、齐医也都与"道"无缘。由此可见，扁鹊医学之古朴和久远。

第四节　对扁鹊著作进行考证，需结合时代特征[①]

《中国中医药报》2013 年底和 2014 年初，连续报道四川成都市金牛区天回镇老官山汉墓考古发现 10 部医书，并概要介绍了这 10 部医书出土的意义及其内容，引起学术界关注。有专家称这批医书是扁鹊学派的著作，也有专家说认定其为"扁鹊学派失传医书"为时尚早，需要仔细研究、甄别，才能作出正确的结论。

笔者对此也持慎重态度，并希望通过对扁鹊著作的研究，探索中医药理论形成的过程。扁鹊有没有著作？假如他有著作，其形式结构应该如何？毫无疑问，扁鹊的著作必须符合当时的著作体例。

一、春秋末期，私人著作刚刚兴起

清代著名学者章学诚在《文史通义》之中提出："六经皆史也。古人不

---

① 　此文刊登于《中国中医药报》（2014 年 2 月 14 日），文题为"结合时代特征考证扁鹊著作"。

著书，古人未尝离事而言理，六经皆先王之政典也。"自古以来，学在官府，没有民间私人著作。考古所见的甲骨文、钟鼎文，都是官府史官之类的官员所刻画，或者是占卜的巫官所为，是对于事实的记录，六经都是记载先王治国理政业绩的有关文献。

春秋战国时代，诸子峰起，百家争鸣。《汉书·艺文志》说："诸子出于王官，皆起于王道既微，诸侯力政，时君世主，好恶殊方，是以九家之说，蜂出并作。"先秦诸子的著作，既继承了此前官府政典的精华，也阐发了诸子对于当时政治形势的观点。虽然春秋之前也有"个人观点"，但是流传下来的文献却寥若星辰，非常罕见。春秋战国时代，中央集权政治逐渐解体，列国诸子发奋图强的政治主张开创了空前繁荣的局面，学术著作随之出现并逐渐流传于后世。

余嘉锡《古书通例》说："春秋之前，并无私人著作，其传于后世者，皆当时之官书也。其他诸子，在三代以前者，多出于依托。"我们现在见到的比较早的诸子著作，比如《道德经》《墨子》《孙子兵法》《论语》等，大都出现于春秋末期，《管子》虽然署名管仲，其实是其门人弟子根据其行事语言，加以整理而成书于后世。

孔夫子宣称自己"信而好古，述而不作"，他只整理前人的著作，而自己不亲自创作写书，但是由此可以反证当时"作而不古"的著作，在社会上已经有所流传。

二、医学著作的形成应当早于先秦诸子

诸子的著作，必须先有诸子其人，然后才能有诸子的著作；托名于诸子的著作，必在其身后多年才能出现。医学著作则不是这样。因为医学的历史非常悠久，甲骨文之中也有很多医学内容，春秋之前就有专业医生，他们的医疗经验、医学理论、病例验案、或治疗效果的考核记录等，都可以成为医学著作。

记载于《左传》之中的早期医学家，有齐医、晋医、越医、秦医，都比扁鹊生活的年代早。《左传》书中既有对他们事迹的记录，也有一些学术理论的探索。比如秦医缓关于病位膏肓的难治性以及针灸、药物的治疗大法，

医和关于六气"淫生六疾"的长篇叙述，越医关于血气与健康关系的判断，晋医关于药物毒性的把握，齐医对于齐侯疾病死期的预料等，都说明春秋早期医学发展已经达到了相当成熟的阶段，绝对不是既无理论，也无治法的"零散经验积累阶段"。

扁鹊秦越人所处的赵简子时代，他的老师长桑君把自己珍藏的"禁方书"，经过十余年的考察，"尽予（全部传授）扁鹊"，也说明长桑君手里不是一本书。虽然长桑君的书来自于"宫禁之内"，不属于自己原创、原著，不能私自传授给民间人士，但他敢于打破常规，像普罗米修斯盗火种那样，偷偷地把"禁方书"传授给扁鹊，并嘱咐秦越人"公勿泄"，扁鹊也郑重承诺严守秘密，绝不外泄禁方书的内容。他们实际做的都是"凡规矩必有例外"，都把自己掌握的医学知识，进行了适当的传授。

扁鹊师徒学术传承的过程，就像《素问》之中岐伯与黄帝经常困惑与讨论的那样："得其人不教，是谓失道；传非其人，慢泄天宝"。黄帝为了天下臣民的健康，经常渴求医药知识："余诚菲德，未足以受至道；然而众子哀其不终，愿夫子保于无穷，流于无极，余司其事，则而行之，奈何？"面对"黄帝"苦苦的哀求"可得闻乎？"岐伯虽然明知"此上帝所贵，先师传之"，但是，为了"明道"，他不止一次，并且不厌其烦地给黄帝讲述了自己所掌握的医学知识。

这种表面上"不守信誉"的讲授，包含着一种大爱，不是为了一己之私，而是珍惜医学知识来之不易，有些都是用生命实验换来的，所以必须打破常规，进行传授。他们为的是薪火传承的大业千秋不绝，这也正是扁鹊不得不写著作，不得不传授医学知识的原因。

三、扁鹊的著作：没有书名，也不写作者

北宋词人叶梦得《避暑录话》说："古书名篇，多出后人，故无甚理。老氏别《道德》为上下篇，其本意也。若逐章之名，则为非矣。惟《庄》《列》似出其自名。"

王国维先生说："《诗》《书》及周秦诸子，大抵以二字名篇，此古代书名之通例，字书亦然。"

余嘉锡《古书通例》说，古人的文章，不像后世的著作，都是"因事为文"，因此，书成一篇，就流行一篇，后人加以收集整理，才汇集成书，所以用作者"某某子"命名其著作。由于古人著作都是"因事为文"，所以开始流传的时候，经常是既无篇名，也无作者，更无书名。这一情况，在司马迁写作《史记》的时代，还一直是这样。司马迁提到韩非的著作时，说其"作《孤愤》《五蠹》《内外储说》《说林》《说难》十余万言。"而不说其著有《韩非子》一书。介绍邹衍的时候，则说"邹衍深观阴阳消息，而作怪迂之变，《始终》《大圣》之篇，十余万言。"只提其著作的篇名，而不总括为一本书。这与当时书写材料比较困难有关，不能像后世这样随意印书。

司马迁说韩非的著作，在当时的社会上有所流传，"人或传其书至秦，秦王见（韩非子所写）《孤愤》《五蠹》之书，曰：'嗟乎！寡人得见此人，与之游，死不恨矣！'李斯曰：'此韩非之所著书也。'"由此可见韩非的著作，当时没有署名，如果不是李斯与韩非同学，知道此书是韩非所写，秦始皇一定还要困惑很长的时间也不一定明白。

司马迁与汉武帝同时代，《史记·司马相如列传》说："上（汉武帝）读《子虚赋》而善之曰：'朕独不得与此人同时哉！'得意（狗监杨得意）曰：'臣邑人司马相如自言为此赋。'上惊，乃召问相如。相如曰：'有是。'"

通过这两件事，余嘉锡先生说："秦皇汉武，亲见其书，仍不知为何人所作，非李斯与韩非同门，杨得意与相如同邑，熟知其事，竟无从得其姓名矣。此皆古人著书不自署姓名之证也。"

从马王堆汉墓、江陵张家山汉墓出土的大量古书都没有书名，以及老官山汉墓考古发现的10部医书也没有书名来看，扁鹊的著作，在春秋战国的时候没有书名，即使流传到了汉代也不会有书名。

那么，《汉书·艺文志》所记载的扁鹊《内经》《外经》，又是如何认定的？

四、师徒学术传承不断是最可靠的线索

既没有书名，也没有篇名的扁鹊著作，能在流传了几百年之后被人们辨认出来，靠的主要是师徒传承的脉络不绝。

　　扁鹊之前的医学家，都是诸侯国的官吏，有位有禄，世袭相传，也是周代"百工"之一家。扁鹊起于民间，周游列国，是第一位有史可考的民间医生，也是影响最大的中医学者。官医由于服务的人数少，活动的范围小，不可能像扁鹊那样"名闻天下"，更不可能"随俗为变"，开创临床各科。

　　民间中医的学术传承，不像官医那样有制度保障，难以世袭，最可靠的传播途径是寻找有缘人，师徒相传，如缕不绝。《史记·扁鹊仓公列传》关于仓公的事迹记载，足以说明中医学术传承从战国到汉代的实际状况。

　　仓公淳于意在汉初的时候，开始学习医学方脉，但是，他的学习过程很复杂，先"见事数师"，后来拜公孙光为师，数年之后，又拜公乘阳庆为师，不断深入学习，研讨医学理论与技术。他多次遭遇学派之间的争鸣情况，公乘阳庆要求他"尽去其故方，更悉以禁方予之。"经历考验，脱胎换骨，才成为嫡传学术继承人，被授予黄帝、扁鹊之脉书。假如他固守成见，坚持原来的学术流派特点，公乘阳庆就不会把扁鹊学派的著作传授给他。

　　需要指出的是，仓公所说的这些学术传承，不是他故弄玄虚，编造故事，而是以戴罪之身，回答汉文帝的讯问，因此比较可靠，也非常珍贵。

　　仓公从公乘阳庆那里继承的医学书籍，据称来自"古先道遗传"，主要是托名黄帝和以扁鹊为名的《脉书》《五色》《诊病》等著作，其主要内容是为了"知人生死，决嫌疑，定可治，及《药论》书，甚精。"公乘阳庆还告诉淳于意说："我家给富，心爱公，欲尽以我禁方书悉教公。"阳庆传承这些医术，完全是出于"传道"的历史使命，而不是谋生的生活需要。他家庭门楣很高，根本不需要靠医学来盈利。淳于意喜出望外，立即"避席再拜谒"，接受公乘阳庆赠予的《脉书》《上下经》《五色诊》《奇咳术》《揆度》《阴阳》《外变》《药论》《石神》《接阴阳》等禁书，并且住下来，在师父的指导下，"读解验之"，一边读书，一边临证验证，理论学习大约一年左右。三年之后，仓公开始独立应诊，为人治病，并且达到了"诊病，决死生，有验，精良"的程度，成了一个远近闻名的好医生。那个时候，仓公淳于意才三十多岁。

　　仓公按照公乘阳庆的要求，扔掉了过去传承、学习的"故方"，这些书应该是公孙光传给他的《方化阴阳》《传语法》，或许还有些其他著作，他没有说。是烧了，还是转送别人，他也没有说。我们认为，他烧掉"故方"的可能性最大。他不可能在得到"真传"的时候，还保留、传出去一个不成熟的医学错说、假说。

尽管仓公和扁鹊一样，时而在民间行医，时而到官府出诊治病，但是其主要的行医经历在民间。汉初学术流派的划分，不是行医范围在官府还是在民间，而是学术主张的差异，这在仓公与齐王侍医遂的争论中，可以很清楚地看出来。尽管二人都是学习扁鹊的医学思想，仓公与齐王侍医遂在理解上存在着严重的分歧。这段学术论争，今天看来仍然具有借鉴意义。

五、扁鹊的学术思想在西汉年间已经分化

《汉书·艺文志》说："昔仲尼没而微言绝，七十子丧而大义乖。故《春秋》分为五，《诗》分为四，《易》有数家之传。战国从衡，真伪分争，诸子之言纷然殽乱。"由此可见，学术传承的"一源多流"是一个普遍现象，不仅先秦诸子如此，就是汉代之后也是这样。张仲景创立的伤寒学，唐宋之后也有很多流派，甚至有"一家一个仲景，一人一本伤寒"的说法。

原创于扁鹊的学术流派，在汉代也逐渐分化，这是由于不同中医学家对于相同的理论，有不同的学术见解，并逐渐加以补充的结果。医学首先是一个实用技术，必须随着实践的不断深入，在继承的基础上不断创新，才能推动有关学术发展，并留下时代的特征。

西汉年间的齐王侍医遂，也学习扁鹊的医学理论，他自己患病之后，尝试着用扁鹊的理论为自己开方治病，"自练五石服之"。恰在这个时候，仓公淳于意臣路过，遂医生很谦虚地让淳于意为自己诊病，并讨论自己开的药方。他说："不肖有病，幸诊遂也。"淳于意也不客气，诊查之后，他告诉遂医生说："公病中热。《论》曰'中热不溲者，不可服五石'。石之为药精悍，公服之不得数溲，亟勿服。色将发痈。"遂医生不明白，他争论说："扁鹊曰'阴石以治阴病，阳石以治阳病'。夫药石者，有阴阳水火之齐，故中热，即为阴石柔齐治之；中寒，即为阳石刚齐治之。"

淳于意听了遂医生的争辩，沉思良久，然后说："公所论远矣。扁鹊虽言若是，然必审诊，起度量，立规矩，称权衡，合色脉表里有余不足顺逆之法，参其人动静与息相应，乃可以论。《论》曰'阳疾处内，阴形应外者，

不加悍药及镵石'。夫悍药入中，则邪气辟矣，而宛气愈深。《诊法》曰'二阴应外，一阳接内者，不可以刚药'。刚药入则动阳，阴病益衰，阳病益著，邪气流行，为重困于俞。"也就是说，病情复杂，表里不一，有人内热外寒，甚至"热深厥深"，必须禁止服用热药。道理虽然如此，但是，遂医生已经服用"五石"为主的药物很久了，仓公淳于意也没有挽救的办法了，就告诫遂医生说：今后有可能"忿发为疽"。后来果然如仓公所料，百余日之后，遂医生果然生了一个恶疮，在胸部乳上，逐渐发展到锁骨之上，"入缺盆，死"。

这说明，对于扁鹊的医学，必须全面掌握，识其大体，"必有经纪"，有纲领，有原则，不能违背。有的人学习不深入，只掌握了一部分知识，没有达到上工的水平，处于"拙工"的阶段，"有一不习，文理阴阳失矣。"

六、扁鹊《内经》《外经》，名称应由刘向拟定

仓公淳于意之后，历经两百多年的学术传承，在西汉末年到东汉初期，扁鹊医学虽然为更多的人所了解，但是在传承之中"走样""变异"的程度也逐渐加大。所以《汉书·艺文志》说"凡方技三十六家，八百六十八卷。方技者，皆生生之具，王官之一守也。太古有岐伯、俞跗，中世有扁鹊、秦和，盖论病以及国，原诊以知政。汉兴有仓公。今其技术晻昧，故论其书，以序方技为四种。"

扁鹊医学在仓公之后，由于没有很好的传承人，其著作与学术思想就逐渐"技术晻昧"，失传了。但是，仍然可以看出哪些著作来源于扁鹊，因此可以决定哪些是《扁鹊内经》、哪些是《扁鹊外经》。

汉初盛行黄老之学，儒家经典等同诸子，没有专门的官府传承，一般著作都不称为"经"。"经"与"传"是相对的，"以传解经"是一个传统。

武帝建元元年（公元前140年），诏举贤良方正之士，汉武帝亲自策问。董仲舒说：《春秋》大一统者，天地之常经，古今之通谊也。今师异道，人异论，百家殊方，指意不同。是以上亡以持一统，法制数变，下不知所守。臣愚以为诸不在六艺之科、孔子之术者，皆绝其道，勿使并进。邪辟之说灭息，然后统纪可一而法度可明，民知所从矣。"

董仲舒的主张,得到武帝的采纳。建元五年(公元前136年),武帝罢黜百家,专立五经博士。"经学"由此兴盛起来,除个别情况外,儒家经学以外的百家之学失去了官学中的合法地位,而五经博士成为独占官学的权威。

在国家办的太学里,讲授"经学"的博士,各以"家法"教授弟子。师生传授之际,要遵守一定的师生关系,不能混乱。这叫作"守师法"和"守家法"。所谓"师法",是指一家之学创始人的的学术主张。"家法"则是指一家之学继承人的"说经之法",说经之法就是"传注"。例如董仲舒通《公羊春秋》之学,立为博士,他的说经即为师法;再传下去,其弟子为其著作编成"章句",又衍出小的派别,如"颜氏公羊""严氏公羊",就是家法。如不守师法、家法,不但不能担任博士,即使已任为博士,一旦发现,也要被赶出太学。如西汉孟喜从田王孙学《易》,即因不守家法,不得任博士。

五经博士的设置,是为了尊师重道,其秩虽卑微,而职位很尊贵。五经博士除了教授弟子外,其人或出使,或议政,往往是担当国家大事。

汉武帝时期,《易》《书》《诗》《礼》《春秋》每经置一博士,各以家法教授,故称五经博士。到西汉末年,也就是刘向整理古籍的时候,研究五经的学者逐渐增至十四家,所以也称五经十四博士。

把医学理论著作,称为"医经七家",是刘向的"创意",也是班固《汉书·艺文志》、黄帝《内经》《外经》、扁鹊《内经》《外经》、白氏《内经》《外经》,以及《旁篇》书名的来历与依据。"医经七家"实际上只涉及到3个人:黄帝、扁鹊、白氏。黄帝出于托名,白氏已经失考,有学者说"白氏就是百氏",是杂家的理论著作,也就是说能够坐实的作者只有扁鹊一人。因此,司马迁称"扁鹊言医为方者宗"的局面,在东汉初年依然没有变化。

东汉末年,医圣张仲景在《伤寒杂病论》自序中说:"余每览越人入虢之诊,望齐侯之色,未尝不叹其才秀也。"他重视对扁鹊学术的传承,这是必然的。王叔和既整理张仲景的医学著作,也重视对扁鹊医学的发扬,所以他在《脉经》卷四、卷五之中,大量引用了原创于扁鹊的医学著作,为后人探索扁鹊的医学成就留下了有迹可循的线索,弥足珍贵。

第五节　凝聚众人智慧，破解"扁鹊之谜"

2014年初，《中国中医药报》关注四川老官山汉墓出土的10部古医书，由于其中有"弊昔（扁鹊）曰"字样，而被有关专家初步认定为扁鹊学派的著作，引起中医界的高度重视，也引发了一些学术争鸣。为了探索历史真相，破解"扁鹊之谜"，笔者认为有必要进一步深入研究。

一、"人物真实"的记载"故事未必真实"

扁鹊是先秦时期的"超级明星"人物，有关扁鹊的记载很多，拿他说事的故事也很多，不认真辨别就会得出错误的结论。

《列子·汤问》说扁鹊给赵齐婴与鲁公扈互换心脏，尽管其中说的扁鹊是真实的人物，赵齐婴与鲁公扈也许是那个时代的人，但是"互换心脏"在当时的医疗条件下，甚至在现在也不可能出现，并且一定被认为"没有必要互换"。在故事情节上"换了心脏不见疤"，没有刀口的"无创换心手术"，今天仍然是一个梦想。再有，即使换心脏改变了一个人的思维、情绪，而供体与受体之间互相换思想、记忆也是不太可能的事情。所以，可以断定其是虚构的历史故事，与愚公移山一样不属于"实录"。

魏晋时期杨泉的《物理论》说赵简子拿着武器追赶扁鹊，尽管两个事主都是真实历史人物，但是因为整个故事情节都是从《吕氏春秋》"齐闵王生烹文挚"移植过来的，所以这也不属于"实录"，而是作者记忆有误，或者故意移花接木，用更著名的历史人物来表达世事的复杂，进而编出来的故事。

《鹖冠子·世贤》之中，记载魏文侯问扁鹊"子昆弟三人，其孰最善为医？"扁鹊从治未病的角度，回答说长兄最善，自己"最为下"。这个故事亦真亦假，寓言的成分很浓，而作为信史事实的可能性比较小。说其可信，是因为其中扁鹊与魏文侯二人生活的年代比较接近，其中的思想符合扁鹊的观点。难于采为信史资料是其太理想化，扁鹊如果是这样的医学世家，就与司马迁《史记·扁鹊传》考证的扁鹊事迹有矛盾。

二、"因事为文"和"因人为文"

古今关于扁鹊的记载，分歧很多也很明显，几乎是各执一词，众说纷纭，让人难于取舍。笔者认为，面对纷繁复杂的历史记载，首先要分有关记载是"因事为文"，还是"因人为文"，尽管其中会有交叉，但是侧重点不同，取舍的意义就不一样。

《左传》之中的齐医、晋医、越医、秦医，都比扁鹊生活的年代早，有关他们的记载都是"因事为文"，虽然涉及到具体的医学人物，但是这些人物都是配角，在记载"事主"事迹的时候，这些医生属于顺便提到的背景人物，或者叫"影子人物"。这些医学家的事迹，也仅仅是就事论事，比如秦医缓关于病位膏肓的难治性，以及针灸、药物的治疗大法，医和关于六气"淫生六疾"的长篇叙述，越医关于血气与健康关系的判断，晋医关于药物毒性的把握，齐医对于齐侯疾病死期的预料等，并不涉及医缓、医和、越医、晋医、齐医的生平事迹，读者从中无法知道这些名医具体的医学生涯和学术成就。

《史记》《汉书》对于人物的记载不一样，史家的传统是"实录"，所谓"君举必书""左史记言，右史记行"，是现场直录，或者属于事后总结整理的文字记载，因此比较可靠，比如《春秋》是以鲁国的历史事件整理而成的著作。司马迁出身史官家庭，博学多才，他的《史记》之中，有当朝的事件，但是更多的则是对于历史的考证记录，目的是通过记叙历史发展的过程和兴衰的原因，"通古今之变，成一家之言。"《史记·扁鹊仓公列传》写扁鹊是"因人为文"，而在《史记·赵世家》之中写扁鹊则是"因事为文"。

"因事为文"是为了写事，突出的是事件的真实性，人物可以随笔带过，不用浓墨重彩；"因人为文"着重写人物，事迹只是材料，人物是主干，事迹是枝叶。

三、应辨别"实录"与"传说"

史料之中出现的人物，有的是"事主"，有的则是"陪衬"，事主是主要人物，陪衬则是背景人物。事主和事件一定是真实的，不然就属于编故事，无论这种记载的历史多么悠久，都是传说而非写实。事主的背景人物可以是真实的，也可以虚拟，但是不能"关公战秦琼"。

《史记·扁鹊传》之中的扁鹊是主要人物，其所诊治的患者属于背景人物，赵简子属于真实的背景人物，虢太子属于不太清晰的背景人物，齐桓侯属于虚拟的背景人物。所以与司马迁记载相同的治病故事，《韩非子·喻老》说"扁鹊见蔡桓公"，而非望见齐桓侯；刘向《说苑·辨物》说扁鹊抢救的是赵太子尸厥，而非虢太子尸厥。

韩非子写文章，是为了说明一个大道理："有形之类，大必起于小；行久之物，族必起于少。"为了论证"天下之难事必作于易，天下之大事必作于细。"他列举了几个例子，加以说明这些大道理，一个是千丈之堤，以蝼蚁之穴溃；百尺之室，以突隙之烟焚。"故曰：白圭之行堤也塞其穴，丈人之慎火也涂其隙。是以白圭无水难，丈人无火患。此皆慎易以避难，敬细以远大者也。"为了把道理说得更生动感人，他接着就讲述了扁鹊见蔡桓公的故事，然后总结说："故良医之治病也，攻之于腠理。此皆争之于小者也。夫事之祸福亦有腠理之地，故曰：圣人蚤从事焉。"韩非子生活的年代，比司马迁早100多年，更接近扁鹊生活的年代，应该更可信。但是，由于他对扁鹊的事迹得之于传闻，在写文章的时候，为了一个例子，他也没有必要去考证故事中患者这个次要人物的真实性。所以他的记载没有被司马迁采纳，这个患者也就变成了齐桓公。

刘向是西汉末年的大学问家，比司马迁晚100年左右，他很认真地阅读过《史记》，称司马迁"善叙事理"，其《史记》为"实录"。他说扁鹊抢救的是赵太子而不是虢太子，原因是虢国作为国家，在扁鹊生活时期早已灭亡。大家似乎应该按照刘向的观点，修改司马迁的记载。但是，扁鹊生活的年代，《左传》说"齐侯次于虢（位于燕国境内）"，又说11个诸侯国的大臣"会于虢（在郑国境内）"，可见以虢为地名的城市不止一个，"虢太（大子、世子）子"出现在扁鹊的时代，并被其诊治是有可能的。并且，司马迁前面刚说过扁鹊诊赵简子，并且接受了赵简子"赐田四万亩"，如果后边紧接着再叙述扁鹊救赵国的太子，"赵国的中庶子"在宫门口反复问难，好像根本不认识扁鹊这个人，这也不符合人之常情。因此，后世不采纳刘向的意见，完全尊重司马迁的叙述。

《战国策·秦策》所记载的"扁鹊见秦武王"不可信，是因为在秦武王的面前，故事里的人都不称呼他"大王"，而是"众口一词"说他是春秋时期的"君主"。这是误把故事里的人物扁鹊作为描写的"当事人"而造成的误会，而且故事的宗旨，既不是为了展现扁鹊的医术，也不是为了实录秦武王的疾病，而是为了提醒秦武王有可能"一举而亡国"，必须知人善任、疑人不用、用人不疑。这与甘茂为了攻打宜阳而说服秦武王"如出一辙"，只不过暂时借用一个历史故事，加深印象而已。

四、扁鹊"重术"更"重道"

人们谈起扁鹊的学术，都津津乐道其见垣一方人的"透视功能"，认为他是历史上第一位被明确记载有特异功能的人。其实，这误解了扁鹊的学术特点，也不了解司马迁"实录"的是民间传说。

扁鹊学医的时候，其身份是旅社的负责人，并且长达十年之久，突然之间成了治病救人水平很高的医生，这在一般人看来不是神仙传授是做不到的。很多人根本不知道扁鹊有师傅，即使知道了长桑君给扁鹊"禁方书"，也会说他是天外来的神仙，"忽然不见，殆非人也。"出没旅店达十年之久的长桑君，在扁鹊开始行医的时候突然消失了，其"忽然不见"的原因，一是可能避免被追究泄露"禁方书"的责任，二是传承人扁鹊经常外出行医，他们不可能再像过去那样师承授受、切磋医学学术了。

扁鹊"视病尽见五藏癥结"不是靠透视，而是"司外揣内"的技术非常高，是四诊技术达到了神圣工巧的程度。扁鹊"言病之所在"的时候，运用阴阳学说，可以"闻病之阳，论得其阴；闻病之阴，论得其阳。"阴阳的含义虽然很丰富，但是在四诊方面的运用主要是"表里相关"，通过外在的变化，就可以了解内在的病情，这就是《内经》说的"候之所始，道之所生"，是辨证论治的精神，也是中医区别于西医的传统。

扁鹊对于虢太子病情的判断，还没进入患者的居所，就能做出准确的预测；远远地望见桓侯，就知道他的病情从肌肤到血脉、骨髓的演变，这绝对不是靠透视功能所可以做到的。而是通过四诊，"病应见于大表"，了解到了其内在脏腑的变化，即所谓"尽见五藏癥结"。

扁鹊认为，病邪可以从表入里，"以阳入阴中"，影响脏腑功能，动胃，下三焦，入膀胱，"中经维络"，使阴阳失衡，"气闭不通"，内鼓外绝，"破阴绝阳，色废脉乱"，从而出现阴阳之气不相顺接的尸厥。

从扁鹊对于医学理论的阐述，可以看出他对于医学道理的追求与运用，已经达到了很高的境界，因此可以"病应见于大表"，决断内在的疾病情况，并且准确率非常高："不出千里，决者至众，不可曲止也。"

扁鹊治疗虢太子尸厥，运用的急救方法，是综合治疗的方法，而且突出了"内病外治"的特色。经过厉针砥石，针刺、药熨在前，病人苏醒之后才服汤药善后。

如果没有阴阳表里相关的思想，没有脏腑经络学说的支撑，对于尸厥的外治措施就是乱治。有了这些理论支撑，外治就是最方便、最直接的治疗措施。并且通过在体表进行治疗，就可以改变体内的病情，这在今天也是中医不同于西医的特色和优势。

如今三伏贴火爆中医院，针灸按摩、药浴刮痧盛行于大街小巷，都是学习与运用扁鹊"内外相关"医学思想的结果，只不过是意识到与没意识到、明确与不明确的区别而已。

外科从体表开刀，到里边去做手术，其指导思想是"内病内治"，而不是中医的"内病外治"。手术的开展，不仅是技术水平、卫生条件的问题，更重要的是指导思想、治疗原则决定的。中医有了内外相关、内病外治的理论支撑，华佗的手术刀才生了锈，麻沸散也丢失了，外科手术疗法，在中医界受到抑制，并有逐渐失传的趋势。

扁鹊医学思想的成败得失，绝对不是他个人的事情，而是关系到整个中医学术体系。

五、扁鹊"脉法"就是"扁鹊医学"

《史记·扁鹊仓公列传》说："至今天下言脉者，由扁鹊也。"在汉武帝、司马迁的时代，扁鹊是普天下公认的脉学集大成之人。仓公从他的师父公乘阳庆那里继承了"黄帝扁鹊之脉书"，这些脉书尽管与黄帝有些关系，但主要是由扁鹊系统化之后的《脉书》，其特点是"守数精明"，由于这些著作失传，内容已经难以见到全貌。

所幸"太医令王叔和"善于继承前人成就，他不仅整理了张仲景的《伤寒杂病论》，而且也和张仲景一样崇拜扁鹊，因此在《脉经》的第五卷，分三节专门收载扁鹊脉学内容，为后人研究扁鹊学术留下了珍贵的历史资料。

当然，《难经》用很大的篇幅以问答的形式谈论脉学，与扁鹊师徒传承学术很相似，但是，其中没有"扁鹊曰"，而难以断定《难经》一定就是扁鹊的著作。

今天看来，脉学的价值不在于它是四诊之一，也不是独取寸口胜过遍身诊法，或者有多少脉象、主什么疾病，而是它凝聚了中医学最鲜明的学术特征。

脉诊的基础，是中医独特的世界观和方法论，是其对于人体健康和疾病的根本认识。脉诊所依靠的阴阳气血、脏腑经络学说，都是从具象抽提之后，融合了时空元素的学术概念，是整体时空观，也是整体生成论，而不同于按照结构求功能的"空间结构构成论"。

中医的整体时空观和整体生成论，是把医学知识与哲学思想融合为一的学术体系，不是纯粹的生物结构医学。所以中医善于思辨，从具象出发，把身体之内可以看到、可以把握的物质，经过"时空化、虚拟化"处理，将医学知识与哲学知识融合起来，形成了独特的中医学术理论。因此，五脏就有了时空的含义，也能与万物的颜色、滋味、声音、温度联系起来。五色、五味、五声、五音、寒热温凉，是万物的属性，都有时空化的特性。也就是说，中医对于人体的认识，对于病症的概括，对于治疗的描述，都离不开时空元素。天地万物都存在于时空之中，万物的时空属性都和五脏相通，人是整个宇宙的缩影，天地精华浓缩于一身之内，因此，"天人相应"，人与天地万物是一个整体。

扁鹊脉学，通过诊脉"尽见五藏癥结"，贯穿的就是这样的"整体观"。这些思想与当今的分形理论、混沌理论、复杂性科学相似，虽然属于不同时代，但是思想方法一致，与还原论、线性方法有很大区别。

扁鹊脉学、扁鹊医学所创立的方法，代表着中医学的特征，也代表着未来医学的发展方向。

第六节　扁鹊文化的核心价值是"利天下"

扁鹊是一个大文化，他的事迹感动了司马迁，《史记》概括扁鹊的特点是"名闻天下"，说"扁鹊言医为方者宗。"

扁鹊是张仲景心目之中的大明星，"入虢之诊，望齐侯之色"鼓舞着张仲景，使他写出了空前绝后的《伤寒杂病论》。

那么，扁鹊文化的核心价值何在？它是怎样练就的？笔者认为，这与扁鹊所处的时代是分不开的，也与扁鹊自己的人生价值取向有着密不可分的联系。

一、心里有天下，才能利天下

"利天下"的思想源于《易经》，伏羲创立八卦哲学体系，每个卦都由三个爻画组成，其中有天道、有地道、有人道。天在上，地在下，都是为了人；八卦的道理，就是为了解决人道的问题。

"利天下"的思想萌芽，出现于生产力极为低下的时代："刳木为舟，剡木为楫，舟楫之利，以济不通，致远以利天下。"又说"服牛乘马，引重致远，以利天下。"也就是说，只要有了"利天下"的决心，即使条件不好，没有达到一定的职位，经过自己不懈的努力，就可以利天下。

"达则兼济天下"，是读书人过度自谦的话语，也有推脱责任的嫌疑，因为"达"的标准很难确定。

"天下兴亡，匹夫有责"，看上去慷慨激昂，但是，谁是匹夫？《易经》告诉我们服牛乘马、驾船行舟的普通人，都肩负着"利天下"的责任。

扁鹊在出名之前，是一个小旅社的负责人，这是他的舞台，也是他参与天下大事的机会。成为一个有作为的君子未必需要高贵的出身，但是历史机遇很重要。假如没有在这个小旅社任职，扁鹊就不可能了解天下大事，难以接触南来北往的客商，也不可能得到长桑君的钟爱。

"君子"与"天下"，是《易经》的基本概念，恰如孔夫子所说："夫《易》，何为者也？夫《易》，开物成务，冒天下之道，如斯而已者也。是故圣人以通天下之志，以定天下之业，以断天下之疑。"

使自己成为一个圣人，也许扁鹊没有想过，他周游列国的目的，与孔夫子完全不同，他完全是按照一个小人物的历史定位，完成了自己的历史使命。

"法象莫大乎天地；变通莫大乎四时；悬象著明莫大乎日月；崇高莫大乎富贵；备物致用，立成器以为天下利，莫大乎圣人。"

在孔子醉心于学术，"五十而学《易》，韦编三绝"的时候，扁鹊用自己的行动感动了很多人，帮助了很多人，也挽救了很多人的生命。

做君子，成为有作为的大人，是读书人的理想："夫大人者，与天地合其德，与日月合其明，与四时合其序，与鬼神合其吉凶。先天而天弗违，后天而奉天时。天且弗违，而况于人乎？况于鬼神乎？"

扁鹊以自己的行动，感人的事迹，完成了由一个普通民众向圣贤的升华。

二、随俗为变，为的是利天下

《史记·扁鹊传》说："扁鹊名闻天下。过邯郸，闻贵妇人，即为带下医；过雒阳，闻周人爱老人，即为耳目痹医；来入咸阳，闻秦人爱小儿，即为小儿医：随俗为变。秦太医令李醯自知伎不如扁鹊也，使人刺杀之。至今天下言脉者，由扁鹊也。"

网络里的"川耗子"说，扁鹊是一个势利眼，走到哪里，听说什么人显贵，或者什么人受尊重，他就治什么人的病。

这是典型的"以己度人"的小人说辞。

医生防治疾病，有主动性，也有被动性。在缺医少药的年代，能够请得起医生，得到医疗救助的人，必然是有一定经济能力，或者有一定社会地位的人，还有一个更重要的理由是缘分，假如你身边没有名医，有多少钱也得不到好的医疗救助。下层民众生活困难，小病扛，大病躺，这是几千年的严酷现实，也是整个历史条件决定的，不是哪一个医生的责任。把这样的责任强按在扁鹊的头上，对他这样一个民间医生是不公平的。

扁鹊能够"随俗为变"，既说明他是社会的明星，受到上流社会的拥戴，也是身不由己，一个人要做最早的"全科医生"。所有的人，所有的困苦、疾病，都向你求助的时候，你能说"这不是我的执业范围，我管不着"吗？或者说"你到别的地方，另请高明"而一推了之吗？

扁鹊没有推脱，他扛起了所有向他求助患者的苦恼，"随俗为变"首先是一种大爱，然后才是对自己医学水平、医疗技能的考验。能够不推脱，并且在周游列国、四处为家、行医治病的时候开创临床各科，这的确不是一般人能做到的，只有具备了"利天下"之心、智慧和能力的人，才有可能达到这样的境界。

《易经》说："大往小来，则是天地不交，而万物不通也；上下不交，而天下无邦也。"又说："利涉大川，乾行也。文明以健，中正而应，君子正也。唯君子为能通天下之志。"

这是研究社会大道理的人总结出来的话，也是那个时代有理想的人应该知道的大道理。扁鹊以自己的实际行动践行这样的路线，靠着这样深刻的认识，扁鹊才能龙行天下，"随俗为变"。

三、谦虚有大爱，才能利天下

当虢太子被抢救成功了，世人都认为扁鹊能"生死人"的时候，扁鹊没有飘飘然，仍然具有一个平常心。他说："越人非能生死人也，此自当生者，越人能使之起耳。"

扁鹊见齐（蔡）桓公的时候，一次又一次劝说他有病要早治，这是一种医生对病人的关怀，是一种大爱的体现。但是，桓侯不领情，他以个人的思想境界考虑问题，说扁鹊"医之好利也，欲以不疾者为功。"把扁鹊当成了势利小人，甚至是为了获取利益不惜编造病情，欺骗患者，这是多么污浊的事情啊。但是扁鹊不计较这些，一次不听，他说两次；两次不听，再劝说第三次，苦口婆心，真是武侠小说里所说的那样"良言难劝必死的鬼"。桓侯不给扁鹊进行治疗的机会，实际上是不给自己获得健康的机会。

扁鹊面对桓侯这样的权贵刁难，只好选择逃离。他在面对中庶子刁难的时候，也表现出不同寻常的耐心，他不仅是为了洗刷自己，为了证明自己医术高明，而主要是为了挽救昏死的虢太子，我们可以回放这一历史事件。《史记》说：

　　扁鹊过虢。虢太子死，扁鹊至虢宫门下，问中庶子喜方者曰："太子何病，国中治穰过于众事？"中庶子曰："太子病血气不时，交错而不得泄，暴发于外，则为中害。精神不能止邪气，邪气畜积而不得泄，是以阳缓而阴急，故暴蹶而死。"扁鹊曰："其死何如时？"曰："鸡鸣至今。"曰："收乎？"曰："未也，其死未能半日也。""言臣齐勃海秦越人也，家在于郑，未尝得望精光，侍谒于前也。闻太子不幸而死，臣能生之。"中庶子曰："先生得无诞之乎？何以言太子可生也！臣闻上古之时，医有俞跗，治病不以汤液醴洒，镵石挢引，案扤毒熨，一拨见病之应，因五藏之输，乃割皮解肌，诀脉结筋，搦髓脑，揲荒爪幕，湔浣肠胃，漱涤五藏，练精易形。先生之方能若是，则太子可生也；不能若是而欲生之，曾不可以告咳婴之儿。"终日，扁鹊仰天叹曰："夫子之为方也，若以管窥天，以郄视文。越人之为方也，不待切脉、望色、听声、写形，言病之所在。闻病之阳，论得其阴；闻病之阴，论得其阳。病应见于大表，不出千里，决者至众，不可曲止也。子以吾言为不诚，试入诊太子，当闻其耳鸣而鼻张，循其两股以至于阴，当尚温也。"

　　中庶子闻扁鹊言，目眩然而不瞚，舌挢然而不下，乃以扁鹊言入报虢君。虢君闻之大惊，出见扁鹊于中阙。

　　中庶子既是一个官员，也是一个"喜方者"，属于中医药的"发烧友"，他自认为对于中医学有很深刻的了解，并且对于"上古俞跗"很熟悉，他认为扁鹊自不量力，有欺骗的嫌疑（得无诞之乎），扁鹊"鲁莽"的自告奋勇救助虢太子甚至很可笑（曾不可以告咳婴之儿）。面对如此的误解与刁难，扁鹊沉思良久（终日），然后仰天长叹，进行耐心的解释。

　　假如扁鹊心里没有大爱，他能有如此耐心吗？他能冒如此风险吗？今天患者住院、手术和特殊检查之前都要签订"知情同意书"，医生以此来进行自我保护。在那个"天子之怒血流成河"的时代，扁鹊行医的风险是不言而喻的。

　　扁鹊所以能明知山有虎偏向虎山行，除了具有高超的医学水平，就是必须心中充满对生命的大爱，有"利天下"的思想。

《易经》说："小利有攸往……天文也；文明以止，人文也。观乎天文，以察时变；观乎人文，以化成天下。"又说："天地感而万物化生，圣人感人心而天下和平；观其所感，而天地万物之情可见矣！"

扁鹊践行了"利天下"的文化，因此才有名闻天下的结果。

四、重然诺破规矩，是因为有大爱

扁鹊生活的初秋末期，是一个格外看重诺言的时代，《赵氏孤儿》里程婴救赵孤的故事，在扁鹊几十年之前出现，鼓励和鞭策了很多仁人志士。这种风范流传到扁鹊时期，几乎是尽人皆知的美谈。

开旅店的秦越人，当时还没有获得扁鹊的称号，他的店里来了一个客人，名叫长桑君，身材、相貌、做派与平常人不一样，秦越人很好奇，也很敬佩他的言谈举止，把他待为上宾。时间一久，长桑君也知道秦越人不是一般的店老板，更不是店小二，因此，格外喜欢这个比自己小很多岁的青年人。

这样一来二往，秦越人与长桑君结下了缘分，成了彼此格外器重的知心朋友，结成忘年之交。后来，长桑君把自己珍藏的"禁方书"全都交给了秦越人，他没有提什么要求，只有一个嘱托："我有禁方，年老，欲传于公。公毋泄！"这是学术传承的关键环节，也是保证真假之不会轻易泄露，真知识能够可持续发展的关键时刻，庄重而自然。秦越毫不含糊，他的回答很干脆，只有两个字："敬诺！"

岁月如梭，时光不再。

秦越人行医天下，也逐渐名闻天下，他的名字逐渐被人们所忘记，他的封号、尊号扁鹊，被天下的人所传送，这空前绝后的成功，丝毫没有改变他的初衷：行医天下，治病救人。但是，声名在外之后，要求跟随他学习的人逐渐增多，并且十分恳切。考虑到事业的可持续发展，考虑到医学人才的可遇而不可求，想到天下病患的痛苦绝非少数人可以救治，于是他开始收徒弟，这是一种心有大爱的体现。

在救治虢太子的过程里，我们知道扁鹊有很多弟子，各显其能，分工协作，取得了"生死人"的好成绩。

但是，这与他当初答应长桑君先生"公毋泄"的要求是不相一致的。重然诺与现实生活出现了无法弥补的裂痕。我们看待历史，如果仅仅是用"程婴的标准"，那么，不仅看不到时代、食物的发展变化，也会是非不分、黑白颠倒。因此，只要有利于患者的健康，有利中医事业的发展，就应该是我们所追求的，尽管这有可能会背离我们的初衷，或者引起人们的误解。

《易经》说："天地之道，恒久而不已也。利有攸往，终则有始也。日月得天而能久照，四时变化而能久成，圣人久于其道，而天下化成；观其所恒，而天地万物之情可见矣！"

扁鹊行医几十年，具有丰厚的理论（《扁鹊内经》《扁鹊外经》），也具有很好的技术水平，因此才能随俗为变，开创临床各科。

他留给世人最值得借鉴的，是他总结的六不治：

"使圣人预知微，能使良医得蚤（早）从事，则疾可已，身可活也。人之所病，病疾多；而医之所病，病道少。故病有六不治：骄恣不论于理，一不治也；轻身重财，二不治也；衣食不能适，三不治也；阴阳并，藏气不定，四不治也；形赢不能服药，五不治也；信巫不信医，六不治也。有此一者，则重难治也。"

"六不治"既是扁鹊的行医感言，也是留给我们的可贵的经验，值得我们深刻思考，尤其是在医患关系紧张的当代，更需要借鉴这种智慧。当然，"六不治"不是推脱责任，而是说明医生的作用是很有限的，不能夸大，也不能逃避，而且"治病救人"的人道主义，也需要"随缘"，名医难救无缘之人，用现代的语言说，就是就诊看病的人有选择的自由，医生治疗受技术条件与水平的限制，而且还要看"依从性"。

病人是健康的主体，"我的健康我做主"，而不是"科学主宰健康"，过分夸大医学的作用，或者病人对医学产生过度依赖，都会造成纠纷和医患关系紧张。

第二章　扁鹊事迹再考证,《史记》记载最可靠

医学知识是逐渐积累的, 也是不断传承的, 历史书籍对于中医早期传承情况的记载不多。《史记·扁鹊传》为我们首开纪录, 揭开了扁鹊学医的神秘面纱。

有大量的证据说明, 扁鹊是我国历史上第一位民间医生。

解读司马迁说的扁鹊学医
扁鹊诊赵简子, 医生参与大事件
扁鹊抢救虢太子, 师徒联合创奇迹
扁鹊望诊齐桓侯, 生死选择由自己
司马迁考证扁鹊, 表述里籍有难处

司马迁（公元前 145~？），字子长，夏阳（今陕西韩城）人，其祖先"世典周史"为周代史官，父亲司马谈任汉武帝太史令。司马迁少时跟从大儒董仲舒、孔安国学习，二十岁后漫游全国。公元前 108 年（汉武帝元封三年），司马迁得继父职，博览汉室藏书，参以游历见闻，在其父累积编次的大量史料基础上，于公元前 104 年（太初元年）开始《史记》的编写。公元前 99 年（天汉二年），因替李陵辩解，被处腐刑。在狱中，他仍写作不辍，出狱后更加发愤著述，终于在公元前 92 年（征和初年）左右，完成了这部巨著。不久即去世，享年六十余。

《史记·扁鹊传》是司马迁考证之后的论述，通过考证可以看出，司马迁为了写好这个传记，参考了很多历史记载。

第一节　解读司马迁说的扁鹊学医

医学知识是逐渐积累的，也是不断传承的，历史书籍对于中医早期传承情况的记载不多。《史记·扁鹊传》为我们首开纪录，揭开了扁鹊学医的神秘面纱。

一、扁鹊曾经是一个旅舍经理

《史记·扁鹊传》说：

扁鹊者，勃海郡郑人也，（笔者按：这个地名在传抄之中有错讹，要说清这些变化，需要细致考证，后边我们会加以补充，此处先按下不表。）姓秦氏，名越人。少时为人舍长。舍客长桑君过，扁鹊独奇之，常谨遇之。长桑君亦知扁鹊非常人也。出入十余年，乃呼扁鹊私坐，间与语曰："我有禁方，年老，欲传与公，公毋泄。"扁鹊曰："敬诺。"乃出其怀中药予扁鹊："饮是以上池之水，三十日当知物矣。"乃悉取其禁方书，尽与扁鹊。忽然不见，殆非人也。扁鹊以其言饮药三十日，视见垣一方人。以此视病，尽见五藏癥结，特以诊脉为名耳。为医或在齐，或在赵。在赵者名扁鹊。

先秦时代，古人的姓和氏是不一样的，姓大而氏小。姓往往代表血统，而氏是姓的分支，可以因为地名而得到某氏，或者由于担任某个官职而取得某个氏。赵国的血统姓嬴，与秦国的国君一样都是嬴姓。"赵"是因为地名为赵，先人被封于赵，才叫赵某某。《史记》说扁鹊"姓秦氏"，是姓氏不分，笼统地说其姓秦，这是汉代的流行说法。

"名越人"，就是被命名为"越人"，有超越一般人的美意。古人生下来的时候，由父母起名，长大之后行冠礼，再起一个字，以与名相配。比如，屈原《离骚》说："名余曰正则兮，字余曰灵均。"孔子名丘，字仲尼，也是这种命名法。

"少为人舍长"，古人30岁之前为"少"，表示"血气未壮"。"舍"是供行人住的旅店，一般30里设一个。古语"退避三舍"，就是取这样的涵义。

也就是说，秦越人在30岁之前在旅舍里当舍长，是主持，做领导、开旅社。这个行业可以接触到南来北往的行人，知道很多天下传闻奇事。客舍在那个时代是一个高雅的公共场所，如同今天的五星级酒店，是所谓见多识广的场合，古人很多信息都来自于这种旅社传闻文化。

二、长桑君是一位神仙吗

司马迁叙述说，有一个叫长桑君的客人，经常入住秦越人的旅社。秦越人经过观察，觉得长桑君不是一般的人，就很客气、很恭敬地对待他。长桑君也觉得秦越人不是一般人，二人很投缘，在他来往住宿10多年之后，才把秦越人悄悄叫到房间里，对他说："我带来了医药方书，是宫廷禁止流传的秘方。因为我已经到了老年，想着把它传授给你。你不能对外泄露其秘密！"秦越人说："我一定遵命！"长桑君从怀里掏出来一包药，交给扁鹊，并说："喝这药的时候，一定要用'上池水'煎服它。所谓'上池水'，就是没有落地的雨露水。30天之后，你就能够洞察事物了。"

长桑君把珍藏的禁方书，一卷不剩，全部交给了扁鹊。忽然之间就不见了长桑君的身影。司马迁说，长桑君"殆非人也"，应当是一个神仙。扁鹊按照长桑君所说，喝了药物，30天之后，能够隔着墙壁看到另一边的人，有了一般人所不具备的"特异功能"。扁鹊用"特异功能"看病，能够看清所有的"五脏症结"，只是把诊脉当作形式、名目罢了。

要解开长桑君之谜，首先要从他的"物证"开始。"禁方书"是什么？"禁"就是宫廷禁卫，也可以代表宫廷；"方书"就是记载着药方的书，也可以是医学书的统称。长桑君带着宫廷的秘方，他一定是一个官医。

从《左传》《周礼》《战国策》等古籍来看，先秦时代的医生基本上都是官医。《国语》记载，公元前541年，秦国的医和就明确地说，医生本来就是官，所以有"上医医国"的说法，官医经常在国君的左右，国君的健康问题是国家的最高机密。所以，医方也可以叫禁方。

长桑君为什么往来十多年，经常住秦越人开的旅店呢？

三、不为人知的学医过程

今河北省任丘市鄚州镇，在春秋末期是燕国与齐国、晋国的交界地带，北临白洋淀，南靠黄河的支脉"九河"，经济发达，交通便利，商贸繁荣。明代的《河间府志》说，晋国大臣赵简子管辖着这一带的土地。秦越人30岁之前就在镇上的旅社里任舍长，一干就是十年。他为什么不趁着年轻出去周游世界、闯荡江湖，或者凭借着年轻有才，到当时的赵简子手下，谋个一官半职呢？当时的孔夫子，因为受挫于列国，就想过去找专权的赵简子，走到黄河边上，因故而返回了鲁国。

原来，秦越人的旅社里来了长桑君，他是一位具有传奇经历的人物。宫廷御医长桑君，也许他因为医术高明，经常往来于诸侯之间；也许他发现了什么，而一次一次地住在秦越人的店里。从不经意之间知道长桑君身份，以及他起死回生治病救人的故事开始，秦越人就被深深地打动了，他决心拜这样一位德高望重的医生为师，悄悄地学习医术，为人们解除病痛。

长桑君从怀里掏出来的药，是仙药吗？为什么要用上池水煎服？

扁鹊的时代，人们对于许多事情的看法，都愿意相信与神灵有关。人们普遍认为君权是神授的，医术能解除痛苦，甚至可以起死回生，它也应当是神仙传给的。当时也是医巫难分的时代。《左传》记载，晋景公这个国君看病，既让桑田巫这样的"灵巫"占卜，也请秦医缓这样名医来诊治。马王堆出土的《五十二病方》中，也有许多迷信成分。

清代《任丘县志》记载，长桑君的墓就在鄚州，那么，长桑君的家乡也许在今鄚州镇一带。他或者因为公务必须多次经过秦越人的旅社，经过细心观察，长桑君发现秦越人是一个充满爱心、热情好学、聪明勤奋的年轻人，他为人正直、诚恳待人、不谋私利，是一个做好医生难得的人选。

医生以治病救命为天职，只有爱心是不够的，不聪明善思不行；只专注谋利，私心太重，也不是优秀医生的合格人选。正所谓"得其人不教，是谓失道；教非其人，漫泄天宝"。

秦越人品格出众，与长桑君越谈越投机，打动了他那久经世故的心。医学知识的学习与积累需要较深的文化基础，一般人难于成为好医生。秦越人在旅社任职，经常接触过往的官宦大夫，有学习文化知识的条件，求教之中认识了医学家长桑君。

秦越人在与长桑君的座谈中，长桑君往来治病救人，一次次充满挑战的诊疗经历，一个个起死回生的动人故事，深深地打动了秦越人年轻的心。他暗下决心，拜长桑君为师，学习治病救人的"活人之术"。

经过几年的深入考察，长桑君终于同意了他的请求，把自己掌握的医学知识毫无保留地传授给了秦越人。

秦越人一边继续开旅店，一边挤时间记医方、记药性、记病证、记医理，逐渐把"禁方书"里的内容全都熟记在心，融会贯通了。

长桑君为了考验秦越人的医术，允许他开始为人治病，进行医疗实践。

为了避免受到泄露"禁方书"的处罚，长桑君从此销声匿迹，不再往秦越人的旅社了。这些内情一般人不知道，只知道长桑君"忽然不见"，人间蒸发，销声匿迹了。

秦越人长达十年的刻苦学习，被人们误作"一夜成名"；隐秘地"师徒传授"，也被人们误以为是"神仙传授"。

因此，所谓"怀中药""上池水"，也许就是人们附会的故事。

那么，隔垣见物的"特异功能"是真的吗？

四、扁鹊有透视的特异功能吗

人们不了解秦越人十年的勤学苦练，而是只见他"一夜成名"，从一个开了10年旅社的舍（社）长，一下子成了治病救人的高手，能准确判断病情，恰似能看清内脏的病变。古语说："脏腑若能语，医师面如土。"是说内在的病情很难被发现。通过体表就可以断定体内的病情，并且还能治好，这除了神仙能够做到之外，一般人是不可想象的。所以，人们就传说秦越人得到神仙高人的指点，"饮用了无根的上池水"，忽然之间"开了天目"，能看见隔壁房间的人和物。

其实，秦越人诊治疾病不是靠特异功能，而是靠望诊、闻诊、问诊、切脉，他把这几种方法反复揣摩、细心观察总结，深入分析其中的道理，然后综合运用。这就是中医司外揣内、内外相关、内病外现、内病外诊、内病外治、外治内效的大智慧，后面我们还要探索其中的道理。秦越人或者单用其中的一种方法，或者几种方法联合起来应用，就能够准确地判断，说出病情的轻重，决断患者的吉凶，由于诊断水平高超，就好象具有透视功能一样。

假如，扁鹊具有特殊的透视功能，他能见到人体内部的病症结块，甚至超过了CT、B超的诊断水平。那么，他解决病人疾病的手段，必须以开刀手术为主，而不需要内服汤药，也不再需要四诊合参了。这不符合历史的本来面貌，也不是中医的特色。

《汉书·艺文志》说："方技者，皆生生之具，王官之一守也"。扁鹊之前的医学家都是宫廷御医，有职位，有俸禄，同时也有限制，不能随便外出看病，不能随便招收徒弟，不能随意著述立说。他们服务的对象是王侯、官宦，技术进步缓慢，影响也有限。

秦越人靠着过硬的技术多次挽救了病人的生命，尤其是被赵氏尊称为"扁鹊"之后，名声大震，遐迩传诵，请他治病的患者络绎不绝。他经常足未着家又被人接走，数年之间就"名闻天下"。

从王公大人到普通百姓，扁鹊秦越人"有医无类"，谁有病患他都热心救治。对于不了解他的患者，他总是耐心说服，以治病救人为天职，不辞辛劳，远走天涯。他行医的地域十分广阔，从今天的河北省逐渐行医到山东省，再到山西省，河南省、陕西省的广大地区都留下了他的足迹。

扁鹊治病救人的传说至今仍然有流传，有十几处墓庙现存于世。

有大量的证据说明，扁鹊是我国历史上第一位民间医生。

第二节　扁鹊诊赵简子，医生参与大事件

司马迁记载扁鹊为赵简子治病，其资料来源于赵国的史书，事件的前因后果可考可证。只是要说清这件事情破费周折，因为其牵扯的事件很复杂，是一个大背景下的历史事件，也是中国历史由春秋步入战国的起因。

把扁鹊诊赵简子的历史事件挖掘出来，让《史记》的记载拂去历史尘埃，把开创医学历史的宗师扁鹊还原为一个具体的历史人物，把中医学之中先秦医学史弄清楚，为探索中医学理论体系的形成提供史实依据。这是我们的追求，也是我们的责任所在。

一、赵简子的昏迷很蹊跷

在漫长的历史上，有很多帝王、君侯患病或者死亡，大多不见于史书记载。赵简子当时不过是晋国的六卿之一，他的病按说不应该记载于史书之中。但是，很反常，"扁鹊诊赵简子"不仅详细地记载于《史记·赵世家》之中，而且整个事件扑朔迷离，充满了天帝与神怪的影子，是古代版的历史传奇。

《史记·赵世家》说：

> 赵简子疾，五日不知人，大夫皆惧。医扁鹊视之，出，董安于问。扁鹊曰："血脉治也，而何怪！在昔秦缪公尝如此，七日而寤。寤之日，告公孙支与子舆曰：'我之帝所甚乐。吾所以久者，适有学也。帝告我：'晋国将大乱，五世不安；其后将霸，未老而死；霸者之子且令而国男女无别。'"公孙支书而藏之，秦谶于是出矣。献公之乱，文公之霸，而襄公败秦师于殽而归纵淫，此子之所闻。

今主君之疾与之同，不出三日疾必间，间必有言也。"

居二日半，简子寤。语大夫曰："我之帝所甚乐，与百神游于钧天，广乐九奏万舞，不类三代之乐，其声动人心。有一熊欲来援我，帝命我射之，中熊，熊死。又有一罴来，我又射之，中罴，罴死。帝甚喜，赐我二笥，皆有副。吾见儿在帝侧，帝属我一翟犬，曰：'及而子之壮也，以赐之。'帝告我：'晋国且世衰，七世而亡，嬴姓将大败周人于范魁之西，而亦不能有也。今余思虞舜之勋，适余将以其胄女孟姚配而七世之孙。'"

董安于受言而书藏之。以扁鹊言告简子，简子赐扁鹊田四万亩。

《史记》记载的文字，"世家"在书的前面，而"传记"在书的后边。记载"扁鹊诊赵简子"的事迹，先记载于《史记·赵世家》已如上，当然话到这里还没结束，后边还有更多的故事来演绎，因此"扁鹊诊赵简子"的故事就有了重大的"政治意义"。在《史记·扁鹊传》之中也有与上边相似的文字，但是简略了一些，故事经过基本相同。《史记·扁鹊传》说：

当晋昭公时，诸大夫强而公族弱，赵简子为大夫，专国事。简子疾，五日不知人，大夫皆惧，于是召扁鹊。扁鹊入，视病，出，董安于问扁鹊。

《扁鹊传》以下的记载，与《赵世家》基本相同，是"一事而两见"，采用的是相同的资料，而前因后果不一样，用意不同。

对于司马迁的《史记·赵世家》，西汉年间大学者扬雄在《法言》里就提出了疑问："或问：《赵世（家）》多神，何也？曰：神怪茫茫，若存若亡，圣人漫云。"他认为作为历史学家的司马迁，其一贯学风在《史记》的体现是"实录"，不应该记录这些神怪故事。其实，神怪故事往往是历史事件曲折的反应，而不是向壁凭空虚造。赵简子怪病的重大历史意义，扬雄没有发现，因为他对历史的了解不如司马迁深刻，所以他难以理解具有"一字之褒贬"功夫的史学家司马迁为什么要在《赵世家》之中记载这样的故事。而且，《赵世家》这样的"严肃政治书"不止一次地记载如此之类的"神怪故事"，比如此后赵襄子得到霍泰山神灵赐予的"竹书"神符之类。如果透过历史表层，看其背后复杂的政治形势，大家就很好理解了：这都是险恶的政治形势逼出来的，是不得已而为之，绝对不是闲来无事，编个故事解解闷儿。

王充在《论衡·纪妖篇》里也收录了《史记·赵世家》这段故事。王充指出，这不是真实的事情，而是虚幻的梦境，不是真实的历史事件。所以他说："是皆妖也。"但是他识破荒诞故事的理由并不高明，他认为人间的帝王，其使者锦衣玉带，非常气派，上天的使者怎么会是一个普通民众的打扮呢？因此他说："天地之官同，则其使者亦宜钧。官同人异者，未可然也。"

其实，"扁鹊诊赵简子"之所以被记载于史书之中，是因为这件事关系到晋国历史上一个重要的政治事变。这个历史事件，是由赵简子不请示晋国国君就杀了邯郸赵午而引发了内乱，被孔夫子称为"赵简子入于晋阳以叛"。

赵简子就是赵简子的名字，"赵简子"是赵简子死后的谥号。历史上的晋阳，就是现在的太原市。

根据《左传·定公十三年》记载，赵简子在公元前497年前后，惹出来一场麻烦，几乎导致灭顶之灾。那是他成为正卿之后，日益独断专行、飞横跋扈引起来的。

事情的经过是这样的：赵简子在和卫国的战争中，获得了有利的战果，战败的卫国进贡给他三百家人口，他当时把这些人放在了邯郸城里，叫他的同族人赵午看管。在《左传·定公十三年》也就是公元前497年，赵简子告诉赵午说，想把这三百家人口迁到他的根据地晋阳去。赵午当面答应得很痛快，但是回到邯郸和家族里的人们一说，大家都不同意。他们说："卫国把战俘三百家放在邯郸，是因为邯郸距离卫国很近，在这里可以与家乡的人互相联系、照应。现在我们把这三百家人迁到遥远的晋阳去，断了卫国人与这三百家的联系，卫国人肯定不干，将会与我们结仇，这是很不利的。不如这样，我们先攻打一下齐国，与齐国挑起战争，齐国来进攻我们，我们再借口邯郸不安全，把卫国的三百家战俘迁到晋阳，这样就能曲线救国，避免卫国的仇恨。"赵午听了觉得有理，就依从了父老乡亲的建议，这一下却触怒了赵简子。

赵简子认为赵午等人不过是找借口，不愿意把三百家战俘送到晋阳，滞留在邯郸，成了他们的战利品。所以赵简子就把赵午召来，囚禁到晋阳。

赵午来到赵简子的驻地，要觐见赵简子。赵简子传出令来："让他们先放下武器，再进来！"

赵简子与赵午本来是同族，这时却用这样的方式接见，赵午的随从涉宾不肯这样做，赵简子的左右卫士强行缴了他们的械。赵午等人据理力争，绝不认错。赵简子盛怒之下，把赵午杀死，并且派出使者，快马去告诉邯郸人说："我就是要赵午的命，他竟敢不听我的命令！你们这些赵家的后人，谁接任他的职务也不要紧，最重要的是不能违抗我的命令！"

赵简子的霸道做派，终于引起了赵午儿子的反抗。赵稷起兵反叛，他在邯郸起兵，得到了晋国六卿之中的范氏、中行氏的支持。赵简子惹火烧身，一场大难即将临头。

那么，这个霸气十足的赵简子，他是何许人也？

赵简子（？~公元前476年），是中国春秋时期晋国赵氏的主君，原名赵简子，又名志父，五十岁之后被称为赵孟。他是《赵氏孤儿》中的孤儿赵武之孙，公元前525年走上政坛，后来逐步成为晋国的正卿、执政官。

随着世卿世禄制度的发展，周代的宗法制逐步走向崩塌，从西周"礼乐征伐，自天子出"逐步发展到"公室弱而卿族强"。晋国也从晋文公时代"胥、籍、狐、箕、栾、郤、柏、先、羊舌、董、韩，实掌近官"，逐渐步入晋平公时代"栾、郤、胥、原、狐、续、庆、伯，降在皂隶"的政治格局。春秋五霸的晋国，其沧桑巨变令人唏嘘不已，同时也让世人领略到国家卿族政治斗争的血腥与残忍。

赵简子的青少年时代，处于晋国平公、昭公年间，当时，晋国内政发生了很大的变化。一些原来地位显赫的旧贵族正在退出历史舞台，逐渐被赵、韩、魏、智、范、中行六家所取代，形成异姓大夫专权的局面。六卿相互之间围绕晋国统治大权和土地也展开了激烈地明争暗斗，矛盾十分尖锐。赵氏家族曾一度凌驾于众卿之上，但自"下宫之难"后，实力大为衰弱，直到赵简子的父亲景叔继位，其势力仍不及范氏、中行氏。

所谓"下宫之难"是一个著名的历史故事，它是元曲《赵氏孤儿》的蓝本。

赵简子的曾祖父叫赵盾，当年做晋国的执政官，他对昏庸无道的晋灵公进谏无效，反而受到打击和迫害，就打算逃亡到国外去避难。

《左传》说：

> 晋灵公不君：厚敛以雕墙；从台上弹人，而观其辟丸也；宰夫
> 胹熊蹯不熟，杀之，置诸畚，使妇人载以过朝。赵盾、士季见其
> 手，问其故，而患之。将谏，士季曰："谏而不入，则莫之继也。
> 会请先，不入则子继之。"三进，及溜，而后视之，曰："吾知所过
> 矣，将改之。"稽首而对曰："人谁无过？过而能改，善莫大焉。
> 《诗》曰：'靡不有初，鲜克有终。'夫如是，则能补过者鲜矣。君
> 能有终，则社稷之固也，岂惟群臣赖之。又曰：'衮职有阙，惟仲
> 山甫补之。'能补过也。君能补过，衮不废矣。"犹不改。宣子骤
> 谏，公患之，使锄麑贼之。晨往，寝门辟矣，盛服将朝，尚早，坐
> 而假寐。麑退，叹而言曰："不忘恭敬，民之主也。贼民之主，不
> 忠；弃君之命，不信。有一于此，不如死也！"触槐而死。秋九
> 月，晋侯饮赵盾酒，伏甲，将攻之。其右提弥明知之，趋登，曰：
> "臣侍君宴，过三爵，非礼也。"遂扶以下，公嗾夫獒焉。明搏而杀
> 之。盾曰："弃人用犬，虽猛何为。"斗且出，提弥明死之。

赵盾在晋国的日子不好过了，他进谏不但没起到效果，反而惹来杀身之祸，只好外逃避难。在赵盾还没有逃出国境的时候，他的同族"赵穿弑灵公而立襄公弟黑臀，是为成公。赵盾复反，任国政。君子讥盾：'为正卿，亡不出境，反不讨贼'，故太史书曰：'赵盾弑其君'。晋景公时而赵盾卒，谥为宣孟，子朔嗣。"

赵盾从一个被迫害的忠臣，逐渐沦为"入不讨贼"的罪臣，他的后代因此而遭殃。赵盾死后，他的儿子赵朔在朝为官，主管下军，与楚庄王在黄河上大战，立了大功，娶晋成公的女儿为妻，是当朝国君晋景公的姑父。

这样的政治背景，也不能避免政治灾难。《史记·赵世家》说："晋景公之三年，大夫屠岸贾欲诛赵氏。"这个屠岸贾，是昏君晋灵公宠臣，到了晋景公的时期，他升职为"司寇"，主管审判罪人。一旦权在手，就把令来行。他"将作难，乃治灵公之贼，以致赵盾"，追究弑君之罪，要为晋灵公报仇雪恨。因此，他遍告诸将说：赵盾虽不知道赵穿要杀晋灵公，但他是乱臣贼

子之首。"以臣弑君，子孙在朝，何以惩罪？请诛之。"韩厥曰："灵公遇贼，赵盾在外，吾先君以为无罪，故不诛。今诸君将诛其后，是非先君之意而今妄诛。妄诛谓之乱。臣有大事而君不闻，是无君也。"屠岸贾不听。

韩厥把这个不幸的情况告诉赵朔，让他"趣亡"，逃到国外去避难。赵朔不肯走，他对韩厥说："子必不绝赵祀，朔死不恨。"韩厥一看，赵朔这个人竟然如此，固执得很可爱，就许诺他尽力保全赵家，因此他"称疾不出"。屠岸贾煞有介事，不达目的誓不罢休，因此"不请而擅与诸将攻赵氏于下宫，杀赵朔、赵同、赵括、赵婴齐，皆灭其族。"

杀了这一大堆赵家的人，屠岸贾还不解恨，他要"斩草除根"。当时，赵朔的妻子，也就是晋景公的姑母即将临产，她逃到宫里躲避杀戮，生下了一个男儿，也就是孤儿赵武。屠岸贾听说之后，带着人就到宫里搜查。

《史记·赵世家》说：

> 赵朔妻成公姊，有遗腹，走公宫匿。赵朔客曰公孙杵臼，杵臼谓朔友人程婴曰："胡不死？"程婴曰："朔之妇有遗腹，若幸而男，吾奉之；即女也，吾徐死耳。"居无何，而朔妇免身，生男。屠岸贾闻之，索于宫中。夫人置儿绔中，祝曰："赵宗灭乎，若号；即不灭，若无声。"及索，儿竟无声。已脱，程婴谓公孙杵臼曰："今一索不得，后必且复索之，奈何？"公孙杵臼曰："立孤与死孰难？"程婴曰："死易，立孤难耳。"公孙杵臼曰："赵氏先君遇子厚，子强为其难者，吾为其易者，请先死。"乃二人谋取他人婴儿负之，衣以文葆，匿山中。程婴出，谬谓诸将军曰："婴不肖，不能立赵孤。谁能与我千金，吾告赵氏孤处。"诸将皆喜，许之，发师随程婴攻公孙杵臼。杵臼谬曰："小人哉程婴！昔下宫之难不能死，与我谋匿赵氏孤儿，今又卖我。纵不能立，而忍卖之乎！"抱儿呼曰："天乎天乎！赵氏孤儿何罪？请活之，独杀杵臼可也。"诸将不许，遂杀杵臼与孤儿。诸将以为赵氏孤儿良已死，皆喜。然赵氏真孤乃反在，程婴卒与俱匿山中。居十五年，晋景公疾，卜之，大业之后不遂者为祟。景公问韩厥，厥知赵孤在，乃曰："大业之后在晋绝祀者，其赵氏乎？夫自中衍者皆嬴姓也。中衍人面鸟噣，降佐殷帝大戊，及周天子，皆有明德。下及幽厉无道，而叔带去周

适晋，事先君文侯，至于成公，世有立功，未尝绝祀。今吾君独灭赵宗，国人哀之，故见龟策。唯君图之。"景公问："赵尚有后子孙乎？"韩厥具以实告。于是景公乃与韩厥谋立赵孤儿，召而匿之宫中。诸将入问疾，景公因韩厥之众以胁诸将而见赵孤。赵孤名曰武。诸将不得已，乃曰："昔下宫之难，屠岸贾为之，矫以君命，并命群臣。非然，孰敢作难！微君之疾，群臣固且请立赵后。今君有命，群臣之原也。"于是召赵武、程婴遍拜诸将，遂反与程婴、赵武攻屠岸贾，灭其族。复与赵武田邑如故。及赵武冠，为成人，程婴乃辞诸大夫，谓赵武曰："昔下宫之难，皆能死。我非不能死，我思立赵氏之后。今赵武既立，为成人，复故位，我将下报赵宣孟与公孙杵臼。"赵武啼泣顿首固请，曰："武原苦筋骨以报子至死，而子忍去我死乎！"程婴曰："不可。彼以我为能成事，故先我死；今我不报，是以我事为不成。"遂自杀。赵武服齐衰三年，为之祭邑，春秋祠之，世世勿绝。

赵氏经历过这种生死存亡的大动荡，其衰弱的局面延续到赵简子继位初期。年仅20多岁的赵简子执政以后，在复兴赵氏宗室责任感的驱使下，励精图治，终于使赵氏东山再起。

在昭公二十九年（公元前513年），赵简子、荀寅占领汝滨，令晋国民众各出功力，炼铁铸刑鼎，倡导"法治"，使罪与非罪的标准明确并昭示于众，体现了社会进化的要求，成为新兴地主阶级夺取政权，确立封建制度的法理依据。

赵简子执政不久，赵、魏、韩、范、中行、智六卿都在各自的封地内进行改革图强，都突破了"百步为亩"的旧经界，为兼并和夺取晋国的统治大权作准备。其中韩、赵、魏三家的政策各有优点，而尤以赵简子革新亩制、调整赋税的改革措施成效最为显著，"以百廿步为宽，以二百四十步为长"，为赵宗室的兴盛、强大和进一步发展奠定了稳固的基础。

在政治上，赵简子礼贤下士，选贤任能。他重用董安于、尹铎等名士，虚心纳谏，表彰敢于指出他错误的臣下周舍等人。

刘向《新序》曾记载过一个赵简子的故事："昔者周舍事赵简子，立赵简子之门三日三夜。简子使人出，问之曰'夫子将何以令我？'周舍曰：'愿为谔谔之臣，墨笔操牍，随君之后，司君之过而书之。日有记也，月有效也，岁有得也。'简子悦之，与处。居无几何而周舍死，简子厚葬之。三年之后，与诸大夫饮，酒酣，简子泣。诸大夫起而出曰：'臣有死罪，而不自知也。'简之曰：'大夫反，无罪。昔者吾友周舍有言曰："百羊之皮，不如一狐之腋"。众人之唯唯，不如周舍之谔谔。昔纣昏昏而亡，武王谔谔而昌。自周舍之死后，吾未尝闻吾过也。故人君不闻其非，及闻而不改者亡，吾国其几于亡矣，是以泣也。'"

这说明赵简子是一个善于听从臣下建议，闻过则改、大有作为的人。

赵简子派尹铎治理晋阳，事先告诉他一定要拆除荀寅等人所筑的壁垒。尹铎到任却加固增修原有的壁垒。赵简子到晋阳，看到壁垒，一定要杀掉尹铎才入城。经人劝谏，指出增修壁垒的必要，赵简子反而"以免难之赏赏尹铎"。史称"简子由此能附赵邑而怀晋人"。

但是，赵简子杀了赵午之后，赵午的儿子赵稷、臣子涉宾"以邯郸叛"。并激化了六卿之间的矛盾，因为六卿之间的政治联姻盘根错节，相互关系十分复杂。

二、晋国六卿之间激烈兼并

赵午是中行氏（荀寅）之甥，而荀寅又是范氏（士吉射）的姻亲，因而"邯郸事变"得到范氏、中行氏的支持。

《左传·定公十三年》记载说：

> 晋赵简子谓邯郸午曰："归我卫贡五百家，吾舍诸晋阳。"午许诺。归，告其父兄，父兄皆曰："不可。卫是以为邯郸，而置诸晋阳，绝卫之道也。不如侵齐而谋之。"乃如之，而归之于晋阳。赵孟怒，召午，而囚诸晋阳。使其从者说剑而入，涉宾不可。乃使告邯郸人曰："吾私有讨于午也，二三子唯所欲立。"遂杀午。赵稷、涉宾以邯郸叛。夏六月，上军司马籍秦围邯郸。邯郸午，荀寅之甥也；荀寅，范吉射之姻也，而相与睦。故不与围邯郸，将作乱。董安于闻之，告赵孟，曰："先备诸？"赵孟曰："晋国有命，始祸者死，为后可也。"安于曰："与其害于民，宁我独死，请以我说。"

赵孟不可。秋七月，范氏、中行氏伐赵氏之宫，赵简子奔晋阳。晋人围之。范皋夷无宠于范吉射，而欲为乱于范氏。梁婴父嬖于知文子，文子欲以为卿。韩简子与中行文子相恶，魏襄子亦与范昭子相恶。故五子谋，将逐荀寅而以梁婴父代之，逐范吉射而以范皋夷代之。荀跞言于晋侯曰："君命大臣，始祸者死，载书在河。今三臣始祸，而独逐鞅，刑已不钧矣。请皆逐之。"

公元前 497 年秋七月，范氏、中行氏联合起来，伐赵氏之宫，"赵简子奔晋阳"。一场晋国历史上空前惨烈的兼并战争，就这样拉开了序幕。

在赵国的历史上，曾经有过"赵氏孤儿"那样的历史惨剧，赵简子的爷爷就是被称为"赵氏孤儿"的赵武，赵简子再也不敢想像让这样的历史悲剧重演是什么样的后果。

内忧外患，焦虑重重，赵简子病倒了。他们对外宣称，赵简子一病就是昏迷不醒，而且是"五日不知人"，很严重的病情，诸位大臣、家人都乱作一团。

该怎么办呢？请谁医疗？晋国的官医已经"束手无策"了。

很多官医建议到秦国去请医生，因为秦国向来有名医，晋景公、晋平公就在几十年之前"求医于秦"，请来过名医缓、和，人们认为他们都是良医。但是，历史的发展脉络不是"求医于秦"，而是"召扁鹊"来出诊。

《左传·成公十年》说：

晋侯梦大厉，被发及地，搏膺而踊，曰："杀余孙，不义。余得请于帝矣！"坏大门及寝门而入。公惧，入于室。又坏户。公觉，召桑田巫。巫言如梦。公曰："何如？"曰："不食新矣。"公疾病，求医于秦。秦伯使医缓为之。未至，公梦疾为二竖子，曰："彼良医也。惧伤我，焉逃之？"其一曰："居肓之上，膏之下，若我何？"医至，曰："疾不可为也。在肓之上，膏之下，攻之不可，达之不及，药不至焉，不可为也。"公曰："良医也。"厚为之礼而归之。六月丙午，晋侯欲麦，使甸人献麦，馈人为之。召桑田巫，示而杀之。将食，张，如厕，陷而卒。小臣有晨梦负公以登天，及日中，负晋侯出诸厕，遂以为殉。

这是发生在公元前 581 年的事情，晋景公因膏肓之病而病故，他的故事也给我们留下了深刻的启示。

首先，"膏肓之疾"不是非常急迫的疾病，不属于急症，否则，就不会说"不食新矣"，要等一段时间才会死，而且是一段不短的时间。

进一步我们可以推断，"膏肓之疾"只是疾病的部位比较特殊，秦国的医缓不能治疗，或者他没有措施治疗，不等于当时或者后世就没有措施治疗。

再进一步说，晋景公的前期生活调养是有效果的，"膏肓之疾"虽然没有完全消失，也没有要了他的老命，"带病生存"也可以生活得很好。

他在生命的最后的几个小时里，情绪激动，愤怒、狂喜，严重影响了他的健康，使他旧有的疾病突然加重、爆发，因此导致他的暴死、卒亡，这与他不懂得养生、放任自己的情绪、喜怒无常是很有关系的。

这一点对于我们今天，仍然有很大的借鉴意义。

因此说，晋景公之死，今天还是一个生动的反面教材，我们不能忽视历史的经验教训，一定要注意养生，特别不要忘记"带病生存"不仅是可能的，而且"破罐子熬过柏木筲"的例子是很多的。也有人说，长寿的秘诀就是得一种慢性病，它能教会你善待生命、注意养生。

这个事件说明了，春秋时期医生与巫师已经分家，各自"学有专长"，并不互相混同。但是"孤证不立"，这个例子也许说明不了当时的医学水平，我们还要举一些例子，而且是记载于史册的例子加以说明。

40 年之后，到了晋平公的时代，他执政 16 年之后，得了一个病名叫"蛊"的怪病。

《左传·昭公元年》说：

> 晋侯求医于秦。秦伯使医和视之，曰："疾不可为也。是谓：'近女室，疾如蛊。非鬼非食，惑以丧志。良臣将死，天命不佑'"公曰："女不可近乎？"对曰："节之。先王之乐，所以节百事也。故有五节，迟速本末以相及，中声以降，五降之后，不容弹矣。于是有烦手淫声，慆堙心耳，乃忘平和，君子弗德也。物亦如之，至于烦，乃舍也已，无以生疾。君子之近琴瑟，以仪节也，非以慆心也。天有六气，降生五味，发为五色，征为五声，淫生六疾。六气

曰阴、阳、风、雨、晦、明也。分为四时，序为五节，过则为灾。阴淫寒疾，阳淫热疾，风淫末疾，雨淫腹疾，晦淫惑疾，明淫心疾。女，阳物而晦时，淫则生内热惑蛊之疾。今君不节不时，能无及此乎？"出，告赵孟。赵孟曰："谁当良臣？"对曰："主是谓矣！主相晋国，于今八年，晋国无乱，诸侯无阙，可谓良矣。和闻之，国之大臣，荣其宠禄，任其宠节，有灾祸兴而无改焉，必受其咎。今君至于淫以生疾，将不能图恤社稷，祸孰大焉！主不能御，吾是以云也。"赵孟曰："何谓蛊？"对曰："淫溺惑乱之所生也。于文，皿虫为蛊。谷之飞亦为蛊。在《周易》，女惑男，风落山，谓之《蛊》。三皆同物也。"赵孟曰："良医也。"厚其礼归之。

晋平公听完医和的一席话，就觉着自己的身体冒凉气，仿佛自己的精血已经被吸干了，像被虫子吃空了的谷壳，完全是一个蛊像。

他连忙说："谢谢名医。寡人知道了！寡人知道了！"

从此以后，晋平公果然把自己的放纵之性收敛了许多，身体逐渐好转，竟然又做了 9 年的国君，到公元前 532 年才去世。

晋平公后来能安度晚年，不能说与医和的健康知识教育无关。医和渊博的医学知识、循循善诱的思想工作、良好的生活建议发挥了很好的作用。

通过这件真实发生过的历史事件，我们也看出，在 2500 多年之前，我国的中医学已经达到了怎样高的水平。

说过了这些背景故事，我们再来看扁鹊诊赵简子，回到当时的现场：

"君命召"，凡是用"召"来请人的历史记载，被请者应该是本国人。

《史记·赵世家》记载，扁鹊"受召"，进入内室诊视昏睡五天、不省人事的赵简子。这位民间医生秦越人看过病人之后，就断定赵简子的病情不重，虽然昏迷五天，必定会在今后三天之内醒来，他的根据就是"血脉治也"。也就是说，赵简子尽管昏迷五天，但是他的脉搏平稳，气血不乱，尺肤不热，呼吸调匀，因此，秦越人敢于下这样的判断。后来果然如他所预料的那样，过了两天半，赵简子如期醒来。这样的诊断水平震惊了朝野上下，赵简子因此赏赐他四万亩田地，秦越人因此在赵地名声大震，被人们尊为"扁鹊"。

扁鹊说过还是没说过秦穆公的病情？按照《史记·赵世家》的记载，扁鹊说"昔秦穆公尝如此……今主君之病与之同。"这只是一个医学家对于病情的判断，并不包含其他政治含义。但是，秦穆公昏迷不醒，接受上天旨意，干预晋国政治的事情，在赵简子时代是尽人皆知的故事。

《史记·封禅书》说："秦缪公立，病卧五日不寤；寤，乃言梦见上帝，上帝命缪公平晋乱。史书而记藏之府。而后世皆曰秦缪公上天。"

赵简子昏迷之病的政治意义与秦穆公很相似。因此《史记·赵世家》说，赵简子昏睡醒来之后，他自己讲述了一个现代人以为荒谬，而古代人以为神奇的美梦。他说，我之所以睡了这么几天，是到上天那里去了一趟，天帝让我欣赏音乐，那音乐真是美妙，从来没有听过，令人陶醉无比。正在欣赏音乐的时候，突然出来一只罴，直奔我而来，想要扑杀我，我惊恐万状，焦急莫名。这个时候，天帝给了我一副弓箭，我接过来一箭射死了这只罴。我刚刚坐稳，还没有定下心来，又来了一只熊，要扑杀我。我就又用天帝给我的弓箭，射死了这只熊。天帝很高兴，就牵着一只狗，给我说："等你的儿子长大了，就把这只狗给他。"并且告诉我，我的后世子孙，将要娶天帝的后代孟姚为妻，而且还要穿胡人的衣服，要改革政治，不坐战车，而是单人骑射。

故事到这里还没结束，赵简子梦见天帝的意义，需要进一步解释才能释放出来，《史记·赵世家》说：

> 他日，简子出，有人当道，辟之不去，从者怒，将刃之。当道者曰："吾欲有谒于主君。"从者以闻。简子召之，曰："嘻，吾有所见子晰也。"当道者曰："屏左右，原有谒。"简子屏人。当道者曰："主君之疾，臣在帝侧。"简子曰："然，有之。子之见我，我何为？"当道者曰："帝令主君射熊与罴，皆死。"简子曰："是，且何也？"当道者曰："晋国且有大难，主君首之。帝令主君灭二卿，夫熊与罴皆其祖也。"简子曰："帝赐我二笥皆有副，何也？"当道者曰："主君之子将克二国于翟，皆子姓也。"简子曰："吾见儿在帝侧，帝属我一翟犬，曰'及而子之长以赐之'。夫儿何谓以赐翟犬？"当道者曰："儿，主君之子也。翟犬者，代之先也。主

君之子且必有代。及主君之后嗣，且有革政而胡服，并二国于翟。"
简子问其姓而延之以官。当道者曰："臣野人，致帝命耳。"遂不
见。简子书藏之府。

赵简子得到天帝这样特殊的礼遇，自然就有了不同寻常的法力，很快就
转变了命运，变被动为主动。由一个被晋国严令攻伐和消灭的对象，摇身一
变而成为替晋国讨伐叛逆范吉射、中行氏荀寅的英雄。当然，促使这些变化
发生的因素，仍然是六卿之间矛盾的转化，而不是因为他们的图腾祖先分别
是熊和罴。

也就是说，公元前497年，赵简子杀了邯郸赵午，激化了六卿之间本
来就有的矛盾，一场生死大战即将来临，他的谋臣董安于为了唤起民众，
主张"先下手"。赵简子认为不可以先下手，因为晋国的国君与臣下有盟
约在先："首祸者死，为后可也"。并且会盟之后，就把这个盟誓沉到黄河
里。"先下手"就在道义上被动了。因此，赵简子与董安于联合演双簧，
把不知情的秦越人"装在里边"，上演了一出假戏真做"诊治昏迷"的人
间喜剧。

秦越人尽管不知赵简子假装昏迷，然而凭借着他高超的诊断技术，就敢
断言"不出三日必间"。假如秦越人诊治水平一般，见了如此昏迷五天的患
者，不是推脱逃避，也必定会说一句"死马当活马医吧"，岂能夸下海口
"不出三日必间"？

"扁鹊诊赵简子"所以被记载于史册之中，不是因为赵简子的病重，也
不是因为扁鹊的医术高明，而是因为这件事情关系到晋国的安全，关系到赵
世家的前途与命运。因为，据说赵简子醒来之后，有神人当道，告诉他"晋
国且有大难，主君（赵简子）首之。帝令主君灭二卿，夫熊与罴皆其祖也。"
也就是说，赵简子怪病的核心内容，就是宣扬天帝让他"替天行道"，消灭
以熊和罴为图腾的二卿：范吉射、中行氏荀寅。事情的发展，果然就像赵简
子预期的一样，他很快就变被动为主动，代表晋国讨伐二卿，取得了兼并战
争的胜利。

当然，真实的历史过程绝对不是这样轻松，而是有一系列的政治斗争穿
插其间。

《左传·定公十三年》说：

荀跞言于晋侯曰："君命大臣，始祸者死，载书在河。今三臣始祸，而独逐鞅，刑已不钧矣，请皆逐之。"冬十一月，荀跞、韩不信、魏曼多、奉公以伐范氏、中行氏，弗克。二子将伐公，齐高强曰："三折肱知为良医，唯伐君为不可，民弗与也。我以伐君在此矣。三家未睦，可尽克也。克之，君将谁与？若先伐君，是使睦也。"弗听，遂伐公。国人助公，二子败，从而伐之。丁未，荀寅、士吉射奔朝歌。韩、魏以赵氏为请，十二月辛未，赵简子入于绛，盟于公宫。

范吉射、中行荀寅十分自信，也很鲁莽，终于干了一件十分愚蠢的错事——进攻晋国国君，想着"毕其功于一役"，取而代之。这件事被人利用，很快就救了赵简子。

本来梁婴父、智文子、韩简子、魏襄子、范皋夷五人，大家达成了一个共识，就是应该驱逐荀寅，以梁婴父取代；驱逐范吉射以范皋夷取代。正卿荀跞看到这一局面，就对晋定公说："国法对大臣明确的要求就是，开始作乱的一方应该处死，这一法律文书作为盟约被抛进了黄河，大家共同承诺，并一起遵守，不能违反。如今赵、荀、范三位大臣开始犯法，为什么只是驱逐了赵简子，而放任另外两位？我认为这种刑法不公，请将这三人全部驱逐。"

荀跞的上奏得到了晋君的同意，从公元前497年七月开始的范吉射、中行荀寅围攻赵简子的内乱，逐渐有了诸侯国层面的干预。因此到了十一月，历经四五个月，形势突变，荀跞、韩不信、魏曼多（魏襄子）支持晋定公讨伐范氏、中行氏荀寅。

《左传·定公十三年》说：

冬十一月，荀跞、韩不信、魏曼多奉公以伐范氏、中行氏，弗克。二子将伐公，齐高强曰："三折肱知为良医。唯伐君为不可，民弗与也。我以伐君在此矣。三家未睦，可尽克也。克之，君将谁与？若先伐君，是使睦也。"弗听，遂伐公。国人助公，二子败，从而伐之。丁未，荀寅、士吉射奔朝歌。韩、魏以赵氏为请。十二月辛未，赵简子入于绛，盟于公宫。

一场政治上的生死存亡的危机，就这样化解了。

晋国以"中行"为氏，是从荀林父在公元前632年开始，到公元前490年结束。

荀跞、韩不信、魏曼多三家正卿"奉公以伐"的战争没有取胜，反而让取胜的范吉射、中行荀寅更加骄横起来。正所谓"上天让谁灭亡，就一定让他先发狂"。这两家不但不收敛，反过来要围攻晋定公。他们的谋臣，齐国人高强阻止说："三次折断胳膊的经验教训，可以让人积累经验成为良医。世界上唯一不能干的事，就是犯上作乱攻打国君，这种大逆不道的事情不能成立。这样犯上作乱，老百姓也不会同意。我就是因为讨伐齐景公才流亡到这里。目前三家大臣还没有和好，你们可以分别歼灭他们。如果一一取胜，谁来当国君，那还不是明摆着的事情吗？如果是先讨伐国君，这是逼迫他们与国君联盟。"

高强的意思很明确，就是要让范吉射、荀寅集中力量，一个一个地去攻打他们，然后夺取君位。可是范吉射、荀寅梦想着一步登天，置天下大不违于不顾，仍然坚持进攻晋定公。结果引起公愤，晋国人果然如高强所说，都帮助晋定公进攻范吉射、荀寅。

到了十一月二十一日，范吉射、荀寅狼狈地逃亡到了卫国的首都朝歌（今河南淇县一带）。

韩简子、魏襄子在这个时候站出来，"以赵氏为请"，向晋侯说情，希望把赵简子请出来主政。十二月辛未日，经过半年恶梦，被围困在晋阳的赵简子，从晋中地区来到晋西南，"入于绛，盟于公宫"，赵氏终于走出濒临灭亡的危机，又一次在晋国崛起了。

这是赵氏值得纪念和自豪的时刻，也是其历史转折颇不容易的一页。

然而，政治斗争的险恶，往往一波三折，让人难以预料。

三、董安于死于"始祸"

《左传·定公十四年》说：

梁婴父恶董安于，谓智文子（即荀跞）曰："不杀安于，使终为政于赵氏，赵氏必得晋国。盍以其先发难也，讨于赵氏？"文子使告于赵孟（即赵简子）曰："范、中行氏虽信为乱，安于则发之，是安于与谋乱也。晋国有命，始祸者死。二子既伏其罪矣，敢以告。"赵孟患之。安于曰："我死而晋国宁，赵氏定，将焉用生？人谁不死，吾死莫矣。"乃缢而死，赵孟尸诸市，而告于知氏曰："主命戮罪人，安于既伏其罪矣，敢以告。"知伯从赵孟盟，而后赵氏定，祀安于于庙。

董安于是晋国著名史臣董狐的后代，《左传》说："赵穿攻灵公于桃园。宣子（赵盾）未出山而复。大史书曰：'赵盾弑其君。'以示于朝。宣子曰：'不然。'对曰：'子为正卿，亡不越竟，反不讨贼，非子而谁？'宣子曰：'乌呼！《诗》曰："我之怀矣，自诒伊戚"，其我之谓矣！'孔子曰：'董狐，古之良史也，书法不隐。赵宣子，古之良大夫也，为法受恶。惜也，越竟乃免。'"这说的是董家在晋国是史官，有很好的史德，秉笔直书，刚正不阿。董家受到赵氏的器重，董安于继续在赵简子左右为官，受到特殊的待遇。

董安于是赵简子的心腹重臣，他的"始祸罪"是什么？为什么说"范、中行氏虽信为乱，安于则发之"？

有人说董安于的罪行，是"赵氏有谋，国人闻之"，是泄露了赵简子与他秘密商议的事情。这是不准确的推测。

《左传》说："夏六月，上军司马籍秦围邯郸。邯郸午，荀寅之甥也；荀寅，范吉射之姻也，而相与睦。故不与围邯郸，将作乱。董安于闻之，告赵孟，曰：'先备诸？'赵孟曰：'晋国有命，始祸者死，为后可也。'安于曰：'与其害于民，宁我独死，请以我说。'赵孟不可。"

从文中可知，董安于与赵简子在一起商量事情的时候，还没有犯"始祸罪"，如果仅仅是"先备诸"，做一些防御而不动武，应该不是"始祸"。所谓"始祸"就是"先下手"，以军事行动挑起事端，或者最起码也是"煽风点火"。赵简子不允许董安于先下手，但是，后来被判定为"始祸罪"，笔者认为就是董安于捏造了一个政治谣言："赵简子梦见上帝"。也就是借"扁鹊诊赵简子"的历史事件而编造的政治谣言，其核心思想虽然是唤醒赵氏保家卫国，但是需要对付的敌人却是中行氏、范氏，并且假借上帝之口散布谣言："晋国且有大难，主君首之"；"帝令主君灭二卿，夫熊与罴皆其祖也。"

因为这个帝命的目的很明确，而且需要"广而告之"，发动赵氏军民，所以不属于泄露机密。荀跞在评定了范氏、中行氏内乱之后，"算后账"时很容易就抓住了事件的把柄，逼死了董安于。赵简子心虚理亏，只能"患之"，却不能违抗知伯理直气壮的"敢以告！"可见赵简子与董安于当时仍然处于不利地位，对于这种政治制裁的威胁不能置之不理。

董安于自杀了还不算，还要"弃市"几天，不许家人入殓安葬，蒙受了更大的身后羞辱，可见知伯的要求是多么不好处理。赵简子做了最大的妥协，才达到了他们的愿望，然后才出现了"知伯从赵孟盟"的结局。

整个事变完全过去之后，赵简子并没有忘记董安于。"而后赵氏定，祀安于于庙。"古人祭神祀祖，希望世代不绝，赵简子把董安于的牌位放在赵氏的祖庙里，世世代代加以祭祀，这是何等重要的报答啊！他们之间的君臣大义，与赵氏孤儿之中的程婴与赵武、公孙杵臼的真诚友谊一样感人。

《史记·赵世家》说："孔子闻赵简子不请晋君而执邯郸午，保晋阳，故书《春秋》曰'赵简子以晋阳畔'。"孔子对于赵简子的记载，与当年董狐记录"赵盾弑其君"是一样的笔法。当年，晋灵公不君，赵盾谏之而不从，反而几次惹来杀身之祸，不得已出逃国外。但是，就在这个档口上，他的同族赵穿弑灵公而立襄公弟黑臀，成为晋成公。赵盾回国后继续担任正卿。史官董狐父认为他"为正卿，亡不出境，反不讨贼"，所以在史书之中秉笔直书："赵盾弑其君"。

赵简子虽然没有在晋阳起兵造反，但是他在晋阳发展自己的实力，做成自留地似的根据地，无论是否请示了晋君，也不论他是否杀了赵午，都有割据一方做"贰臣"的嫌疑，因此，孔子在编撰《春秋经》的时候，对赵简子进行了揭露与批判："赵简子以晋阳畔！"

我们所以断定赵简子的这些"梦中见天帝"的故事，以及日后补充的"帝令主君灭二卿，夫熊与罴皆其祖"属于政治谣言，是因为这些内容在当时足以左右人们的思想，并能改变几位当事人的命运。因此，扁鹊诊治赵简子才被记载于《虞氏春秋》等历史书里。这个记载，既不是为了说明赵简子的病情很严重，也不是为了论述扁鹊的医术有多么高明，而是因为它涉及到一段非常不平凡的历史。它既改变了赵简子的命运，甚至也改变了赵国和晋国的命运，使中国的历史逐渐由春秋步入战国。

中国先秦的历史，从春秋到战国的转变是一个复杂的过程，也是一个渐进的过程，可以说晋国六卿兼并拉开了序幕。此后，赵简子率兵围攻朝歌就长达六年之久，范、中行氏曾经逃奔邯郸，后来又奔鲜虞，逃到柏人（今河北隆尧西南）。虽然得到了齐、卫、鲁、郑等国的帮助，但是最终却失败了。他们从出奔到齐国开始，到范、中行氏一步一步走向灭亡。这是一个长达多年的战争过程，是一个地地道道的"天下大乱"的"内战时期"，其中生死相搏，曲折而惨烈。

公元前497年12月，赵简子自晋阳入晋都新田（今山西侯马），与定公及韩氏、魏氏结盟。次年春，赵氏又与知氏结盟，在政治上站稳了脚跟。赵简子这时也由副手成了晋国执政的正卿。公元前496年夏天，晋军围朝歌，这里盘踞着范氏、中行氏。二氏族党率狄族军队袭击晋君于新田。晋军释朝歌之围救援新田，狄军败走。

公元前493年，赵简子在百泉（今河南辉县西北），打败范氏军队和前来支援的郑国的军队。

这段历史，悲壮而残酷，《左传》的记载很生动，哀公二年（公元前493年）发生一次遭遇战，可以看出赵简子的英武精神。《左传》说，鲁哀公二年的秋季，时间已经到了八月，丰收之后的齐国人，运送粮食给范吉射，郑国的贵族子姚、子般押送，范吉射迎接他们。赵简子迎头碰上了这个运粮的队伍，在戚地不期而遇了。赵简子的谋臣阳虎说："我们的车子少，把大将的旗子插在车上，先与子姚、子般的战车对阵；子姚、子般看到我军的阵容，必定有恐惧之心。在那时候会合战斗，一定可以把他们打得大败。"赵简子听从阳虎的建议，还不放心，就按照惯例进行占卜。

在占卜战争的吉凶时，很不巧，龟甲烤焦了。见不到上天的旨意，赵简子心中疑惑。掌管乐器的"乐丁"为他开解说："《诗》说：'先行谋划，于是占卜。'谋划一致，相信过去的卜兆就行了。"

赵简子听后，鼓起勇气，决定迎敌战斗。为了能够以少胜多，他发誓悬赏说："范氏、中行氏违背天命，斩杀百姓，想要在晋国专权而灭亡国君，这是大逆不道的行为。我们国君很看重郑国，希望依仗着郑国保护自己。现在郑国无道，抛弃晋国的国君，帮助逆臣贼子。我们虽然人数不多，但这是顺从天命、服从君令、推行德义、消除耻辱的决战，就在这次行动了！如果战胜了敌人，那么，上大夫可得到一个县的赏赐，下大夫可得到一个郡，士者可得到十万亩土田，庶人工商可做官，奴隶可获得自由。我赵简子、赵志父如果没有罪过，就请国君考虑我的决定。如果战败有罪，就用绞刑把我诛戮，死后用三寸薄的棺木、容易朽烂的桐木棺埋葬，不要再有衬版和外椁，用没有装饰的马装运棺材，不要葬入本族的墓地中，这是按照下卿的地位所做的降低等级的处罚。"

《左传》记载说，经过一番战前动员，八月初七日，将要作战，邮无恤为赵简子驾驭战车，卫国的太子做车右，三个人站在战车上。登上铁丘，远望郑军人数众多，卫太子害怕，自己跳到车下，邮无恤把车上的拉手带子递给卫太子，让他再次上车里来，并且斥责说："你像个女人！"

卫太子蒯聩虽然上了车，仍然心惊肉跳，不停地祷告说："祖宗啊，小孙子蒯聩大声向您们求告：皇祖文王，烈祖康叔，文祖襄公，你们可要保护我啊。郑君搅乱常道，晋国处在危难之中，不能平定祸乱，派赵简子前来讨伐。我蒯聩不敢放纵安逸，居于持矛作战的行列里，不能做逃兵。请保佑我：一不要断了筋，二不要折了骨，三不要脸上受伤，以成就大事，不给三位祖先带来羞辱。是死是活的命运，我不敢向您们请求，只求不伤身体发肤，珠宝佩玉不敢爱惜，都献给你们。"

赵简子一边巡视队伍，一边大声说："立功的时候到了！过去，毕万是个普通人，七次战斗都俘获了敌人，后来有了'百乘'的赏赐，也就是富有四百匹马，在家里得到善终。诸位，大家努力吧！死的是敌人，而不是我们！"

在赵简子的军队里，繁羽为赵罗驾驭战车，宋勇做车右。赵罗胆小，别人用绳子把他捆在车上，一同前进。军吏见状询问原因，驾车的繁羽编造了一个理由，回答问话的说："赵罗疟疾发作，躺下了。"

战斗开始之后，郑国人击中了赵简子的肩膀，赵简子倒在车里，郑国人缴获了他的峰旗。卫太子用戈救援赵简子，郑军败逃。俘虏了温大夫赵罗。卫太子再次进攻，郑军大败，获得了齐国的一千车粮食。

赵简子的军队取得了胜利，他看着丰富的战利品，高兴地说："行了，这下可好了！"他身旁的谋士傅傻提醒说："虽然打败了郑国，还有智氏在那里，忧患还没有消除呢。"

赵简子能够得到部下卖死命支持，与他的人格魅力是分不开的。几年前，周王朝的人给范氏田地，公孙龙为范氏收税，赵氏族人抓住了他献给赵简子。军吏请求把他杀了，赵简子说："他是为了主人才来收税的，他有什么罪？"因此阻止了军吏，并且给了公孙龙土田。等到铁丘这一战，公孙龙带领部下五百人夜里进攻郑军，在子姚的帐幕下取得了峰旗，献上来的时候说："请允许我以此帅旗，报答主人往日对我的恩德。"

赵简子治军有方，善于总结经验。比如在追逐郑国的军队时，郑国的子姚、子般、公孙林殿后，掩护退军，并射击追赶的晋国军队。晋国的前锋部队里受伤和被射死的很多。赵简子总结说："对小国的军队，也不能轻视。"他还说："我受伤之后，趴伏在弓袋上，口里吐了血，但是我保证了鼓声不衰，今天我的功劳最大。"卫太子听了之后，不服气地说："我在车上救了您，在下边追击敌人，我是车右中功劳最大的。"驾车的邮无恤说："我骖马的两根带子快要断了，我还能控制它，我是车御中功劳最大的。"他怕大家不相信，就又驾上车，装上一点木材，结果两根带子就全断了。

四、赵襄子效法赵简子

扁鹊诊赵简子，前因后果很多，也很重要，所以这件事在当时被广泛传颂，并且不断翻新，时常被人们引用、修改、补充。为了说明其中原因，我们还需要结合晋国的历史，从三家灭智伯，以及三家分晋的过程加以叙述：

智伯，是荀跞的孙子，也常被被写作知伯，他本名荀瑶（?~前453年），原来是姬姓（血缘大姓），家族又属于智氏，讳瑶，谥襄，其名智瑶，亦为荀瑶，时人在他50岁之后尊称其为智伯，史称智襄子。

智伯的父亲叫荀申，智伯是荀氏家族华丽的终结者，俗称败家子，当然他不是玩物丧志，不干正事，而是过分强势，为了开疆破土，扩大势力范围而无所不用其极。他直爽、天真、贪婪又可悲，他的战败直接导致了三家分晋的历史格局。

这个过程之中，伴随着晋国一轮轮的优胜劣汰。晋国只剩六卿的时代，智氏自荀砾之后，逐渐强盛起来。荀跞一生小心谨慎，侍奉晋侯，智氏渐兴。公元前497年，二卿为乱，荀跞从中取利，年末告老，由赵简子执政。荀申继其父卿位佐下军，择宗子时，智果荐荀宵，并且说荀瑶（智伯）贪而不仁，荀申不听从劝告，仍立荀瑶继承祖业。

话说公元前475年，在晋国专权几十年的赵简子逝世了，荀瑶（智伯）成了执政的正卿。智氏开始其权势的扩张，荀瑶果不负其父所望，不断率领晋军屡立功勋，智氏成为晋国最显赫的家族，凌驾于三卿之上。公元前464年，荀瑶伐郑，在庆功的酒宴中，拿着酒葫芦砸赵襄子（赵毋恤）的头部，赵毋恤从大局出发，为了不破坏表面上的团结隐忍不发。但是自此智、赵交恶。公元前458年，荀瑶联合韩、赵、魏四家一起瓜分了原来属于中行氏、范氏的土地，智氏从中获利良多，也因此更为嚣张。荀瑶实力日渐壮大，大有兼并三卿而独代晋宗之势。

公元前455年，荀瑶（智伯）毫无理由地向韩、魏两家提出土地要求，以势压人。韩康子韩虎、魏桓子魏驹作为两家的掌门人，心里知道自己不敌智氏，因此"皆赠万户之地"。

得到便宜的荀瑶，又向赵襄子提出了同样的无理要求，"索蔺、宅皋狼于赵"，理所当然地被赵襄子拒绝了，"赵毋恤不允"。盛怒之下的荀瑶，立即纠合韩、魏两家进攻赵氏。赵氏敌不过三家联军，赵襄子率领大军退守晋阳，这是赵家经营多年的根据地。

《史记·赵世家》说：

> 赵襄子惧，乃奔保晋阳。原过从，后，至于王泽，见三人，自带以上可见，自带以下不可见。与原过竹二节，莫通。曰："为我以是遗赵毋恤。"原过既至，以告襄子。襄子齐三日，亲自剖竹，有朱书曰："赵毋恤，余霍泰山山阳侯天使也。三月丙戌，余将使女反灭知氏。女亦立我百邑，余将赐女林胡之地。至于后世，且有伉王，赤黑，龙面而鸟噣，鬓麋髭皵，大膺大胸，修下而冯，左衽界乘，奄有河宗，至于休溷诸貉，南伐晋别，北灭黑姑。"襄子再拜，受三神之令。
>
> 三国攻晋阳，岁余，引汾水灌其城，城不浸者三版。城中悬釜而炊，易子而食。群臣皆有外心，礼益慢，唯高共不敢失礼。襄子惧，乃夜使相张孟同私于韩、魏。韩、魏与合谋，以三月丙戌，三

国反灭知氏，共分其地。于是襄子行赏，高共为上。张孟同曰：
"晋阳之难，唯共无功。"襄子曰："方晋阳急，群臣皆懈，惟共不
敢失人臣礼，是以先之。"于是赵北有代，南并知氏，强于韩、魏。
遂祠三神于百邑，使原过主霍泰山祠祀。

这段记载也见于《战国策》，记载这场战争的过程和残酷性大体上相似。
都说三家兵围晋阳两年多，仍然不能攻克这座城堡。

《战国策·秦策四》说：

"昔者六晋之时，智氏最强，灭破范、中行，帅韩、魏以围赵
襄子于晋阳。决晋水以灌晋阳，城不沈者三版耳。智伯出行水，韩
康子御，魏桓子骖乘。智伯曰：'始，吾不知水之可亡人之国也，
乃今知之。汾水利以灌安邑，绛水利以灌平阳。'魏桓子肘韩康子，
康子履魏桓子，蹴其踵。肘足接于车上，而智氏分矣。身死国亡，
为天下笑。"

又说："智伯帅三国之众，以攻赵襄主于晋阳，决水灌之，三
年，城且拔矣。襄主错龟，数策占兆，以视利害，何国可降，而使
张孟谈。于是潜行而出，反智伯之约，得两国之众，以攻智伯之
国，禽其身，以成襄子之功。"

智伯为了攻破晋阳，消灭赵氏，所以决开汾河水，灌入晋阳。赵氏之城
不日将破，赵襄子极为恐惧，乃使其家臣张孟谈半夜出城，使反间计游说
韩、魏两家，使其明白唇亡齿寒的道理，合谋一起在"三月丙戌"这一天反
攻智氏，韩、魏都表示同意。智伯的属下智果等人多次言及韩魏将反，劝智
伯防备，智伯不以为然。后韩魏引汾水淹智军，赵氏从城中杀出，内外同
举，灭智军，杀智伯。智氏家族，因此而覆亡。

智伯灭亡之后，他的宠臣豫让为了替他复仇，以报知遇之恩，曾经做出
了让世人震惊事情，《战国策》说：

晋毕阳之孙豫让，始事范中行氏而不说，去而就智伯，智伯宠
之。及三晋分智氏，赵襄子最怨智伯，而将其头以为饮器。豫让遁
逃山中，曰："嗟乎！士为知己者死，女为悦己者容。吾其报智氏之

仇矣。"乃变姓名，为刑人，入宫涂厕，欲以刺襄子。襄子如厕，心动，执问涂者，则豫让也。刃其曰："欲为知伯报仇！"左右欲杀之。赵襄子曰："彼义士也，吾谨避之耳。且智伯已死，无后，而其臣至为报仇，此天下之贤人也。"卒释之。豫让又漆身为厉，灭须去眉，自刑以变其容，为乞人而往乞，其妻不识，曰："状貌不似吾夫，其音何类吾夫之甚也。"又吞炭为哑，变其音。其友谓之曰："子之道甚难而无功，谓子有志，则然矣，谓子知，则否。以子之才，而善事襄子，襄子必近幸子；子之得近而行所欲，此甚易而功必成。"豫让乃笑而应之曰："是为先知报后知，为故君贼新君，大乱君臣之义者无此矣。凡吾所谓为此者，以明君臣之义，非从易也。且夫委质而事人，而求弑之，是怀二心以事君也。吾所为难，亦将以愧天下后世人臣怀二心者。"

居顷之，襄子当出，豫让伏所当过桥下（笔者按：至今山西太原市晋祠仍有豫让桥纪念此事）。襄子至桥而马惊。襄子曰："此必豫让也。"使人问之，果豫让。于是赵襄子面数豫让曰："子不尝事范中行氏乎？智伯灭范中行氏，而子不为报仇，反委质事智伯。智伯已死，子独何为报仇之深也？"豫让曰："臣事范中行氏，范中行氏以众人遇臣，臣故众人报之；智伯以国士遇臣，臣故国士报之。"襄子乃喟然叹泣曰："嗟乎，豫子！豫子之为智伯，名既成矣，寡人舍子，亦以足矣。子自为计，寡人不舍子。"使兵环之。豫让曰："臣闻明主不掩人之义，忠臣不爱死以成名。君前已宽舍臣，天下莫不称君之贤。今日之事，臣故伏诛，然愿请君之衣而击之，虽死不恨。非所望也，敢布腹心。"于是襄子义之，乃使使者持衣与豫让。豫让拔剑三跃，呼天击之曰："而可以报智伯矣。"遂伏剑而死。死之日，赵国之士闻之，皆为涕泣。

赵襄子与智伯的仇恨很深，所以在智伯死后，赵襄子用他的脑壳当瓢使，用来饮水，既解恨，也解渴。但是，对于智伯的宠臣豫让，赵襄子对其忠心事主很欣赏，对其为主人报仇的行为表示出极大的宽容。这与赵家对待程婴、董安于是一样的礼遇。不过这些都不是我们关注的重点，我们特别关注的是：

赵襄子与韩魏两家约定"三月丙戌"这一天灭智伯，这个计划是哪一天提出来的？是什么时候才能做出这样的决定？

《史记·赵世家》说，这是赵襄子从绛城向晋阳逃跑的路上，原过掉了队，遇上三位神仙，神仙给了他一段两节没有劈开的竹管，让他送给赵襄子，其主要旨意是："三月丙戌，余将使女反灭知氏"。这个神仙赠送的"神命"，能在一年，或者两年之后才发挥作用吗？

我们认为这个事件的叙述，在发生过程上是颠倒的，也是不符合历史事实的。赵襄子在逃往晋阳的路上，还不存在"三月丙戌灭智伯"的可能，而是一年之后才发生了这样的转机，才需要这样的"神仙"帮助。假如，赵襄子在逃亡的路上就得到了神仙的帮助，他就不会出现日后所面临的危险情况："三国攻晋阳，岁余，引汾水灌其城，城不浸者三版。城中悬釜而炊，易子而食。群臣皆有外心，礼益慢。"

在这样濒临灭亡的情况下，民心涣散，士无斗志，如何保存自己，并且反败为胜，取得胜利？这是让赵襄子非常头痛的事情。《史记·赵世家》说："襄子惧，乃夜使相张孟同（此人即张孟谈，见《战国策》。司马迁之父名叫司马谈，所以他为了避讳而改其为张孟同）私于韩、魏。韩、魏与合谋，以三月丙戌，三国反灭知氏，共分其地。"张孟谈与韩、魏两家已经约定好了"三月丙戌灭智伯"，这才有了"神命"发挥作用的前提。赵襄子非常需要在这个困难的情况下唤起民众，使战士们焕发信心，去取得胜利。

用什么方法才能凝聚力量，起死回生？赵襄子在这个时候想起了他经历过的，范氏、中行氏发难时，赵简子是如何取得胜利的。那个时候，董安于为了唤醒赵氏民众保家卫国的士气，曾经借用扁鹊诊赵简子昏迷五日不知人事的医疗事件，编造了"帝令主君灭二卿，夫熊与罴皆其主也"的天命，因此才避免了灭顶之灾，并取得了预想的胜利。尽管事后董安于因为"始祸罪"而被智伯逼死，但董安于和后人都认为当时这是值得冒的风险。

赵襄子在逃亡的路上是不可能预见到，一年之后大家在"三月丙戌"灭智伯的。那么，赵襄子见霍泰山"受三神之令"的"上天安排"的合理解释是，在决定三家灭智伯的具体时间之后，张孟谈、原过和赵襄子等编造了这样一个故事。这个故事的编造手法，与"扁鹊诊赵简子"如出一辙，也是一个临时编造的"政治谣言"。

另外，值得提出的是，我们现在看到的司马迁记载于《史记·赵世家》之中的这两个政治谣言，都有事后篡改的痕迹。

赵简子在被中行氏、范氏追杀的时候，他不可能设想到几十年之后，他的儿子赵襄子会灭代国，也不会想到两百年之后他的第七世孙子赵武灵王将会更换王后。因此，《史记·赵世家》在扁鹊诊赵简子事件的记录里，最后面的一部分文字是后世所添加的："吾见儿在帝侧，帝属我一翟犬，曰：'及而子之壮也，以赐之。'帝告我：'晋国且世衰，七世而亡，嬴姓将大败周人于范魁之西，而亦不能有也。今余思虞舜之勋，适余将以其胄女孟姚配而七世之孙。'"所谓"翟犬者，代之先也。主君之子且必有代。及主君之后嗣，且有革政而胡服，并二国于翟。"在语气上，也明显表露出属于补缀，而不属于原创。

40多年之后的赵襄子，在当时的险恶形势下，他编造神命之时，也不会奢望自己的后代可以封侯、称王，而且还是一个"伉王"。但是这个"神命"之中却说："至于后世，且有伉王，赤黑，龙面而鸟噣，鬓麋髭髯，大膺大胸，脩下而冯，左衽界乘，奄有河宗，至于休溷诸貉，南伐晋别，北灭黑姑。"这个赵武灵王最需的内容提早出现在赵襄子的时代，只能提醒我们这是后人补缀过的旧文章，而不是"原版、初印。"是赵武灵王及其史官，根据自己的需要添上去的补笔文字。

五、赵武灵王补笔有凭证

赵襄子在公元前425年去世，公元前424年，赵献子立，在中牟建立治所。赵桓子不服，逐献子而自立于代。桓子卒后，赵献子复国。公元前409年献子卒后，其子赵烈子即位。公元前403年，魏、韩皆自立为侯，赵烈子也自立为侯，并追认赵献子为赵献侯。公元前386年赵敬侯立，迁都邯郸，公元前376年与韩、魏共同灭晋。公元前374年赵成侯立，公元前349年赵肃侯立，公元前325年赵武灵王立。

也就是说，从赵襄子到赵武灵王，经过赵桓子、赵献子，再到赵烈侯三年（公元前403年）才获得诸侯的封号，又经过赵武公、赵敬侯、赵成侯、赵肃侯，才到了赵武灵王（公元前 325~ 公元前 298 年），赵武灵王在即位之初还是诸侯，到登基后三年才改称"赵王"。

赵襄子为了"三月丙戌灭智伯"，不得已编造"神命"的时候，无论如何也想不到赵武灵王的事情，更不会预料到他能胡服（左衽）骑射（界乘），"南伐晋别，北灭黑姑。"因此，我们结合郎需才先生、李伯聪先生等做出的推断，可以认定赵简子、赵襄子编造的两个政治谣言之中，凡是有关赵武灵王的事情，都是"赵武灵王及其史官捏造、增补出来的"，都是事后补记的内容。司马迁在撰写《史记·赵世家》的时候，把这些"百纳版"的历史文献，原封不动照录下来。这就是扬雄在《法言》之中所说"赵世多神"的原因。

也就是说，在公元前 497 年，赵简子和董安于编造政治谣言，以及公元前 455 年，赵襄子编造神命的时候，不可能"准确预言"身后 150 年至 200 年的事情，其七孙赵武灵王根据自己的需要而补充历史记载，这是可以推定的事实。这个具体文字的编造者虽然历史没有留下名字，但是通过考证不难发现，他应该就是"受益者"赵武灵王以及他的史官。

赵武灵王在废长立幼和推行胡服骑射的过程之中，遇到了空前的阻力，因此，就有了篡改、编造历史的需要。但是，他的困难没有赵简子和赵襄子大，因此，他不需要单独编造一个量身定制的神话，只要在历史原始记录上，补添几笔对自己有利的记载就可以了。这和当年赵简子在战前占卜战争吉凶时，龟甲被烤焦了一样，神命、帝命都是一个辅助措施，而不起主要作用。

公元前 326 年，赵肃侯去世，"秦、楚、燕、齐、魏出锐师各万人来会葬"，列国"各派锐师万人"，说是来参加葬礼，实际上是来示威游行，施加压力。因为赵肃侯生前英雄一世，与魏、楚、秦、燕、齐等国连年恶战而不处下风，赵国俨然是北方的新霸主。魏惠王后期，赵肃侯听从苏秦之言，连续发动合纵攻势，打击魏国，使魏国的百年霸业再次受到严重削弱，不足以阻挡赵国的南进，为赵国向中原发展扫除了最强大的一个敌人。赵肃侯死后，魏惠王立即联合楚、秦、燕、齐四国以会葬为名，各派精兵，趁赵国新君年幼之际，俟机图赵。

这件国际大事，对于新即位的十五岁少年赵武灵王来说是个挑战，父亲的葬礼实在是存在风险的时刻，搞不好赵国就会被五国联军灭掉。在赵肃侯的托孤重臣肥义的帮助下，赵武灵王决定采取针锋相对的强硬应对措施，抱着鱼死网破的态度，摆开决战的架势来迎接这些居心叵测的吊唁使者。

赵武灵王命令来会葬的五国军队不得进入赵国边境，只许五国使者携带各国国君的吊唁之物入境，由赵国负责接待的大臣将他们直接送往邯郸。魏、秦、齐见赵国重兵待客、戒备森严，而且赵、韩、宋联盟已成，不得不打消了要占赵国便宜的念头。五国使者入赵后，见赵国精锐云集邯郸，战争一触即发，不敢有任何的差错，与赵武灵王厚葬赵肃侯后，便匆匆离去。魏惠王发起的五国图赵的阴谋被赵武灵王挫败了。年少的赵武灵王初涉君位就经受住了如此严峻的考验。

《史记·赵世家》说，赵武灵王在位的第十八年（公元前308年），发生了"秦武王与孟说举龙文赤鼎，绝膑而死"的事件，赵武灵王借机干预秦国政治，取得了中原大国的资格，也萌发了进一步进行"胡服骑射"改革的计划：

> 赵王使代相赵固迎公子稷于燕，送归，立为秦王，是为昭王。十九年春正月，大朝信宫。召肥义与议天下，五日而毕。王北略中山之地，至于房子。遂之代，北至无穷，西至河，登黄华之上。召楼缓谋曰："我先王因世之变，以长南籓之地，属阻漳、滏之险，立长城，又取蔺、郭狼，败林人于荏，而功未遂。今中山在我腹心，北有燕，东有胡，西有林胡、楼烦、秦、韩之边，而无强兵之救，是亡社稷，奈何？夫有高世之名，必有遗俗之累。吾欲胡服。"楼缓曰："善。"群臣皆不欲。
>
> 于是肥义侍，王曰："简、襄主之烈，计胡、翟之利。为人臣者，宠有孝弟长幼顺明之节，通有补民益主之业，此两者臣之分也。今吾欲继襄主之迹，开于胡、翟之乡，而卒世不见也。为敌弱，用力少而功多，可以毋尽百姓之劳，而序往古之勋。夫有高世之功者，负遗俗之累；有独智之虑者，任骜民之怨。今吾将胡服骑射以教百姓，而世必议寡人，奈何？"肥义曰："臣闻疑事无功，疑行无名。王既定负遗俗之虑，殆无顾天下之议矣。夫论至德者不和于俗，成大功者不谋于众。昔者舜舞有苗，禹袒裸国，非以养欲而乐志也，务以论德而约功也。愚者暗成事，智者睹未形，则王何

疑焉。"王曰："吾不疑胡服也，吾恐天下笑我也。狂夫之乐，智者哀焉；愚者所笑，贤者察焉。世有顺我者，胡服之功未可知也。虽驱世以笑我，胡地中山吾必有之。"于是遂胡服矣。

使王继告公子成曰："寡人胡服，将以朝也，亦欲叔服之。家听于亲而国听于君，古今之公行也。子不反亲，臣不逆君，兄弟之通义也。今寡人作教易服而叔不服，吾恐天下议之也。制国有常，利民为本；从政有经，令行为上。明德先论于贱，而行政先信于贵。今胡服之意，非以养欲而乐志也；事有所止而功有所出，事成功立，然后善也。今寡人恐叔之逆从政之经，以辅叔之议。且寡人闻之，事利国者行无邪，因贵戚者名不累，故原慕公叔之义，以成胡服之功。使继谒之叔，请服焉。"公子成再拜稽首曰："臣固闻王之胡服也。臣不佞，寝疾，未能趋走以滋进也。王命之，臣敢对，因竭其愚忠。曰：臣闻中国者，盖聪明徇智之所居也，万物财用之所聚也，贤圣之所教也，仁义之所施也，诗书礼乐之所用也，异敏技能之所试也，远方之所观赴也，蛮夷之所义行也。今王舍此而袭远方之服，变古之教，易古人道，逆人之心，而怫学者，离中国，故臣原王图之也。"使者以报。王曰："吾固闻叔之疾也，我将自往请之。"

公元前325年赵武灵王即位。赵武灵王即位的时候，年龄16岁，所以《赵世家》说："武灵王少，未能听政，博闻师三人，左右司过三人。及听政，先问先王贵臣肥义，加其秩；国三老年八十，月致其礼。"

赵武灵王即位时，处在战国中后期，列国间战争频仍，兼并之势愈演愈烈，各诸侯国均在发愤图强，以图立于不败之地，进而吞并诸国，称霸华夏。当时，赵都在邯郸，赵国疆土主要有当今河北省南部、山西省中部和陕西省东北隅，其周围被齐、中山、燕、林胡、楼烦、东胡、秦、韩、魏等国包围着，时人称赵为"四战之国"，其形势之险恶可以想见。赵武灵王即位前，赵的国势很弱，往往无力抗击二、三等小国中山国的侵扰。赵武灵王即位后，在实行"胡服骑射"之前的18年中，赵屡败于秦、魏，除损兵折将、国力大衰外，还不得不忍辱割地。林胡、楼烦也乘此机会，连年向赵发动军事掠夺，赵国几乎没有还击之力。

赵武灵王 21 岁的时候，也就是即位"五年，娶韩女为夫人"。

在他执政的第八年，"五国相王，赵独否，（赵武灵王）曰：'无其实，敢处其名乎！'令国人谓已曰'君'"。这个时期的赵武灵王是很"谦虚"的。"九年，与韩、魏共击秦，秦败我，斩首八万级。齐败我观泽。十年，秦取我中都及西阳。"赵国屡受欺凌，多次战败受辱。

赵武灵王十一年（公元前 315 年），赵国的邻国燕国发生了严重的内乱，赵国的国际环境发生了变化。先前，燕王哙受到苏代和鹿毛寿的蛊惑，把王位禅让给燕相子之，引起内乱。燕太子平联系齐宣王攻子之，齐宣王同意。于是，太子平与将军市被聚众攻击子之，不胜。次年，子之反攻，市被战死。齐将匡章引军入燕，齐军杀死了子之和燕王哙。齐军获胜后，大肆掳掠，引起燕人的极大不满，太子平不能制止。赵武灵王见此，决心插手燕国内政，派乐池入韩，迎立在那里做人质的燕国公子职。乐池本为中山人，曾为赵武灵王出使秦国任秦相。

赵武灵王迎立燕公子职于韩的政治行为，关系到多国利益。赵武灵王想通过迎立新的燕王，使燕王能够对赵国感恩，继而与赵国结成稳固的联盟。同时，赵武灵王想破坏燕国与韩国对赵国的夹击盟约。虽然赵国与韩国已结盟，但韩国为了制约赵国，还是与燕国结盟，形成对赵国的夹击之势，以防备赵国对韩不利。燕公子职就是应这个盟约入韩的。赵武灵王迎立公子职后，由于人质公子职的归国，燕国与韩国夹攻赵国的盟约自动解除。在拆开了韩燕联盟后，就有利于赵国对这两个邻国分别进行控制了。韩国的想法几乎与赵国一样，只是角度不同。韩国作为对燕公子职有质押权的国家，对于是否让公子职归国，却有自己的打算。韩国此前本可以应燕太子平和齐国的要求杀死公子职，但韩国没有这么做，公子职是非常感激韩国的。韩国同意赵国接公子职归国，主要是考虑韩国对公子职有不杀之恩，日后，韩国可以利用燕国制约齐国和赵国。

燕公子职就是后来的燕昭王。公子职是燕易王后的儿子，易王后是秦惠王的女儿。赵武灵王以平叛驱齐为号召，派乐池奉公子职引军入燕，与太子平和匡章的齐军交战。燕国的百姓不堪齐军的掳掠，对太子平的引狼入室也很不满，对公子职非常拥护。

赵武灵王成功地说服中山王借燕国内乱之机，大举攻燕。中山取得了占领燕国土地数百里、城池几十座的大胜利。

赵武灵王十六年，也就是公元前 310 年，秦惠王卒。赵武灵王这一年在太原郊区的大陵进行郊游。他父亲赵肃侯在位 16 年的时候，也游历过大陵，并且出于鹿门之后，一个名叫"大戊午"的人，拦住赵肃侯说："耕事方急，一日不作，百日不食。"肃侯下车感谢这位智者的谏言。

赵武灵王在大陵游历之后，也许想起了他父亲的许多事情。但是没过几天，他却做了一个桃色的美梦，梦见一位美丽的处女鼓琴而歌："美人荧荧兮，颜若苕之荣。命乎命乎，曾无我嬴！"。赵国若大的一个国家里，竟然没有这样美丽的一个女子！赵武灵王对于梦里的美女赞美、留恋的情绪经常流露出来，在一次宴会上他再一次讲了这个美梦，并绘声绘色地描述那位天仙女子的容貌举止。在一旁听讲的一位大臣吴广，因此动了念头，就"因夫人而内其女娃嬴。"把自己名叫嬴的女儿，小名孟姚，趁机进献给赵武灵王。赵武灵王一看，这位孟姚果然是一位出众的美女，于是就"千万恩爱在一身"，很快就生下了一个小儿子赵何，也就是日后的赵惠文王，当然，这是后话。

在政治上取得了胜利的赵武灵王，希望推行"胡服骑射"的改革措施，但是，他的叔父公子成不同意，他代表了汉族贵族集团的利益。赵国是一个南北狭长，南部以汉族贵族势力为主，北部以少数民族胡人势力为主。"胡服骑射"就是让南部贵族学会北方胡人单人骑射的技术。这种向少数民族学习的改革措施，遭到汉族贵族的抵制和反对。

赵武灵王经过一番实地考察，召集他的谋臣楼缓进行战略谋划。他说："我先王因世之变，以长南藩之地，属阻漳、滏之险，立长城，又取蔺、郭狼，败林人于荏，而功未遂。今中山在我腹心，北有燕，东有胡，西有林胡、楼烦、秦、韩之边，而无强兵之救，是亡社稷，奈何？夫有高世之名，必有遗俗之累。吾欲胡服。"赵武灵王的话，只有楼缓表示说："善。"其他的人大多不赞成，"群臣皆不欲。"显然这是一个难于推动的重大变革，其阻力之大是不难想见的。

不少先秦史学者指出，赵国是一个游牧文明重于农耕文明的国家。

赵国在华夏系统中，是与北方戎狄各族交流最全面、最深刻的国家，公室与戎狄的通婚程度也远远高于秦国和燕国。秦国和燕国公室的通婚对象主要指向中原各王国。赵国的文化如同他们国君的血统里有大量的戎狄之血一样，是中原农耕文明与北方游牧民族的混合体，赵国的戎狄化比秦国更严重。赵武灵王即位后，重用出身于楼烦的楼缓和出身于匈奴的仇液，再加上父亲的托孤重臣肥义，赵国的戎狄外族之臣成了赵武灵王最重要的一批助手。赵国虽然也采用此前一直施用的"大臣异地就任制"，让有戎狄背景的大臣到农耕文明的中心邯郸，华夏族大臣则到游牧文明重镇代郡为官，以期达到加强两种文化交流和国君控制两派大臣的目的。但这种办法显然功效不大，代郡与邯郸在过去的一百多年里成为了赵国政变的两个牢固据点。而且，代郡的势力不断渗入到游牧文明的另一个重镇太原郡，邯郸则控制了地近中原的上党郡，赵国的南北分裂局势在扩大。赵国的两种文化、两大政治势力处于不断争斗的状态，而且越离越远，这需要赵武灵王铁腕整合，明确各自的地位，将其整合为一个依赖重于排斥的整体。

赵国的内政与其他中原国家有很大的不同。其他中原国家的内政矛盾主要体现在宗室贵族与地主、自耕农出身的军功贵族之间的矛盾，而赵国的内政矛盾则体现为华夏族大臣与有戎狄背景的外族大臣之间的矛盾。两派之间的矛盾往往都是由于华夏族的大臣蔑视、排挤戎狄族大臣而引起的。

在赵武灵王之前，赵国曾发生多起争立国君的政变，其频繁程度为当时各国之最。在争立国君的两派中往往一派由有戎狄背景的大臣支持，以代郡为根据地，另一派由华夏族大臣支持，以邯郸为根据地。邯郸与代郡分居赵国的南北，分别是赵国进军中原的基地和制约戎狄的据点。邯郸与代郡之间隔着中山国，邯郸要与代郡交往就得绕很大的圈子，需要经过太行山西侧的上党郡和太原郡才能进入本来处于邯郸北面的代郡，很不方便。邯郸与代郡的联系远不如与它们临近的中山和戎狄之间的交流紧密。两个重镇本来在民族和文化上就存在很大的差异，交通的不便利更加大了这种差别。邯郸对代郡的控制本来就一直很不力，而代郡出于同戎狄国家军事斗争的需要，又有便宜行事的巨大自治权力。邯郸与代郡，实际上是赵国执行南北不同攻略的两个国都。赵国有很多贵族就是在控制了代郡后，有了向赵国中央政府挑战的实力。赵国国君喜欢用没有复杂背景、出身于戎狄的大臣，他们能力出众而易于控制，远较能力平平却野心不小的宗室成员为强。

有戎狄背景的大臣肥义，是赵武灵王的父亲赵肃侯的老臣，他支持"胡服骑射"的改革措施。赵武灵王向他说明改革的利害，并征求解决阻力的办法。赵武灵王说："简、襄主之烈，计胡、翟之利。为人臣者，宠有孝弟长幼顺明之节，通有补民益主之业，此两者臣之分也。今吾欲继襄主之迹，开于胡、翟之乡，而卒世不见也。为敌弱，用力少而功多，可以毋尽百姓之劳，而序往古之勋。夫有高世之功者，负遗俗之累；有独智之虑者，任骜民之怨。今吾将胡服骑射以教百姓，而世必议寡人，奈何？"

肥义大力支持赵武灵王，并阐发了自己的想法："臣闻疑事无功，疑行无名。王既定负遗俗之虑，殆无顾天下之议矣。夫论至德者不和于俗，成大功者不谋于众。昔者舜舞有苗，禹袒裸国，非以养欲而乐志也，务以论德而约功也。愚者暗成事，智者睹未形，则王何疑焉。"

肥义的思想很明确，他鼓励赵武灵王正行无问，大胆推进改革。赵武灵王说："吾不疑胡服也，吾恐天下笑我也。狂夫之乐，智者哀焉；愚者所笑，贤者察焉。世有顺我者，胡服之功未可知也。虽驱世以笑我，胡地中山吾必有之。"

"改正朔，易服色"是自古以来改朝换代的标志，因此，孔夫子说，假如没有管仲的话，我们华夏民族也许早已经披头散发，穿上了向左边开襟的衣服了。言外之意，对于穿少数民族的衣服，华夏族自古以来就很有抵触情绪。赵武灵王的"胡服"改革，当然会遇到华夏族的激烈反对。他的叔父公子成就是一个代表人物。

赵武灵王让人告诉公子成，说："寡人胡服，将以朝也，亦欲叔服之。家听于亲而国听于君，古今之公行也。子不反亲，臣不逆君，兄弟之通义也。今寡人作教易服而叔不服，吾恐天下议之也。制国有常，利民为本；从政有经，令行为上。明德先论于贱，而行政先信于贵。今胡服之意，非以养欲而乐志也；事有所止而功有所出。事成功立，然后善也。今寡人恐叔之逆从政之经，以辅叔之议。且寡人闻之，事利国者行无邪，因贵戚者名不累，故原慕公叔之义，以成胡服之功。使缫谒之叔，请服焉。"

公子成听了武灵王的训导之词，不完全赞同，他提出来一套自己的道理，他说："臣固闻王之胡服也。臣不佞，寝疾，未能趋走以滋进也。王命之，臣敢对，因竭其愚忠。曰：臣闻中国者，盖聪明徇智之所居也，万物财用之所聚也，贤圣之所教也，仁义之所施也，诗书礼乐之所用也，异敏技能之所试也，远方之所观赴也，蛮夷之所义行也。今王舍此而袭远方之服，变古之教，易古人道，逆人之心，而佛学者，离中国，故臣原王图之也。"公子成的言辞冠冕堂皇、不软不硬，是回应武灵王的外交辞令。

赵武灵王听了使者的汇报，决定亲自前往公子成的家里，进行说服。

《史记·赵世家》说：

> 王遂往之公子成家，因自请之，曰："夫服者，所以便用也；礼者，所以便事也。圣人观乡而顺宜，因事而制礼，所以利其民而厚其国也。夫翦发文身，错臂左衽，瓯越之民也。黑齿雕题，却冠秫绌，大吴之国也。故礼服莫同，其便一也。乡异而用变，事异而礼易。是以圣人果可以利其国，不一其用；果可以便其事，不同其礼。儒者一师而俗异，中国同礼而教离，况于山谷之便乎？故去就之变，智者不能一；远近之服，贤圣不能同。穷乡多异，曲学多辩。不知而不疑，异于己而不非者，公焉而众求尽善也。今叔之所言者俗也，吾所言者所以制俗也。吾国东有河、薄洛之水，与齐、中山同之，须有舟楫之备。无舟楫之用。自常山以至代、上党，东有燕、东胡之境，而西有楼烦、秦、韩之边，今无骑射之备。故寡人无舟楫之用，夹水居之民，将何以守河、薄洛之水；变服骑射，以备燕、三胡、秦、韩之边。且昔者简主不塞晋阳以及上党，而襄主并戎取代以攘诸胡，此愚智所明也。先时中山负齐之强兵，侵暴吾地，系累吾民，引水围鄗，微社稷之神灵，则鄗几于不守也。先王丑之，而怨未能报也。今骑射之备，近可以便上党之形，而远可以报中山之怨。而叔顺中国之俗以逆简、襄之意，恶变服之名以忘鄗事之丑，非寡人之所望也。"公字成再拜稽首曰："臣愚，不达于王之义，敢道世俗之闻，臣之罪也。今王将继简、襄之意以顺先王之志，臣敢不听命乎！"再拜稽首。乃赐胡服。明日，服而朝。于是始出胡服令也。
>
> 赵文、赵造、周袑、赵俊皆谏止王毋胡服，如故法便。王曰："先王不同俗，何古之法？帝王不相袭，何礼之循？虑戏、神农教而不诛，黄帝、尧、舜诛而不怒。及至三王，随时制法，因事制礼。法度制令各顺其宜，衣服器械各便其用。故礼也不必一道，而

便国不必古。圣人之兴也不相袭而王，夏、殷之衰也不易礼而灭。
然则反古未可非，而循礼未足多也。且服奇者志淫，则是邹、鲁无
奇行也；俗辟者民易，则是吴、越无秀士也。且圣人利身谓之服，
便事谓之礼。夫进退之节，衣服之制者，所以齐常民也，非所以论
贤者也。故齐民与俗流，贤者与变俱。故谚曰'以书御者不尽马之
情，以古制今者不达事之变'。循法之功，不足以高世；法古之学，
不足以制今。子不及也。"遂胡服招骑射。

二十年，王略中山地，至宁葭；西略胡地，至榆中。林胡王献
马。归，使楼缓之秦，仇液之韩，王贲之楚，富丁之魏，赵爵之
齐。代相赵固主胡，致其兵。二十一年，攻中山。

赵武灵王讲了一番大道理，他心目之中最敬仰的先辈就是赵简子、赵襄
子，他们都是创业、打天下的祖宗，是其心目中的英雄，这也是他补笔历史
故事的一个原因。然后话锋一转，说到了公子成认识上的不足，以及赵国的
当务之急。赵武灵王义正词严的训斥使公子成不得不低头服输，再拜稽首
说："臣愚，不达于王之义，敢道世俗之闻，臣之罪也。今王将继简、襄之
意以顺先王之志，臣敢不听命乎！"

经过赵武灵王反复地做工作，克服了重重阻力，公子成等华夏汉族贵族
们终于无奈地穿上胡人的服装上朝了。这是怎样一种局面啊，满朝上下的大
臣们脱去华夏族的朝服，主动穿上胡人的服装。

为了在心理上让华夏族的贵族们心服口服，赵武灵王还利用"扁鹊诊赵
简子"的故事，古为今用，把"胡服骑射"说成是"上帝的安排"。

因此，在"扁鹊诊赵简子"的旧"上帝旨意"里，就补上了这样的文
字："及主君之后嗣，且有革政而胡服，并二国于翟。"

把"革政而胡服"的内容，添到扁鹊诊赵简子的"帝命"里去之后，赵
武灵王意犹未尽，又添加上他以孟姚取代韩女为王后的"上帝安排"，所以
在"扁鹊诊赵简子"的"帝命"里，出现了这样的文字："今余思虞舜之勋，
适余将以其胄女孟姚配而七世之孙。"

赵武灵王的第一位夫人是韩王的女儿，为赵武灵王生了公子章。公子章
本来是太子。后来，韩夫人去世，赵武灵王在得到美女吴娃后，就把吴娃立
为自己新的夫人。吴娃生的儿子就是后来的赵惠文王。吴娃在短暂的一生里

为赵武灵王带来了无限的快乐，但从来没有求过赵武灵王一件事，这让赵武灵王对吴娃感到很愧疚。吴娃最爱赵王何，死前求赵武灵王立何为太子。于是，赵武灵王废掉公子章，而立何为太子。赵王何虽然年幼，但却聪明机巧，深有其母之智，赵武灵王也很爱他。

赵武灵王为扫除"废长立幼"的阻力，就在赵简子、董安于编造的帝命里，补添了对自己有利的内容。他唯恐别人不信，又别出心裁地在赵襄子编造的"神命"里，也添上一笔对于自己有利的记录："至于后世，且有伉王，赤黑，龙面而鸟噣，鬓麋髭䫇，大膺大胸，脩下而冯，左衽界乘，奄有河宗，至于休溷诸貉，南伐晋别，北灭黑姑。"

在赵襄子的时代，赵氏还不是诸侯，只是四卿之一，并且面临着被知伯和韩魏联军消灭的危险，他怎会想到日后赵氏不但会成为诸侯，而且还将成为"伉王"领导下的王国？而且这个伉王长得模样竟然与赵武灵王分毫不差？文中的"左衽"就是"胡服"，"界乘"也就是"介乘"，是单人骑射，而不是用战车作战的意思。"左衽界乘"，就是"胡服骑射"。

赵武灵王经过增补赵简子接受的"帝命"，和赵襄子接受过的"神命"关照，"天随人愿"，说话的底气立即就不一样了。因此，当大臣赵文、赵造、周袑、赵俊等人，"皆谏止王毋胡服，如故法便"的时候，武灵王说："先王不同俗，何古之法？帝王不相袭，何礼之循？虙戏、神农教而不诛，黄帝、尧、舜诛而不怒。及至三王，随时制法，因事制礼。法度制令各顺其宜，衣服器械各便其用。故礼也不必一道，而便国不必古。圣人之兴也不相袭而王，夏、殷之衰也不易礼而灭。然则反古未可非，而循礼未足多也。且服奇者志淫，则是邹、鲁无奇行也；俗辟者民易，则是吴、越无秀士也。且圣人利身谓之服，便事谓之礼。夫进退之节，衣服之制者，所以齐常民也，非所以论贤者也。故齐民与俗流，贤者与变俱。故谚曰'以书御者不尽马之情，以古制今者不达事之变'。循法之功，不足以高世；法古之学，不足以制今。子不及也。"

赵武灵王一番大义凛然的话语说得重臣无话可对，胡服骑射的政策得到了彻底的贯彻。

由上可知，司马迁引用"扁鹊诊赵简子"这则《赵史》资料的时候，已经不是赵简子的史官董安于的"原始记录"了。

　　总之，经过上述复杂的历史考证过程，我们可以确信，扁鹊诊治赵简子的事迹之所以被记载于史册，其实质是一个政治阴谋，而不是一个普通医疗案例。它依托了扁鹊的治疗，又巧妙地利用了这个诊治案例。因为此前，秦穆公曾经得过类似的怪病，也是昏迷五天不知人事，也是到上帝那里去接受密旨。上帝告诉秦穆公，晋国将要发生大乱，而且是"五世不安"，让他积极利用这个混乱局面，干预晋国的政治，谋求秦国的利益。这在赵简子时代，是一个"天下人都知道"的病例，《史记·封禅书》就记载说"后世皆曰秦缪公上天"，秦缪公也就是秦穆公。

　　赵简子借用秦穆公的病例，上演了一出当时的活报剧，也是迫不得已的一项举措。因为赵简子虽然在晋国专断朝政，但是当时晋国有六卿在朝，互相蚕食倾轧，兼并战争时有发生。

　　赵简子的谋臣董安于，在事后被智伯暗算，追究制造政治谣言的责任，受到弃尸于闹市的悲惨下场。但是，赵简子对于董安于的贡献非常感动："而后赵氏定，祀安于于庙。"赵简子把惨死的谋臣董安于供在祖庙里，世世享受赵家的祭祀。这也从另一个侧面说明，扁鹊诊赵简子不是一个简单的医学事件。

　　赵武灵王利用扁鹊诊赵简子的"历史记载"，在赵襄子编造的神命里添油加醋，虽然破坏了董安于编造的"原始记录"，但是，更加客观地肯定了"扁鹊诊赵简子"的历史真实性。由此，我们可以断定，扁鹊是春秋末期之人，而不是战国中后期秦武王时期的医学家。

第三节　扁鹊抢救虢太子，师徒联合创奇迹

　　《史记·扁鹊传》记载的扁鹊诊治虢太子尸厥的事情，是非常重要的历史资料，这对于研究扁鹊秦越人的生平事迹，具有独特的价值。但是，最早记载这件事情的，并不是司马迁的《史记》，而是比他早几十年韩婴的《韩诗外传》。也就是说，"扁鹊诊赵简子"的史料是司马迁的"独家新闻"，而扁鹊诊虢太子则有更早的、不同的"版本"。

一、司马迁与韩婴说的不一样

仔细研究司马迁与韩婴对扁鹊诊治虢太子的异同，可以发现很多有意思的问题。

《史记·扁鹊传》说：

其后扁鹊过虢。虢太子死，扁鹊至虢宫门下，问中庶子喜方者曰："太子何病，国中治穰过于众事？"中庶子曰："太子病血气不时，交错而不得泄，暴发于外，则为中害。精神不能止邪气，邪气畜积而不得泄，是以阳缓而阴急，故暴蹶而死。"扁鹊曰："其死何如时？"曰："鸡鸣至今。"曰："收乎？"曰："未也，其死未能半日也。""言臣齐勃海秦越人也，家在于郑，未尝得望精光，侍谒于前也。闻太子不幸而死，臣能生之。"中庶子曰："先生得无诞之乎？何以言太子可生也！臣闻上古之时，医有俞跗，治病不以汤液醴洒、镵石挢引、案扤毒熨，一拨见病之应，因五藏之输，乃割皮解肌，诀脉结筋，搦髓脑，揲荒爪幕，湔浣肠胃，漱涤五藏，练精易形。先生之方能若是，则太子可生也；不能若是而欲生之，曾不可以告咳婴之儿。"终日，扁鹊仰天叹曰："夫子之为方也，若以管窥天，以郄视文。越人之为方也，不待切脉、望色、听声、写形，言病之所在。闻病之阳，论得其阴；闻病之阴，论得其阳。病应见于大表，不出千里，决者至众，不可曲止也。子以吾言为不诚，试入诊太子，当闻其耳鸣而鼻张，循其两股，以至于阴，当尚温也。"中庶子闻扁鹊言，目眩然而不瞬，舌挢然而不下，乃以扁鹊言入报虢君。虢君闻之大惊，出见扁鹊于中阙，曰："窃闻高义之日久矣，然未尝得拜谒于前也。先生过小国，幸而举之，偏国寡臣幸甚。有先生则活，无先生则弃捐填沟壑，长终而不得反。"言未卒，因嘘唏服臆，魂精泄横，流涕长潸，忽忽承睫，悲不能自止，容貌变更。扁鹊曰："若太子病，所谓'尸蹶'者也。夫以阳入阴中，动胃繵缘，中经维络，别下于三焦、膀胱，是以阳脉下遂，阴脉上争。会气闭而不通，阴上而阳内行，下内鼓而不起，上外绝而不为使。上有绝阳之络，下有破阴之纽。破阴绝阳，色废脉乱，故形静如死状。太子未死也。夫以阳入阴支兰藏者，生；以阴入阳支兰藏者，死。凡此数事，皆五藏蹙中之时暴作也。良工取之，拙者疑殆。"

扁鹊乃使弟子子阳厉针砥石，以取外三阳五会。有间，太子苏。乃使子豹为五分之熨，以八减之齐和煮之，以更熨两胁下。太子起坐。更适阴阳，但服汤二旬而复故。故天下尽以扁鹊为能生死人。扁鹊曰："越人非能生死人也，此自当生者，越人能使之起耳。"

扁鹊救治虢太子的事迹，现存的记载最早的版本见于韩婴的《韩诗外传》。韩婴，约公元前200年~公元前130年，涿郡鄚人（今任丘市人），与扁鹊是同乡，西汉文、景、武三帝时为官。韩婴在汉文帝时任博士，景帝时官至常山太傅，后人又称他韩太傅。韩婴的孙子韩商，与司马迁在汉武帝时期同朝为官。

韩婴是个大学者，《汉书·儒林传》说：韩婴"其人精悍，处事分明，仲舒不能难也。"韩婴研究《诗经》自成一家风格，他"推《诗》之意，而为《内外传》数万言，其语颇与齐、鲁间殊，然其归一也"，韩婴是最早为《诗经》做传注的人，成就高，影响大，因此"燕、赵间言《诗》者由韩生。"韩婴撰写的研究著作，成为西汉今文《诗》学中与"齐诗"、"鲁诗"学派鼎足而立的"韩诗"学派。

韩婴除了治《诗经》之学外，又兼治《易经》之学，"以《易》授人，推《易》意而为之传。"但由于燕、赵间的传人喜好其《诗》学，故其《易》学流传不广，仅在韩氏家族内传承。韩婴的《诗》学著作，《汉书·艺文志》著录有《韩故》《韩内传》《韩外传》《韩说》；其《易》学著作有《韩氏》二卷。其书后来大多亡佚，南宋以后，仅存《韩诗外传》六卷。

《韩诗外传》说：

扁鹊过虢侯，世子暴病而死。扁鹊造宫，曰："吾闻国中卒有壤土之事，得无有急乎？"曰："世子暴病而死。"扁鹊曰："入言郑医秦越人能治之。"庶子之好方者出应之，曰："吾闻上古医者曰弟父，弟父之为医也，以莞为席，以刍为狗，北面而祝之，发十言耳，诸扶舆而来者，皆平复如故。子之方岂能若是乎？"扁鹊曰："不能。"又曰："吾闻中古之医者曰俞跗，俞跗之为医也，搦木为脑，芷草为躯，吹窍定脑，死者复生。子之方岂能若是乎？"扁鹊曰："不能。"中庶子曰："苟如子之方，譬如以管窥天，以锥刺地，所窥者大，所见者小，所刺者巨，所中者少，如子之方，岂足以变童子哉？"扁鹊曰："不然。事故有昧掊而中蛟头，掩目而别白黑者。夫世子病，所谓尸蹶者，以为不然，试入诊，世子股阴当温，耳焦焦如有啼者声，若此者，皆可活也。"中庶子遂入诊世子，以病报，虢侯闻之，足跣而起，至门曰："先生远辱，幸临寡人，先生幸而治之，则粪土之息，得蒙天地载长为人；先生弗治，则先犬马填壑矣。"言未卒，而涕泣沾襟。扁鹊入，砥针砺石，取三阳五输，为先轩之灶，八拭之阳，子同捣药，子明灸阳，子游按磨，子仪反神，子越扶形，于是世子复生。天下闻之，皆以扁鹊能起死人也。扁鹊曰："吾不能起死人，直使夫当生者起。"死者犹可药，而况生者乎！悲夫！罢君之治，无可药而息也。诗曰："不可救药。"言必亡而已矣。

由上述司马迁和韩婴的记载来看，故事梗概基本相同，而叙事细节上有很多不一样，这些不一样的地方，既有二人叙事方法不同的原因，也有其选取资料不一样的差异。比如，司马迁在叙述过程中，对于尸厥背后医学道理的叙述，李伯聪先生认为这不太可能是司马迁自己的创作与发挥，而极有可能是依据了不同版本的材料或者是根据当时流行的扁鹊著作，进行阐述、补充，才出现了比韩婴叙事更细致的描写。这需要我们进一步分析，加以判别。

二、虢宫门前扁鹊"受审"

东汉末期的医圣张仲景，在《伤寒杂病论》的序里，开口就说："余每览越人入虢之诊，望齐侯之色，未尝不慨然叹其才秀也！"是什么让医术高超的张仲景"每览"而慨叹呢？应当是扁鹊高超的医术和他一心一意为患者服务的精神，感动了其身后700来年的医圣张仲景。

话说扁鹊师徒一行数人来到虢国宫门之前，本来想着立即进宫，去为太子治疗疾病，没有想到遭受冷落、盘问与刁难，一棵热心被当头浇了一瓢冷水。且看扁鹊是怎样应对的。

扁鹊当仁不让，自告奋勇，来到虢国的宫门之外，想进去治疗虢太子。

韩婴记录扁鹊自我介绍时说："入言郑医秦越人能治之。"

司马迁说他自我介绍说："言臣齐勃海秦越人也，家在于郑（鄭）。"

韩婴与司马迁相差几十年，说法稍有差异，背后的用意很深刻，后面我们将在扁鹊是哪里人的辨析之中还要论述，请读者先略过此处，原谅作者按下此话头不表，先说扁鹊师徒救人要紧。

扁鹊的自我介绍可以翻译为："请进去为我通报一声，就说我是靠近渤海边上的秦越人，家在鄚州城，我能治疗太子的病"。

很快从宫里出来了"中庶子"，他负责管理国君的子嗣，喜好医药方术。他一见到扁鹊，就提了一大堆疑难问题，简直就是鸡蛋里挑骨头，没事找茬。

《韩诗外传》介绍中庶子提出的问题：

> "吾闻上古医者曰弟父，弟父之为医也，以莞为席，以刍为狗，北面而祝之，发十言耳，诸扶舆而来者，皆平复如故。子之方岂能若是乎？"扁鹊曰："不能。"又曰："吾闻中古之医者曰俞跗，俞跗之为医也，搦木为脑，芷草为躯，吹窍定脑，死者复生。子之方岂能若是乎？"扁鹊曰："不能。"

中庶子说："我听说，上古的时候有一位神医叫弟父，他治疗疾病很神奇，在草席上，摆设出用茅草扎制的神物，然后诚心敬意，面北背南，顶礼膜拜，向着这个神物念咒语。用不了念十声，各位搀扶而来的患者，都能立即变成健康人。你的医术有这样高明么？"扁鹊说："没有"。

中庶子眼珠一转，看了看扁鹊，又说："我听说，中古的时候有一位名医叫俞跗。俞跗治病的时候，能够用手搤病人的脑髓，抓病人的肓膜，吹开病人的九窍，安定病人的经络，让死过去的病人复生。你的医术有这样高明么？"扁鹊说："没有"。

中庶子所说的上古的弟父、中古的俞跗，治病过程之中都夹杂着巫术的成分，并且有神化医疗技术的描述，是人们传说的故事，而不属于历史事实。当然，其中也包含着人民大众对于医疗技术的渴望、向往。

中庶子听了扁鹊实事求是的回答，瞥了一眼扁鹊，不但不敬重这种求实的态度，反而心生蔑视的念头。他不屑地说：

"苟如子之方，譬如以管窥天，以锥刺地，所窥者大，所见者小，所刺者巨，所中者少，如子之方，岂足以变童子哉？"

中庶子认为，扁鹊的水平还不如自己，这就好象用竹管看天空，想了解的太大，而能见到的太小；又好象用锥子刺大地，想刺的东西那么广阔，而所能刺到的地方是如此狭小！技术这么差，能有什么作为呢？"如此低下的技术水平，有什么把握说能治疗太子的病？简直是痴人说梦，连小孩子都骗不了！"

扁鹊遇到如此的刁难，不免仰天长叹一声，说：

"不然。事故有昧掭而中蛟头，掩目而别白黑者。夫世子病，所谓尸蹶者，以为不然，试入诊，世子股阴当温，耳焦焦如有啼者声，若此者，皆可活也。"

扁鹊说：你太不了解我了！虽然有人捂着眼睛投东西，也有可能会靠运气撞上，各种猜测也有一定几率猜中，但我不是这样。我行医四方，靠的是足够的医疗技术和理论。我见过、治过许多这样的病人。你们太子的病叫做尸厥，这是内在的阴气不能向外发散，在外的阳气不能向里回归，气血不能循环，表里不能沟通，上下不能升降造成的。如果你不信，你可以到里边看一看太子，摸一摸太子的大腿，应当是温暖的；仔细听一听太子的鼻息，或者用一缕毛发测验一下，他应当还有微弱的气息。如果是这样，就有生还的可能！

扁鹊的话，义正词严，闪烁着医学道理的光辉。中庶子听完，舌头一吐，着实吃了一惊，他匆匆忙忙地进了宫，一摸太子的大腿，果然还很温暖，仔细一听，虢太子还有微弱的呼吸声音，像婴儿那样抽泣，不细致观察看不出来。

这完全验证了扁鹊的话语，因此，他慌忙禀报虢君。

虢君听了中庶子的报告，知道太子还有获救的希望，为了不错失这个机会，他连鞋子也顾不上穿，慌忙跑到宫门，去亲自迎接来自远方的扁鹊师徒。

《韩诗外传》说：

中庶子遂入诊世子，以病报，虢侯闻之，足跣而起，至门曰："先生远辱，幸临寡人，先生幸而治之，则粪土之息，得蒙天地载长为人；先生弗治，则先犬马填壑矣。"言未卒，而涕泣沾襟。

虢国的国君，爱子之情令人感动。这种对扁鹊的期望与托付，也增加了扁鹊师徒的责任意识，一场救死扶伤的抢救场面即将展开。

三、扁鹊到底有多少弟子？

司马迁说扁鹊带领弟子来到虢国，看到"虢太子"昏死的病情惊动了全国，韩婴《韩诗外传》说这个病人是"虢世子"。太子与世子的含义大致相同，周代的时候，天子、诸侯的嫡子称"世子"。《仪礼·聘礼》云："世子之丧。"贾公彦疏："世子，惟据天子、诸侯之子。"《白虎通·爵》说："所以名之为世子何？言欲其世世不绝也。"

世子，也含有"大人世及以为礼"的意思，就是大人的爵位、封地、待遇等可以是"世袭"的，先秦时代，诸侯国的士大夫、卿相也有世袭的某些特权。《礼记·礼运》说："大道之行也，天下为公，选贤与能，讲信修睦，故人不独亲其亲，不独子其子……今大道既隐，天下为家，各亲其亲，各子其子，货力为己，大人世及以为礼。"郑玄注："大人，诸侯也。"孔颖达疏："世及，诸侯传位自与家也，父子曰世，兄弟曰及。谓父传与子，无子则兄传与弟也，以此为礼也。"

当然，《史记·扁鹊传》与《韩诗外传》的差别，不在于扁鹊诊治的患者是"太子"还是"世子"，而是在于还有更多的与医学有关的内容。

司马迁在文中提到名字的扁鹊徒弟只有子阳和子豹两个人，韩婴提到扁鹊带领的弟子有子同、子明、子游、子仪、子越五位弟子。是他们依据的材料不同，才有这些差异，还是扁鹊带的弟子很多，就应该有这些差别？我们不得而知。

扁鹊当时到底带领着多少弟子，已经很难说清楚了。但是我们可以说，关于中医师带徒，这是最早的记载。此前的医生，记载于《左传》之中的很多如齐医、晋医、楚医、秦医，他们都是官医，有位有禄，但没听说他们有徒弟。

那时的官府医学也一定是专门学问，如同百工一样，大多是祖孙父子相传，世代相袭而不为"外人"培养人才。这种习俗，在欧洲希波克拉底的"医生誓言"里也有所体现。这种世袭制，虽然有利于学术传承，但是更多的体现出一种垄断的意味。扁鹊的医学不是来自父辈，他接受长桑君师父的传授，当时虽然也信誓旦旦地以"敬诺"答应不外传，但是这里却出现了"违背诺言"的现象，出现了很多徒弟。

这在信守承诺的时代是很不寻常的事情，而如程婴救赵孤那样言必行、行必果才是人们普遍遵守的规则。那么，扁鹊为什么违背了当时的"敬诺"？我想，这不是他不守诚信，而是行医民间，难以保密；救人疾苦，胜过保守诺言。也就是说，传道重于信守诺言。

在孔夫子开门办学的时候，同时代的扁鹊也开门收徒弟，传承中医学术了。他们一起把"学在官府"改变为"学在民间"。这个意义是不同凡响的。

扁鹊不但一个人会治病，而且带领着一群弟子一起行医，这在当时既是突破习俗的非常之举，也是一种无声的广告。这种与众不同的举止，一定会引起人们的议论。因此，他才得以"名闻天下。"

话说他们师徒数人行医治病，来到了虢国。正巧赶上了众人都在做祈祷，祈求昏死过去的虢世子（太子）能够苏醒过来，恢复健康。祈祷的规模之大，造成举国不安。

那么，虢太子得的是什么病呢？

四、虢太子暴厥而死是什么病？

韩婴说"世子暴病而死"，司马迁引述中庶子的说法是虢太子"暴厥而死"。这是什么病？

古代谓天子死称为"崩"或"驾崩""山陵崩"，诸侯死为"薨"，大夫死为"卒（zu）"，一般官员死称"逝"，士死曰"不禄"，庶人（平民）逝世曰"死"。不满 20 岁死曰"殇"，此又分三类：8~11 岁为"下殇"，12~15 岁"中殇"，16~19 岁为"上殇"。但男子已订婚、女子已许嫁者则不为"殇"。俗语有半死不活、死板、假死。

虢太子后来被救活了，世人说他真的死过，而扁鹊说他是假死，属于似死而非死的"尸厥"病。

这个"尸厥"病的名称，是一个"名词作状语"的复合词组，意思是像尸体那样躺在那里，其实是一个厥证、厥病，而不是真正死亡。

扁鹊说，已经死亡的人他也救不过来，这是非常客观的态度，尤其是当人们表扬他、称赞他"生死人"的时候。他能这样理性地看待自己，理性地看待医学的作用，值得人们学习，发人深思。现在医患关系紧张，很多是出于误解，医患双方都有责任：既有人们对医学的期望值过高，也有很多医生不自觉地把医学的作用夸大化、神化医疗技术。

当时的人是如何认识这种病的？应该如何诊治？这关系到当时的医学发展水平。

中庶子与扁鹊都用阴阳、脏腑经络学说来解释虢太子的病因病机和治疗过程。

《史记》记载：

> "中庶子曰：'太子病血气不时，交错而不得泄，暴发于外，则为中害。精神不能止邪气，邪气畜积而不得泄，是以阳缓而阴急，故暴蹶而死'。"

中庶子是一个官职，有资料说，西周时置有"庶子官"，掌诸侯、卿大夫庶子的教育。春秋战国时，魏、秦等国置"中庶子"。汉代以后为东宫属官。据《后汉书·百官志四》："太子中庶子，六百石。"

谈论虢太子病情的中庶子不是一般的官员，他是"喜方者"，也就是一个喜欢医药方术的官员，起码是一个对医学非常热心、"发烧友级"的爱好者。因此，他能如此谈论虢太子得病的机理，应该说他的论述十分得体，富含着医学理论的素养。其中提到"血气不时"就很有理论高度，在他的知识结构里，血气是按照既定时辰运行的，是有规律的变化，一旦不按照时间规律进行运行，就会出现疾病，甚至会死亡。

《灵枢·营卫生会篇》讨论气血之间的关系，认为气血虽然有不同的生理功能，但是它们都源于水谷精微，经过脏腑作用，变化之后而产生出来。其中说："黄帝曰：夫血之与气，异名同类。何谓也？岐伯答曰：营卫者，精气也，血者，神气也，故血之与气，异名同类焉。故夺血者无汗，夺汗者无血，故人生有两死而无两生。"

血气与营卫之气都是来源于水谷精微，它们在不同的场合，有不同的名称，既有联系，又有区别，《灵枢》说："人受气于谷，谷入于胃，以传与肺，五脏六腑，皆以受气，其清者为营，浊者为卫，营在脉中，卫在脉外，营周不休，五十度而复大会，阴阳相贯，如环无端，卫气行于阴二十五度，行于阳二十五度，分为昼夜，故气至阳而起，至阴而止。故曰日中而阳陇，为重阳，夜半而阴陇为重阴，故太阴主内，太阳主外，各行二十五度分为昼夜。夜半为阴陇，夜半后而为阴衰，平旦阴尽而阳受气矣。日中而阳陇，日西而阳衰，日入阳尽而阴受气矣。夜半而大会，万民皆卧，命曰合阴，平旦阴尽而阳受气，如是无已，与天地同纪。"

中庶子说"血气不时，交错而不得泄"，也就是气血的运行，不能按照与天地时辰相关的规律保持有序进行，而是在血脉之中凝聚、胶结，不能疏泄，不能滋养全身，所以"暴发于外"，使肢体不能运动，像一个死人那样。其病的根本是"中害"，也就是"害中""害于中"，脏腑气血出了问题。

中庶子说虢太子"精神不能止邪气，邪气畜积而不得泄，是以阳缓而阴急，故暴蹶而死。"这是运用邪正斗争的状况，来解释病情的演变与发展。文中的"精神"，就是指人体的正气。

《素问·评热论》在讨论阴阳交的时候说："人所以汗出者，皆生于谷，谷生于精，今邪气交争于骨肉而得汗者，是邪却而精胜也。精胜则当能食而不复热；复热者，邪气也；汗者，精气也。今汗出而辄复热者，是邪胜也，不能食者，精无俾也。病而留者，其寿可立而倾也。且夫《热论》曰：'汗出而脉尚躁盛者死'。今脉不与汗相应，此不胜其病也，其死明矣。狂言者是失志，失志者死，今见三死，不见一生，虽愈必死也。"

中庶子所谓"阳缓阴急"，此处的"阴阳"指表里。"阳缓"就是表面平静状如尸厥；"阴急"是指内里邪正斗争激烈。可见这是一种假死，而不是真正的死亡。

中庶子有这样的认识，足见他有相当多的医学理论素养，但是他没有救治这类疾病的经验，不是临床家，充其量只是"空头理论家"。

扁鹊论述虢太子的病情与中庶子大同小异，只不过论述更加具体细致，运用了更多的中医药知识，由此可以推测扁鹊与中庶子依据的理论是相同或者是相似的，最起码是可以互相理解的。

扁鹊说："以阳入阴中，动胃缠缘，中经维络，别下于三焦、膀胱，是以阳脉下遂，阴脉上争。"

这是对于人体阴阳之气关系的论述，也是一种生理、病理状态之下的阴阳交流。当然，外邪对于人体阴阳气血的运行有很大的影响。

"阳入阴中"是指从体表进入体内，从上到下，与手足阳经的走向一致。

"动胃缠缘，中经维络，别下于三焦、膀胱"，是指足三阳经从头走足的过程，有一部分经脉、经络循行体内，足阳明胃经在体内循行，经过胃腑的边缘，有一支向下，到了足太阳膀胱经，期间还通过三焦这个元气运行的道路，络属膀胱。中医认为，有上就有下，有出就有入，这才构成生命不息的过程。有这样下行的经脉，就有向上运行的经脉，手太阴肺经就起于中焦，贯膈属肺，出于腋下，走向手臂。脾主运化，也是从中焦向上输送水谷精微，由肺朝百脉，然后"输精于皮毛"。

这就是"阳脉下行，阴脉上争"的运动。

廖育群先生根据《素问》"胃之大络，名曰虚里""其动应衣"等论述，认为古代中医不知道心脏是跳动的，推动血液循环的动力是胃气。脉有胃气，就是有动力。此说有道理，与"阴静阳动"、脏腑的阴阳属性相符合。

扁鹊说"动胃"，就是"动于胃"，也就是经脉的循行要靠胃气的推动。

经脉气血上下运行的过程如果受到邪气的影响，会出现运行障碍或者气滞不通，使原来的阳脉下行、阴脉上行的过程无法进行，体内淤塞，体表与四肢得不到气血滋养，在上的阳气不能下行，在下的阴气无法上升，出现"破阴绝阳"的局面，患者的气色得不到滋润，脉搏混乱，没有胃气，所以表现为像尸体那样的静卧。

扁鹊说，虢太子还没有死亡。他的体内"气闭不通"，造成假死的现象，可以加以检查、验证，那就是两股温暖，鼻息不畅，这些证候是客观存在的，细心摸、仔细听仍然可以得到证明。也就是说，没有这些客观证候，病人就属于真的死亡了，谁也不可能"逆天道而行"，让人起死回生。

扁鹊的医学词语里，有一个"兰藏"，历代注家的解释语焉不详，可能是不好解释它到底相当于哪一个脏器。

唐代张守节《史记正义》引《素问》说："支者，顺节；兰者，横节。阴支兰胆藏也。"

这段引文不见于今天各个版本的《素问》之中。也许张守节是"化引原文"，用《素问》的意思，而不是原书的文字。

《素问》之中用"支"来描述经脉歧行与分支，这是很常用的方法。比如说：胃足阳明之脉，起于鼻之交頞中，旁纳太阳之脉，"其支者，从大迎前下人迎，循喉咙，入缺盆，下膈，属胃，络脾；其直者，从缺盆下乳内廉，下挟脐，入气冲中；其支者，起于胃口，下循腹里，下至气冲中而合，以下髀关，抵伏兔，下膝膑中，下循胫外廉，下足跗，入中指内间；其支者，下廉三寸而别下入中趾外间；其支者，别跗上，入大趾间出其端。"

文中多次提到"其支者"如何行走，与之相对应的就是"直者"。也就是"直行"与"分支"行走的经脉，如同河流、大树的"支"与"干"。但是，细读扁鹊的原文，其中的"支"绝对不是这个意思。

"支兰藏"一词的解释，是影响到内脏的意思。"支"是分支，是联络，也是影响。"兰藏"就是内脏。"兰"在这里是形容词做状语，是带有香味的内室，借以指内脏。《素问》有"灵兰秘典论"，还多次提到"兰室"。如：

"黄帝曰：窘乎哉！昭昭之明不可蔽，其不可蔽，不失阴阳也。合而察之，切而验之，见而得之，若清水明镜之不失其形也。五音不彰，五色不明，五脏波荡，若是则内外相袭，若鼓之应桴，响之应声，影之似形。故远者，司外揣内，近者，司内揣外，是谓阴阳之极，天地之盖，请藏之'灵兰之室'，弗敢使泄也。"

"黄帝曰：善哉，余闻精光之道，大圣之业，而宣明大道，非齐戒择吉日不敢受也。黄帝乃择吉日良兆，而'藏灵兰之室'，以传保焉。"

"帝乃避左右而起，再拜曰：今日发蒙解惑，藏之金匮，不敢复出。乃藏之'金兰之室'，署曰气穴所在。"

可见"兰室"是一个储存宝贵器物的地方，是府库重地，人体的内脏，就是身体的根本所在。所以《灵枢·本脏》说"五脏者，所以藏精神血气魂魄者也；六腑者，所以化水谷而行津液者也。此人之所以具受于天也，无愚智贤不肖，无以相倚也。"

《素问·脉要精微论》说："五脏者，中之守也。"五脏的地位非常重要，因此说"得守者生，失守者死。"治疗疾病也是要早期治疗，从皮毛开始最容易见效，如果邪气深入脏腑就难治疗了。

《素问·阴阳应象大论》说："故邪风之至，疾如风雨，故善治者治皮毛，其次治肌肤，其次治筋脉，其次治六腑，其次治五脏。治五脏者，半死半生也。"

虢太子体内阴阳失和，气血阻隔，血脉不畅，邪正斗争激烈。这个时候，有两种发展趋势，一个是"以阳入阴"，由表及里，深入脏腑，尚有"半死半生"的希望；如果是"以阴入阳"，邪气在体内胶滞日久，脏器衰败，又通过经脉气血影响到体表，这样的病证多为死证。

扁鹊说："以阳入阴支兰藏者，生；以阴入阳支兰藏者，死。"

扁鹊一边给虢国的国君解释病情，一边教育随行的徒弟，他说："凡此数事，皆五藏蹙中之时暴作也。良工取之，拙者疑殆。"

扁鹊说"尸厥"病的道理，得出的结论是"皆五藏蹙中之时暴作也。"也就是说，五脏气机逆乱都有发生厥证的可能，不是哪一个脏腑所独有。厥证发生的时候，可以影响全身的血脉，不论哪一个脏器先出现病变，五脏迟早都会受到影响，一旦爆发出来，就是危重病证。只有水平高的医生可以治好，而水平一般的医生则不能挽救患者的生命。

通过分析，我们看到虢太子尸厥是因阴阳失调、气血不能正常循环影响到内在的脏腑，使气血无法顺接，才出现四肢冰冷、意识丧失，像尸体一样躺在那里，所以叫尸厥。

病人处于一种昏迷状态，这种情况即使发生在现在，也是十分危重的病情。在春秋时期，医疗技术低下，救治条件落后，就更加危险。

五、扁鹊与众弟子一起抢救各显其能

扁鹊带领子同、子明、子游、子仪、子越五位弟子，一起来到太子的病榻旁边，经过简单的诊察，立即取出治病的工具，大家一起忙了起来，是一个分工明确、相互协作的治疗过程：

扁鹊师徒采取的救治方案是"综合治疗"，而且是先外治救急，后服汤药善后。外治的方法很多，这是中医急救的特色。

司马迁说："扁鹊乃使弟子子阳厉针砥石，以取外三阳五会。有间，太子苏。乃使子豹为五分之熨，以八减之齐和煮之，以更熨两胁下。太子起坐。更适阴阳，但服汤二旬而复故。"

韩婴说："扁鹊入，砥针砺石，取三阳五输，为先轩之灶，八拭之阳，子同捣药，子明灸阳，子游按磨，子仪反神，子越扶形，于是世子复生。"

中医救急的综合疗法，是根源于其独特的阴阳表里、脏腑经络理论，通气血、调阴阳、和脏腑，只有这样的理论支撑，才能有这样的治疗方法。假如没有这样的理论为依据，这些针刺、艾灸、砭刺、按摩、热熨等治疗，就会成为"乱治"，还不如巫术。因为巫术有的时候起到安慰的作用，而乱治会严重干扰人体的自我修复能力，群众称之为"庸医杀人不用刀。"

中医讲求整体观，人与自然是一个整体，人的本身也是一个整体，精神与肉体也是一个整体，表里如一，内外相关。所谓"内外相关"，就是整体观的体现，主要表现为：外邪传内，内病外显，内病外治，外治内效；内病外传，外病内治，外治内效等理论与学说，其中有着深刻的道理，也是中医与西医明显不同的地方。

中医的内病外治历史悠久、经验丰富，经过了反复验证。

扁鹊首先用针刺的方法，一边进针，一边让弟子准备艾灸，紧接着吩咐煎煮汤药。子同在一旁捣药，子明忙着按穴位施灸法，子游顺着经络按摩，子仪复苏虢太子的神志，子越舒展虢太子的肢体。虢太子经过一翻治疗，漫漫睁开了眼睛，他被眼前忙乱的一切弄糊涂了："你们这是做什么？！我怎么了？"

扁鹊治疗疾病进行抢救的场面，首先提到针刺的部位"三阳五输"，三阳一般说的是三阳经，就是太阳、阳明、少阳，无论是手三阳经还是足三阳经都在头部汇合，因此中医称"头为诸阳之会"。

"五输"就是五个腧穴。经脉的一个主要作用，就是输送气血，五输穴是每一条经络上重要的五个穴位，井荥输经合；或者是五脏开口于足太阳膀胱经的腧穴，也就是肺俞、心俞、脾俞、肝俞、肾俞等穴位。

从中我们不难看出扁鹊急救的特点，也就是说，扁鹊治疗尸厥，或者急救之中，重视针灸、阳经、五脏腧穴。

扁鹊这种"内病外治"的方法一直流传下来，传承了几千年。

所谓"五分之熨"，应该是半个剂量的"热熨"方法，不是全部剂量。

"八减之剂"是十分之八，或者叫百分之八十的剂量。

由此可以看出，急救时的外治法是有限度的剂量，不是常规量，更不是超剂量使用平时的制剂标准。

"更熨两胁下"是交替着热熨胸胁部位。两胁是一个特殊的部位，前边的腹部为阴，后背属阳，两胁处于阴阳之间，是半阴半阳之地，也是阴阳交界的枢纽之地，是少阳胆经所过之地。在这个地方进行反复交替的热熨疗法，有可能把表里、阴阳之间的血脉打通，使气血、寒热、阴阳重新交流起来，和谐起来，从而有利于促使清醒，恢复健康。

韩婴提到扁鹊的弟子们，分工协作，协助救治虢太子，其措施有"按摩""扶形"，这些古老的治疗方法，与今天盛行的按摩、整脊等有某些相似之处。"反神"就是"返神"，类似民间流行的"叫魂"，这不是迷信，而是让处于昏迷不醒的人恢复神志的方法。现在仍然有不少报道，用亲情呼唤，可以唤醒植物人；在重大灾害急救的时候，也常听人呼唤被救者的名字，让他坚持住、挺住；弥留之际的人，听到熟悉人的声音或者救援人的声音，有可能重新整合和凝聚生命的力量，使自己获得重生的希望。

虢君看到太子转危为安，破涕为笑。大声说：我的儿啊！你可吓死我了！你快谢谢恩人扁鹊先生吧，如果不是他和他的弟子们，你的性命就难说了！他可是你的再生父母哇！

言语之间，虢君又是泪流满面。

虢太子深为感动，欲强行下床行礼，被扁鹊等人阻止。

经过二十天的治疗，"更适阴阳，但服汤二旬而复故。"虢太子逐渐康复了。

"适阴阳"就是顺应阴阳的变化，包括饮食寒温、起居顺时，都要符合养生的要求。"但服汤"就是只用汤药善后，不再进行热熨、扶形、按摩、返神等治疗措施。

由此可见，扁鹊诊治患者，很有章法，有"临床路径"，何者为先，何者为后，是一个有序、有规律的诊疗方案，或者按现在的说法就是纳入了"临床路径"管理，这在两千五百年之前，无疑是很先进的诊治方法。

话说虢太子的病情得到了稳定和康复，扁鹊师徒准备告辞远行，太子留恋不舍，称其为恩人、再生父母，一定要跟随扁鹊学医治病。

众人挽留，依依不舍，都称扁鹊能"生死人"，也就是能够让死去的人活过来。"起死回生"的成语就是从这里来的。

扁鹊面对众人的赞誉，坦荡而真诚地说："我秦越人不能让死人复生，只能帮助病人恢复健康。虢太子本来就是能够恢复的病例，我不过尽了一个医生应当尽的责任，让他重新站起来而已。话说回来，如果再耽搁得久一些，病情再加重一些，就将'不可救药'，我也就无能为力了。有病还是要早些治疗，才能抓住时机，取得良好的效果啊！"

扁鹊的这些话也是他多年行医治病的经验之谈，他一定见过很多类似的病人，积累了大量的经验教训，是有感而发的。他通过望诊断定桓侯生死的故事，就富含着这样的道理，后面我们还要仔细分析。

六、虢太子在内丘的遗迹

根据地方志，以及现实的民间传说：河北省内丘县有且停寺遗址、神头扁鹊庙、虢太子岩、虢太子采药处、虢太子忧心处等，一直口碑相传。

如何解释这些历史遗迹、民间传说？我们只能根据历史做出猜想和推测，这是文化建设的责任和任务。

根据文献记载，内丘古称中丘，南与邢台市接壤，北与临城、赞皇交界，东有任县、隆尧相邻。《内丘县地方志》说，该县"东西广二百五里，南北袤七十里"地势"西高东下"，西部的山区风景如画，有很多名胜古迹，如鹊山的扁鹊庙，汉代的中丘城，唐代的邢窑址，蒿都岭古长城等。

春秋时期，虢太子经过服用扁鹊开具的药物，身体逐渐复原。此时，一个念头渐渐在心中坚定下来：找扁鹊去，他是自己的再生父母！荣华富贵不过是过眼烟云；救死扶伤才是不朽的神圣事业。

经过长途跋涉，虢太子一行人来到了内丘。他听说扁鹊就在附近为人治病，于是就派人前去打听，他则停下来休息。毕竟他是大病初愈的人，长途的跋涉已经使他体力耗损大半，只好停下来等待扁鹊的消息。此地因此得名"且停"，后来人们立寺于其地，纪念虢太子的到来，因此得名"且停寺"。

且停寺周围都是山谷，其北为且停山，有崇山峻岭松柏繁阴，又有清流激湍映带左右，本系古来名胜之区，贤人隐迹之乡。

　　且停寺的历史很悠久，从元代到明清的碑文中可以寻找某些端倪，也有历史变迁的千年沧桑。明万历二十二年《重修且停山梵云寺记》记载："且停之者，虢太子采药停骖处。"清乾隆四十七年《重修且停山登云桥碑记》说："内邑西四十里许有且停山，有且停寺，即古梵云寺，相传虢太子修行经历之所也。"

　　且停寺建于什么年代很难说清楚，清道光三十年《重修且停山梵云寺前大殿碑记》载："而此庙之建创自春秋，其始所祀之神皆不能记忆。无非御灾捍患有功于民生耳，后塑以佛像名以寺院，是果佛教兴令人共仰神道设教之意，抑佛力大使人自生敬畏之诚耶。"又说"自汉以迄，国朝数千年间，历代修葺，踵卓增华，每至六月初八，香火纷纭络绎不绝，因而后之人只知有佛，并忘始之所祀……"

　　从以上碑文看，且停寺最初的营建应与扁鹊有关，是为纪念扁鹊的弟子虢太子而建设的一所建筑。东汉之后，佛教传播到中原大地，各地纷纷建立寺院，且停山前的旧建筑，逐渐演化为寺院。

　　所谓"且停"，就是暂时停留的意思，有人说是虢太子千里迢迢来寻找师父，因为路途遥远，饥渴劳累而暂且停留下来，所以名为"且停"。一说是因为扁鹊、虢太子师徒采药途中在此休息停留，所以叫"且停"。只是后来佛教兴起之后，扁鹊与虢太子的事迹逐渐被人"移花接木"，变成了佛教的纪念地和活动场所，成了寺庙建筑。

　　且停寺当年规模宏大，现在的遗址仍然可以看出旧时建筑的轮廓。且停寺附近还有马刨泉、圣水井、流不干、灌不满等名胜古迹。有诗称："寺入千峰迳，桥横百尺岩；山光辉宇殿，云气润松杉；水静游鱼出，花踩过鸟衔；谁言仙境好，此地隔尘凡"。

　　有文献介绍说，且停寺座落在群山环抱之中，与北边的且停山隔着一条小溪，与南边的山峰遥遥相望。小溪之上，两山之间，飞架一桥，名曰慈云桥。桥系汉白玉石砌成，桥栏杆上，雕刻着各种各样的戏文、典故，像杨继业碰碑、苏武牧羊、嫦娥奔月等，精巧玲珑，耐人寻味。过桥拾级而上便进入了原寺山门，只见两尊石狮分卧门之两侧。再往北走，经过东西厢房，来到原穿心殿，现有耀人眼目的四根合抱石柱，中间两根雕有滚龙，大有洒脱飞游之势。出了穿心殿，走过登云桥，来到了原后大殿。其后边是石佛爷殿。石佛爷殿已毁，只剩三尊金光佛石像，栩栩如生。原整个寺院由南老母庙、慈云桥、山门、东厢房、西厢房、穿心殿、登云桥、后大殿、石佛爷殿、龙王庙、钟鼓、戏楼等组成。布局严谨，气势轩昂，宏伟壮观。寺院内原有千年白果树一棵，树身粗需八人合搂，树冠一亩有余。昔日有："坐在树上打牌，四人打，八人看，卖麻糖的在上转，东枝上敲锣西枝听不见"之说。1997 年树被狂风刮倒，彻底毁灭。

书归正传，话说虢太子到处寻找救命恩人扁鹊。

精诚所至，金石为开。虢太子终于见到了他日思夜想的扁鹊，扁鹊也被太子的执着所感动，破例收下了这个"高贵的弟子"。

虢太子来到扁鹊身边，在体验到了一个民间医生的辛苦之后，他能吃得下这份辛苦吗？能为之奋斗终生吗？

因此，我们在内丘鹊山，见到"虢太子采药处"之后，很自然地就来到了"虢太子忧心岩"。

太子因何而忧？为了离开的父母？为了舍弃的富贵生活？还是为了人民大众的缺医少药？还是为了医疗技术的进步？

我们的确猜不透虢太子的心情了。但是，他既然舍弃了荣华富贵，来到了扁鹊身边，那他所忧虑的就不应该是个人的得失，而应当是与扁鹊一样，"人之所病，病疾多；医之所病，病道少"吧？

总之，有很多民间传说，也有很多文物佐证，虢太子来到了内丘蓬鹊山一带，在当地留下了很多故事，千百年来一直口耳相传，不绝如缕。

内丘扁鹊庙之前，有号称是扁鹊弟子化身的千年古柏"九龙柏"，它们的根深扎在岩石之间，粗壮的枝干伸向天空，郁郁葱葱的树冠经历了千年风雨，而周围的山上很少有成才的树木，这说明当地的人们千百年来，一直精心保护着扁鹊庙内外有关扁鹊的遗迹，是非常可贵的历史遗存。

过去人们都认为，历史上的虢国虽然有东虢、北虢、西虢等，但都在春秋早期已经灭亡，赵简子的时代已经没有了虢国。既然没有虢国，也就不会有虢太子，从而不相信这则史料，或者认为历史上有多个扁鹊。笔者曾经主持河北省卫生厅的科研课题，专门就这个问题进行了研究，1996 年由中国中医药出版社出版的《神医扁鹊之谜》之中，记载了笔者的考辨结论。笔者从《左传》中找到了依据。公元前 541 年，晋国执政的赵武，也就是赵简子的爷爷，与11各诸侯国的重臣"会于虢"，在这里举行会议，商讨重要事情。史学家认为这个以虢为名字的城邑"在郑境"，也就是在今河南北部、河北南部的交界地带。公元前537年，"齐侯次于虢"，齐侯与燕国的国君在"燕境"的"虢城"会晤，这次会面交往的时间大约有一个月。燕境之内的虢城，汉代改名为"高郭"。

总之，在扁鹊生活的年代，《左传》两次记载了"虢城"的存在；有虢城，就会有城中的继承人——"虢太子"。由于是一个小国，"地不满五十，不闻见于天子，附庸于诸侯。"因为春秋末期有"虢太子"存在，所以，扁鹊完全可以在赵简子的时候，去给虢太子治疗疾病。大可不必怀疑《韩诗外传》《史记》记载的正确性。刘向《说苑》改为"赵太子"，似乎不太妥当。因为，扁鹊刚治疗了赵简子，再次来到他的宫门之下，不应当受到中庶子的刁难，似乎完全没有听说过扁鹊，不认识他。

河北省内丘扁鹊庙、祠，始建的年代在宋代之前，且停寺等有关传说可以佐证有关记载绝非空穴来风，可以弥补史料记载的不足、不详细之处。

第四节 扁鹊望诊齐桓侯，生死选择由自己

《黄帝内经》说："上工治未病"，也就是高明的医生，不是等到疾病已经形成之后才开始治疗，而是在没有疾病的时候进行养生保健；一旦有了疾病，在早期就要积极干预，在病灶还没有形成之前就进行治疗。治疗关口提前，这既是患者给予医生进行治疗的机会，也是给了自己重生的机会。这样的机会，并不是人人都能抓得住的，桓侯就是最典型的例子。

一、扁鹊来到齐国行医治病

关于扁鹊望诊桓侯的故事，《史记》与《韩非子》记载的事件经过大致相同，在具体细节方面有一些出入。

《史记》说：

扁鹊过齐，齐桓侯客之。入朝见，曰："君有疾在腠理，不治将深。"桓侯曰："寡人无疾。"扁鹊出，桓侯谓左右曰："医之好利也，欲以不疾者为功。"后五日，扁鹊复见，曰："君有疾在血脉，不治恐深。"桓侯曰："寡人无疾。"扁鹊出，桓侯不悦。后五日，扁鹊复见，曰："君有疾在肠胃间，不治将深。"桓侯不应。扁鹊出，桓侯不悦。后五日，扁鹊复见，望见桓侯而退走。桓侯使人问其故。扁鹊曰："疾之居腠理也，汤熨之所及也；在血脉，针石之所及也；其在肠胃，酒醪之所及也；其在骨髓，虽司命无奈之何。今在骨髓，臣是以无请也。"后五日，桓侯体病，使人召扁鹊，扁鹊已逃去。桓侯遂死。

《史记索隐》进行注解的时候说：傅玄曰"是时齐无桓侯"。裴骃云"谓是齐侯田和之子桓公午也。盖与赵简子颇亦相当。"

裴骃所说在齐国的"与赵简子颇亦相当"的"桓公"，与"田氏代齐"的历史故事有关。

田无宇，谥号桓，史称陈桓子、田桓子，他是齐国田氏家族的首领之一，为田氏家族第五任首领，承袭父亲田文子担任田氏家族首领。历仕齐灵公、齐庄公、齐景公三代，妻子是齐灵公和穆孟姬（鲁国叔孙侨如之女）的女儿，景公的姐姐。公元前571年~前567年田桓子随晏弱攻灭莱国。前548年，齐景公即位。前545年，田桓子与鲍氏、栾氏、高氏合力消灭当国的庆氏。之后田氏、鲍氏灭栾、高二氏。田桓子对齐国公族"凡公子、公孙之无禄者，私分之邑"，对国人"之贫均孤寡者，私与之粟"，取得公族与国人的支持。齐景公时，公室腐败。田桓子之子田乞（陈无宇的儿子，又称陈乞，即田僖子）用大斗借出、小斗回收，使"齐之民归之如流水"，增加了户口与实力。是谓"公弃其民，而归于田氏"。前489年，齐景公死，田氏掌握了齐国的国政。到公元前386年，周安王正式册命田和为齐侯。

《韩非子·喻老》记载的扁鹊望诊桓侯故事，与司马迁有所不同，韩非说：

扁鹊见蔡桓公，立有间。扁鹊曰："君有疾在腠理，不治将恐深。"桓侯曰："寡人无疾。"扁鹊出，桓侯曰："医之好治不病以为功。"居十日，扁鹊复见，曰："君之病在肌肤，不治将益深。"桓侯不应。扁鹊出，桓侯又不悦。居十日，扁鹊复见，曰："君之病在肠胃，不治将益深。"桓侯又不应。扁鹊出，桓侯又不悦。居十日，扁鹊望桓侯而还走。桓侯故使人问之，扁鹊曰："疾在腠理，汤熨之所及也；在肌肤，针石之所及也；在肠胃，火齐之所及也；在骨髓，司命之所属，无奈何也。今在骨髓，臣是以无请也。"居五日，桓侯体痛，使人索扁鹊，已逃秦矣。桓侯遂死。

韩非子文中提到的"蔡桓公"，大约生活于春秋早期，春秋时的蔡国位于现今河南省上蔡县一带，第七代国君桓侯公元前714~前695年在位。这个时代距离赵简子、扁鹊生活的年代相差200年左右，因此，司马迁在《史记·扁鹊传》之中记载的是"齐桓侯"，而不是"蔡桓公"。

前边我们说过，韩非子对于扁鹊的事迹没有深入调查研究，而是得之传闻，他在这里虽然讲述了扁鹊的望诊事迹，但是，联系前后文，可以看出他的侧重点是在说明一个道理，而不是以论述扁鹊的事迹为主旨。

韩非为了论证"有形之类，大必起于小；行久之物，族必起于少。天下之难事必作于易，天下之大事必作于细。"他列举了千丈之堤，以蝼蚁之穴溃；百尺之室，以突隙之烟焚的生活例子。说明可以"慎易以避难，敬细以远大。"为了把道理说得更生动感人，他接着就讲述了扁鹊见蔡桓公的故事，然后总结说："故良医之治病也，攻之于腠理。此皆争之于小者也。夫事之祸福亦有腠理之地，故曰：圣人蚤从事焉。"

韩非子生活的年代，比司马迁早100多年，更接近扁鹊生活的年代，应该更可信。但是，由于他对扁鹊的事迹得之于传闻，在写文章的时候，为了一个例子，他也没有必要去考证故事中患者这个次要人物的真实性。所以他的记载没有被司马迁采纳，这个患者也就由"蔡桓公"变成了"齐桓公"。

现在我们按照司马迁提供的线索，穿越时空，见证扁鹊望诊桓侯的尴尬局面是如何形成的。

《史记》说："扁鹊过齐，齐桓侯客之"。也就是说，扁鹊到齐国行医治病，得到了齐国最高领导的支持与欢迎，他甚至成了齐侯的座上客。由于扁鹊长期在齐国泰山脚下的卢城行医，因此被人们称为"卢医"。

也许桓侯当时宴请的人还很多，并非只是扁鹊一个人，扁鹊随众人进入宫内，立而未坐的时候，发生了下面的故事：

"扁鹊先生，你来了！你可是远方的客人啊！"这应该是桓侯的客套话。

扁鹊是桓侯请来的客人，本来也应该奉承主人几句，让主人心里觉得舒服。但是，扁鹊出于医生的责任，也是对于"朋友"的关心，在看到齐侯的神色上已经有了疾病的征兆时，顾不了多想，还未寒暄，就当着众人的面，立即说："君主，您有病啊！它已经在皮肤、腠理阶段了，不治疗就会加重、加深。"

一石激起千层浪，扁鹊的话音刚出口，立即引起众人的关注。这是因为扁鹊享有盛名，也因为齐侯的特殊地位，这一诊断充满了风险，也关系到齐国政局的安危。

一般说来，国君是一个国家的主宰，古人甚至说"国不可一日无君"，一国之君患病，影响是不言而喻的，尤其是在古代医疗条件比较低下的时候更是这样。殷墟甲骨文中就记载了大量的占病记录，其中充满了古代帝王对于患病的恐惧，以及对于疾病痊愈的期待。在某种意义上说，国君的病是一个国家的最高机密。

扁鹊看到众人关切的目光，看到齐侯不知所措的眼神，立即解释说："您的病现在还比较轻浅，只是位于皮肤、肌肉之间，很容易治好。但是，不抓紧治疗的话，就有可能逐渐加深，造成不良后果。"

听了扁鹊的话，齐桓侯不信任地瞥了一眼，故意大声地说："寡人没有病！"继续宴请宾客，不再理会扁鹊。

扁鹊见自己的一片好意换来的却是齐侯的误解、众人的轻蔑。他知趣地退了出去。

齐侯望着扁鹊离开的身影，大声地对朝臣们说："医生都是贪财好利的人啊，扁鹊也不例外。他只想着捞取钱财，就不择手段，把没病的人说成是有病的人，这样一来，不就更容易赚取更多的外快了吗！"

众人听见齐侯这样说，都随声附和起来："是啊！""大王真是英明！""明察秋毫哇！"

这个误解，不仅古代有，在现在市场经济条件之下，这种情况更多，也造成了医患关系的紧张，这个思想根源很深远。从这个意义上说，桓侯的病有"遗传性"，是思想的遗传病。

二、职业良心与眼前利害考验着扁鹊

扁鹊诊断齐桓侯有病，而齐侯否认的事情，很快就在齐国传开了。扁鹊感到了空前强大的压力，他想难道我的诊断错了吗？他仔细回忆了以往的资料，诊治过的相同患者，结合齐侯的精神、气色表现，他坚信自己的诊断不会错。

过了几天，扁鹊接到齐侯的邀请，再一次赴宴。

齐侯也想修复与扁鹊的关系，他认为，扁鹊虽然有贪财的嫌疑，但他从遥远的他乡异国来到举目无亲的齐国，长期治病救人，的确事迹不凡，值得敬佩，因此再一次发出了邀请，让扁鹊入宫来见。

扁鹊见到了齐侯，望着他因为疾病不断加深而表现出来的气色，充满关心地说："尊敬的国君，根据我多年的诊断经验，您的确有病，现在已经逐渐深入到了血脉，比几天以前已经加重了。不进行积极治疗，将会造成严重的后果。"

齐侯深吸了一口气，对扁鹊说："我没有任何不舒服的感觉，我没有病！"齐侯的脸色一沉，眉头一皱，立即增添了不高兴的表情。

扁鹊觉得自己的话也许有些太直了，一国之君，不愿意承认自己有病。话不投机，只好告辞出来。

又过了几天，扁鹊因为其他的宫中人员有病，来到齐君的宫内，见到了齐君。远远望去，齐侯的病又加重了。因此顾不了许多，再一次提出来："尊敬的国君，您的病又加深了，已经到了体内的肠胃之间，可以治疗的机会已经不多了，必须抓紧啊！"

齐侯听了扁鹊的话，心中除了鄙夷，就是愤恨。哼，我一点不舒服的感觉也没有，能吃能喝，什么"病已经到了胃肠"？！看来扁鹊的医术，也不过如此啊！听了扁鹊的话，齐侯假装没有听见，根本置之不理，不再向他解释什么。

三、医患不和，齐侯丧失治疗良机

扁鹊走后，齐侯越想越不是滋味：我明明没有病，扁鹊却一再说我有

病。人们都说他救死扶伤，医德高尚，为什么我看到的、亲身经历的扁鹊，是这样的情况呢？难道，扁鹊是那种很会隐藏的骗子？他的名声都是用这么不光彩的手段赢得的吗？齐侯越想越气，一定要亲自揭开他的骗局，把他的拙劣伎俩公之于众，让他在齐国没有市场。或把他绳之以法，治罪法办；或者赶出齐国去，让天下人都耻笑他。

齐侯主意一定，过了几天，又给扁鹊发了邀请，让他入宫来见。

扁鹊接到齐侯的邀请，心中充满喜悦：齐侯果然被我的执着感动了，想接受治疗了！可是，现在的病情也不知道怎样了，还可以取得疗效吗？

扁鹊怀着一颗忐忑不安的心来到齐国的大殿上。他以为齐侯应当在后宫等他治疗，没想到把他直接领到了前殿。

齐侯盛妆在朝，居高临下，正等着发问，要看扁鹊的笑话，看他的表演伎俩。没想到的是，扁鹊似乎有所察觉，只是远远地望见了齐侯，还没有开口说"君有疾——"，就一步一步地向后退去，很快就不见了扁鹊的身影。

齐侯远远地望见这一不同寻常的情况，很是纳闷：扁鹊的花招还真不少！怎么不开口，不说我有病就走了？寡人要看看他的葫芦里到底卖的什么药！

齐侯立即派人尾随扁鹊，前去查看。官人换了一身便装，来到了扁鹊的住处，只见扁鹊正在收拾行李，马上就要出门的样子。

来人对于扁鹊还是比较敬重的，他上前说："扁鹊先生，听说国君请您赴宴、诊病。怎么您刚一露面就开溜了？难道忘了带上治病的东西了？"

扁鹊长叹一声，见来人没有敌意，就语重心长地说："医生以治病救命为天职，何况齐侯是我客居的国君，又这样器重我，几次请我赴宴，我不能为了讨他的欢心而说假话！我虽然对齐国的人民充满了感情，相处得很好，但是齐侯的病，唉，怎么说呢，我不敢说了，还是不说了吧。我出来的时间已经很久了，我要回老家去看看。"

来人见扁鹊欲言又止，已经猜测出他难言的背后必有苦衷，因此苦苦相求，要求扁鹊一定要把真实的想法告诉他。

面对来人恳切的询问，扁鹊给他讲了一番医学的大道理。

四、扁鹊痛说"六不治"

扁鹊见来人能够真诚相待，愿意虚心听取他的诊断意见，深深触动了他的恻隐之心，他本着医生治病救人的崇高精神，说出了他行医多年的深切感受——"病有六不治"。

扁鹊长长地出了一口气，深情地说：人得病之后，有六种情况不好治疗——

> "骄恣不论于理，一不治也；轻身重财，二不治也；衣食不能适，三不治也；阴阳并，藏气不定，四不治也；形羸不能服药，五不治也；信巫不信医，六不治也。有此一者，则重难治也。"

扁鹊说，人患病之后，依仗自己的地位、财富而骄横恣肆、不讲道理，这样的人医生不好给他治疗。

第二种情况是，患者过分看重钱财，不珍惜生命，这样的人也不好治疗。

第三种情况是，患者穿衣饮食、起居劳作，不能按照医生的嘱咐去做，这样的人也是不容易取得好的效果。

第四种情况是，病人的阴气、阳气不平衡，一方过于偏盛，或者五脏之间不平衡，已经达到了十分严重的程度，也不容易治疗。

第五种情况是，病人的身体极度虚弱，又不能够服药，这样的病人也不容易取得疗效。

第六种情况是，病人只信任巫医巫术，不信任真正的医生，也不容易治疗。

扁鹊说，医生与患者的关系之中，患者是健康的主体，医生只是帮助患者恢复健康。也就是说病人是根本，医生是辅助手段，治疗疾病，不可喧宾夺主。病人只要有上述六种情况之中的一种，就难于治疗了。有的患者同时具有几种难治的因素，怎能可望取得好的治疗效果呢？

齐侯的使者听了扁鹊的话，不由得担心起来："扁鹊先生，照您的看法，我们主公的病，您不准备给他治疗了？"

扁鹊看了一眼来人，动情地说，医生治疗疾病，成功的关键在于选择治疗的时机。如果疾病初起，邪气位于体表，在腠理、肌肉的时候，服些汤药进行发散，或者按摩热敷，通过让病人出汗，就可以排出邪气，治愈疾病；

如果疾病已经进入血脉之中，可以使用针刺、砭割的治疗方法，疏通血脉，也能治疗成功；再进一步，疾病深入到体内的肠胃之中，可以用药酒、汤药，使病人通过泻下秽浊治好疾病；如果病邪深入到内脏，进入到骨髓，邪气已经没有出路，体质已经败坏到不可救药，即使再高明的医生，甚至掌握着人体命运的神仙，也是没有办法的。你们齐侯错过了治疗的最佳时机，我已经没有办法治疗了，所以就不再说什么了。

齐侯的使者闻听此言，仍不甘心："扁鹊先生，真的不能再想一些办法了吗？"

扁鹊再一次把自己行医多年的感慨告诉来人："使圣人预知微，能使良医得蚤从事，则疾可已，身可活也。人之所病，病疾多；而医之所病，病道少。"

扁鹊说："世界上的人们都嫌疾病多，都说疾病不好治疗，经常为此而苦恼；而医生苦恼的是，治疗疾病的办法太少了。弥合两者的方法，就是要经常注意自己的身体，无病防病，有病早治，这样才能治好疾病，保证长寿啊！"

不难看出，扁鹊的肺腑之言，与他长期治病行医的曲折经历是分不开的。

可惜的是，桓侯听不进扁鹊的劝告，不相信扁鹊的先见之明，在接下来的几天之内，体内的疾病终于爆发了，等到他感觉到痛苦，去请扁鹊的时候，扁鹊已经离开了齐国，桓侯因为疾病而去世。

扁鹊的医学思想被后世的医学家加以继承，记载于著作之内。《素问·五脏别论》说："拘于鬼神者，不可与言至德；恶于针石者，不可与言至巧。病不许治者，病必不治，治之无功矣。"

《素问》这些论述，是对扁鹊以来各位医学家临床经验的总结，是经验之谈。

司马迁说："扁鹊名闻天下。过邯郸，闻贵妇人，即为带下医；过雒阳，闻周人爱老人，即为耳目痹医；来入咸阳，闻秦人爱小儿，即为小儿医：随俗为变。秦太医令李醯自知伎不如扁鹊也，使人刺杀之。至今天下言脉者，由扁鹊也。"

只有心中充满大爱，才能巡游天下，到处治病救人；只有医术高明，才能随俗为变，开辟临床各科。扁鹊就是这样一位医德高尚的大医，他留给人们的思考是深刻的。

第五节　司马迁考证扁鹊，表述里籍有难处

关于扁鹊的里籍问题，最早的记载出于韩婴的《韩诗外传》，而不是司马迁《史记·扁鹊仓公列传》。

在扁鹊师徒路过虢国，打算进入宫内救治虢太子的时候，韩婴记录扁鹊自我介绍时说："入言郑医秦越人能治之。"

司马迁是一个历史学家，具有"一字之褒贬"的"史家功夫"，一般的规律是用词极为简略，不会多说一句话。但是，他既然看到了韩婴的记载是那样"简单明了"，为什么却把扁鹊的自我介绍"复杂化"了？尤其是在司马迁的《扁鹊传》里，一开头就写过"扁鹊者，勃海郡，郑人也。"其后，扁鹊到虢国抢救虢太子，同样在作自我介绍，但是看上去很不合理，他的语言非常繁琐："言臣齐勃海秦越人也，家在于郑（鄭）"

韩婴与司马迁相差几十年，韩婴的说法虽然看上去"简单明了"，却很容易让人产生误解，因此司马迁不得不放下"一字褒贬"的史家功夫，把文辞变得冗长繁琐，才能说清楚扁鹊的里籍问题，这背后有其良苦用心，牵涉到文字传抄之中的讹误问题。

《吕氏春秋·察传》讲过一个很有名的故事：

> 子夏之晋，过卫，有读史记者曰："晋师三豕涉河。"子夏曰："非也，是己亥也。夫己与三相近，豕与亥相似。"至于晋而问之，则曰："晋师己亥涉河也。"辞多类非而是，多类是而非。是非之经，不可不分。

这段记载是说，孔子的弟子名叫子夏，他到晋国去出差，路过卫国见到一个奇怪的事情。有个人捧读一卷历史书，很认真地念道："晋国部队的三豕涉水过了黄河。"难道说晋国的部队行军还要赶着三头猪？子夏一听觉得不对，他猜想是这个记载有错误。因为当时的文字或是记在竹简上，或是写在白绸子上，不像现在都是印刷书籍，有编辑，有校对，很容易出现传抄错误。子夏说："不对！这个记载应该是晋国的军队是在'己亥'的时候过的河。那个'己'跟'三'相近，'豕'跟'亥'相似，因此出现了记载错误。"古人用十个天干、十二个地支记载每一天，就叫"干支记日"。话说子

夏到了晋国，为了验证自己的推断，就请教晋国人那句话怎么读，晋国人回答说："晋师己亥过河。"

《吕氏春秋》认为，传抄错误不是个别现象，很多字在字形上相似，但意思却不一样，不要望文生义，混淆了原来的意思。是非的界线，必须分清。

晋葛洪《抱朴子·遐览》也说："谚云：'书三写，鱼成鲁，帝成虎。'"这也是说古书在传抄的过程之中，容易出现文字错讹的现象。

关于扁鹊里籍的记载也是这样错讹字很多，而且还很关键。有些人不善于辨别真伪字，就出现了很多混乱而不同的说法，也有很多人是根据印象，或者见到前人有某些说法就随声附和，人云亦云。像司马迁那样首先进行考证，然后既用当时的行政区划、又用不同地表地理特征进行表述的作者是很少见的。这既说明司马迁做学问的严谨，也反映出他的良苦用心。

一、"郣海"与"渤海郡"的变迁

司马迁写《史记·扁鹊传》，开头就说："扁鹊者，勃海郡郑人也，姓秦氏，名越人。"其中有些文字，如"勃海"的"勃"字、"郑人"的"郑"字，都是传抄过程之中出现的讹误字，需要仔细辨别。

《史记》对于先秦人物的表述一般都是称之为某国人，而用汉代的郡县表述一个先秦的人，在《史记》里是不多见的，但是也不是绝无仅有。比如《史记·老子韩非列传》就说："老子者，楚、苦县、厉乡、曲仁里人也。姓李氏，名耳，字聃，周守藏室之史也。"只要知道的比较准确，司马迁就可以说得很详细，尽管先秦时代郡县制并不普遍。

需要说明的是，普遍设置郡县虽然是在秦开国之后，分"天下"为三十六郡，郡下再设县，这种"郡县制"成为汉代之后行政区划的主流，但是，郡县制并不是秦代才开始有的。

赵简子时代的晋国早就有郡县制，《左传》的记载很生动，哀公二年（公元前493年）赵简子曾经悬赏说："克敌者，上大夫受县，下大夫受郡，士田十万，庶人、工商遂，人臣、隶圉免。"

赵简子不可能用一个大家不熟悉、不了解的行政概念进行悬赏，因此说郡县制在晋国已经实行多年，只是当时县大而郡小，或者县在晋国的核心区域，而郡在边缘区域，这与秦汉时期郡管县有所不同。

汉代刘熙《释名·释州国》云："至秦改诸侯置郡县，随其所在山川土形而立其名，汉就而因之也。"刘熙所言甚是，"渤海郡"应该因为有叫"渤"的地名才设立"渤海郡"，但是，"渤"字是汉代之后才出现的俗近字，也就是说司马迁的时代没有"渤"这个字。

东汉许慎的《说文解字》里没有"渤"，只有"郭"和"勃"与我们今天所说的"渤海"有关系。也就是说，在汉代的古籍里，"渤海郡"都应该写作"郭海郡"或"勃海郡"，而不是"渤海郡"。

需要指出的是，今本《史记》《汉书》里的"勃海郡"的"勃"是一个讹误字，这是因为"郭""勃"二个字在字形上很相近，造成了传抄错误。"郭海郡"是正确的表述，而"勃海郡"属于传抄错误。

《说文解字》云"勃：排也，从力，孛声"；"郭：海地。从邑，孛声。一曰地之起者曰郭。"可见"勃"属力部，"郭"属邑部，二字本意不相同。邑部的字都是右边有耳朵，表示地名。所以《说文解字》说："邑，国也。从口。先王之制，尊卑有大小……凡邑之属皆从邑。"

先秦文献称"北海""东海"，多为泛称，都是因为方位的关系获得了相对的称谓。说话、写文章的人可以因为方位的关系，用"北海""东海"代称渤海，但未见以渤海代东海、北海之称谓者。

渤海，古又称作"郭澥"。《说文解字》云："澥：郭澥，海之别也。"

"郭澥、郭"是海边、海岸的一部分，因郭邑而得名，特指今沧州一带沿海海陆，故汉高祖刘邦五年（公元前202年），于这一带设立郭海郡，管辖有20多个县。

"郭海"是一个特称，这与"江"只表示长江，"河"只称黄河是一类的用法，属于专有名词。其后，兴起了"渤"字，而古老的"郭"因为只是一个专属的地名，没有其他含义而逐渐淡出人们的视野。

一开始，"郭、勃、渤"三字混称，这种状况可以见于传抄到后代的《史记》《汉书》等秦汉古籍之中，后来有了"渤海"一词，更容易表示大海，"郭海"的"郭"字就被很多人淡忘了，甚至很多字典、字书也不再收录"郭"字。

不仅如此，"鄭"字也是一个误字，本字应是"鄚"字。

二、"鄚州"与"鄭州"的差异

今本《史记·扁鹊传》说："扁鹊者，勃海郡，鄭人也。"

《史记集解》引晋代徐广曰："'鄭'当为'鄚'。鄚，县名，今属河间。"
《史记索隐》说："案：勃海无鄭县，当作鄚县，音莫，今属河间。"

司马迁的《史记》流传到后世，有些内容需要进行注释，才能被当时的人们读懂，因此，不断地有人为《史记》进行注解。比较有名的解释著作，有《史记集解》，他是南朝刘宋裴骃编撰的，全书八十卷。书中以晋代徐广《史记音义》为底本，兼采经、传、诸史及孔安国、郑玄、服虔、贾逵等人之说，进行增益集成而编定。原书单行，至北宋时期，与司马贞《史记索隐》、张守节《史记正义》散列于史记正文之下，合为一编。收录在注疏体的《十三经》里。

司马迁说扁鹊是勃海郡人，这个勃海郡是汉高祖设立的，秦朝的时候勃海郡一带属于巨鹿郡。汉朝建立之后，既实行郡县制，也有侯国，并且经常变化。根据成书于东汉年间的《汉书·地理志》记载，勃海郡之中鄚县已经划归涿郡管理了。到了晋代的时候，鄚县又属于河间国。所以，晋代的徐广说："鄚，县名，今属河间"，唐代的司马贞也说"鄚县，音莫，今属河间。"

"鄚""鄭"二字，形近易误，"鄚"字也只有一个意义，就是只标示地名，没有其他含义，这样的文字在传抄的过程之中，就容易被抄错，抄做一般的流行字。故唐初的行政官府就改"鄚州"为"莫州"。此与文献流传中的讹误尚有所区别。这是因为同时代之人写"鄚"而误为"鄭"者十分普遍，影响办事的准确性，经常把应该由鄚州办的事情，交代到了"鄭州"，所以唐代睿宗景云年间，政府官员把"鄚州"改成了"莫州"，以与"鄭州"相区别。

鄭州、鄭县在今河南一带，离着"勃海郡"很远。

汉景帝时期就有名气的韩婴，他的家乡就在鄚县，正好与扁鹊同乡，《韩诗外传》是当时颇为流行的著作。韩婴写扁鹊的时候说"入言鄚医秦越人能治之"，但是传抄之中几十年，到了司马迁时期很多抄写的有错误，变成了"入言鄭医秦越人能治之。"

为了防止人们继续抄写错误，或者为了准确表述扁鹊的籍贯，司马迁在提到扁鹊里籍的时候，都是"郡、县并用"，这样一来即使你抄错了，仍然很容易地根据"勃海无郑县"加以纠正。

正是因为这个原因，司马迁在《扁鹊传》的开头就说："扁鹊者，郣海郡，鄭人也。"后边扁鹊自我介绍的时候，他说："言臣齐郣海秦越人也，家在于鄭。"这种"郡县并用"的深意，就是为了防止人们传抄错误，即使传抄错误了也可以纠正。

果然不出司马迁的预料，后人不仅把"鄭"误写成"鄭"，而且还把"郣海"误写成了"勃海"，甚至又变成了"渤海"。这些古往今来"翻天覆地"的字体、字形变化，也许是司马迁所不曾想到的。

"齐郣海"之中的"齐"不是名词，而是动词，或者是名词的"使动用法"，意思是"靠近、接近"的意思。《说文解字》说："齐，禾麦出穗上平也。""见贤而思齐焉""举案齐眉""齐衰""齐民要术"等都是这类用法。不要一见到"齐"就认为是齐国。如果这样，"齐天大圣孙悟空"就变成了齐国的孙悟空了，很容易闹出笑话来。

扁鹊自我介绍说："言臣齐郣海秦越人也，家在于鄭。"变成今天的话说，就是："您进去告诉虢君，就说我是靠近郣海的秦越人，家住鄭州城。"

如果不是这样，把"齐"翻译成齐国，就容易出现错误，就成了"您进去告诉虢君，说我是齐国人、郣海人，家在鄭州。"齐国、郣海、鄭州都是地名，相去几百里，让人听了不知所云，不知道他到底是哪里人。具有"一字之褒贬功夫"司马迁，他的笔下也不可能出现这样啰嗦、不知所云的文字。

古籍传抄之中，形近易误的例子很多，鱼—鲁、亥—豕之误，但是很少因此而改字，这是因为其造成的失误和危害不如把"鄭州"当作"鄭州"大，所以用不着改字，"鱼鲁""亥豕"仍然并见于古今。

从校勘惯例可知，"古僻字"易误为"俗近字"，相反的，"俗近字"被误为"生僻字"的情况却很少有，故唐代改古僻之"鄭"字而不改"鄭"字。

三、"卢医"与"卢人"的不同

所传"扁鹊为卢人"之说，源于扬雄《法言》。但细考杨氏原著，可知后人误其本意。

扬雄（公元前53年~公元18年）字子云，生于西汉末年，与王莽同时。扬雄眼见政治风云变化，王莽篡汉建立新朝，他在《法言》之中述说自己的感受是："见所不欲见，敬所不欲敬"，内心里充满痛苦。他说："震风陵雨，然后知夏屋之为帡幪；虐政虐世，然后知圣人之为郛郭也！"

有资料介绍说，扬雄是西汉蜀郡成都（今四川成都郫县友爱镇）人。少好学，口吃，5岁能背诵司马相如的代表作《子虚赋》，博览群书，长于辞赋。15岁便写出了千古绝唱的《蜀都赋》，30岁凭着一篇《绵竹颂》打动了汉成帝，拜为黄门侍郎，他上奏《甘泉》《河东》等赋，成为西汉末期最著名的哲学家、思想家、文学家、历史学家、语言文字学家。

扬雄与王莽曾经都是朝廷的郎官，王莽篡汉称帝之后，扬雄仍然校书于天禄阁。由于受他人牵累，在即将被捕受辱的时候，坠阁自杀未遂而留下残疾，后来被王莽召为大夫，但是他内心对于社会的黑暗充满了憎恶。

古人有诗称赞杨雄："歇马独来寻故事，文章两汉愧杨雄"。在刘禹锡著名的《陋室铭》中"西蜀子云亭"的西蜀子云即为扬雄。扬雄曾撰《太玄》等，将源于老子之道的"玄"作为最高范畴，是汉朝道家思想的继承和发展，对后世影响很大。

扬雄《法言·重黎》云："或问《黄帝终始》。曰：托也。昔者倕氏治水土，而巫步多禹；扁鹊，卢人也，而医多卢。夫欲雠伪者必假真。禹乎？卢乎？《终始》乎？"

在扬雄看来，黄帝果有其人，而流传当世之《黄帝终始》一书却出于伪托，这是为王莽篡汉张目的一本书，它宣扬刘汉政权"赤世计尽，终不可强济。皇天明威，黄德当兴，隆显大命，属予以天下。今百姓咸言皇天革汉而立新，废刘而兴王。"

王莽为了篡夺汉朝政权，一边使用"丹石符命"的把戏，制造"告安汉公莽为皇帝"的"天命"欺骗民众，一边利用所谓《黄帝终始》，宣扬"五德终始"学说，为自己寻找政权更替的"理论根据"。这一切拙劣的表演，在博学多识的的扬雄看来，都很可笑，需要或明或暗地进行批判。

为了说明《黄帝终始》是一个伪造的古籍，他顺手举例，加以论证。

大禹之跛足，绝非与生俱来，而是因为治水的过程辛劳无比，三过家门而不入，常年奔波，"胫无毛"，时有跛行。巫者不学其活用五行生克，按照"水曰润下"的天性，"因势疏通"而治水成功的经验，反借"禹步"跛行以自重，说大禹的跛行是"圣人的步伐"，在跳傩舞表演的时候一瘸一拐，自我吹嘘这种"禹步"，东施效颦，成为天下笑柄。

扁鹊"为医或在齐"，较长时间行医于卢，游医骗人有所不知，以为扁鹊是卢人，鼓吹"人杰地灵出名医"，到处招摇撞骗，游方时自称"我与扁鹊同乡，都是卢人、卢医"。其实，北京的名医未必就是祖籍北京的人。扁鹊居卢行医，久有医名，被一些不学无术的骗子利用。但是骗子的骗术很好揭露，这就是明眼人，有学问的人，读过《史记·扁鹊传》的人，都知道"扁鹊者，郭海郡，郑人也。"

假如，扁鹊祖籍真是卢，这些冒牌行骗的卢医就难以识别了。

因为，学习名医的经验、传承其学术是很高雅的事情，或者是其亲炙弟子、再传弟子、学派继承人，都是无可厚非的。只有冒牌的人，不学无术，却到处宣扬"我与扁鹊同乡，都是卢人，都是卢医。"这才可笑，才可耻。东施效颦，却不察西施之美绝非由于一时之心痛；羊质而虎皮，学其皮毛而不得其真髓。所以，扬雄不无愤怒、戏谑地说："夫欲雠伪者必假真，禹乎？卢乎？《终始》乎？"将所谓"禹步""卢医"《黄帝终始》三伪并列，讽而刺之以伪妄。后人不察，反据以为立论根据，指鹿为马，岂不悲哉！

唐初杨玄操《难经序》云："渤海秦越人……又家于卢国，因命之曰卢医，世或以卢扁为二人者，斯实谬矣！"

史家笔法，凡称"家于"者，多为居处，非其祖籍或出生地。如《史记·司马相如列传》称：司马相如"家居茂陵"；《史记·张耳陈余列传》说张耳为大梁人，后移居外黄，故称"张耳家外黄。"

古人称秦越人为卢医，是说他长期在卢地生活、行医，当地的人喜欢他，因此才说他是卢医。这与其"郭海郡，郑人"，"言臣齐（靠近）郭海秦越人也，家在于郑"及"在赵者名扁鹊"，并无矛盾之处。

在扬雄之前，汉景帝时韩婴之《韩诗外传》、汉武帝时之《史记》、汉成帝时刘向之《说苑》等古籍，皆称"郑医扁鹊"，而无卢医之说，于当时是为常识。扬雄所称"扁鹊卢人也"，与今人所说"北京名医某某""兰考人焦裕禄"等一样，非指其原籍或出生地。

扬雄曾续写《史记》，或以为其另有所本，而不同意"郑医扁鹊"之论，但也当详示所据，以正史失。

西汉末年，战国策士雄辩之风尚存，刘向新校诸子之书行世，各硕儒名哲竟呈其才，《盐铁论》即其代表。扬雄虽不善言，然也仿《论语》而著《法言》，崇《周易》而作《太玄》。如此著名之哲人，怎能欲立"扁鹊卢人"之论，而与"禹乎、卢乎、《终始》乎"数伪并称？！

扬雄决不至于轻视司马迁等前辈，而不需任何论证便强其辞曰"扁鹊卢人也"。历来立论，未见有如此拙劣笔法者。

后人误扬雄原意或别有原因。孔府在历史上是否制酒尚难论定，然自"孔府家酒"问世，伪造者已难以胜数；长沙马王堆汉墓出土之后，开发出新产品"西汉古酒"而伪制者也难尽数。如今售伪之风甚于当年，杨子之书被人曲解，良有以也。从卢县境内发现渤海已难做到，于是有人别出心裁，要在卢国域内找出"郑"来，其"用心良苦"也。

四、司马迁用心良苦，后人误解

第一个说出扁鹊籍贯的人是韩婴，他所著的《韩诗外传》当时是一部非常"畅销"的读物，受到很多读书人的热烈追捧，传抄很广，因此今天我们见到的版本都有一定的讹误字。也许这些讹误字，在司马迁的时代已经发生了，并且很严重。因此，迫使司马迁必须另出新意，才能达到"实录"不误的准确性。

司马迁的时代，由于经常有把"鄚州"误写为"郑州"的情况，或见当世讹误流传较为普遍，他为了防止读者、传抄者再次误"鄚"为"郑"，故在《史记·扁鹊传》中每每郡、县并提，称"扁鹊者，郭海郡，鄚人也。"在扁鹊救治虢太子之前，做自我介绍的时候，扁鹊说："言臣齐郭海秦越人也，家在于鄚。"而此前韩婴的《韩诗外传》只有"入言郑医秦越人能活之"，韩婴的话看上去简洁明了。

难道说具有"一字之褒贬史家功夫"的司马迁，他不知道韩婴的表述更简洁吗？司马迁的行文为什么多出这么多字来？说了郡，还要说县；说了

113

齐，还要说郭海，还要说鄚？他这样连篇累牍，不厌其烦地写，完全是为了防止后人讹误。

因为韩婴就是燕国鄚州人，他的家乡与扁鹊是同一个地方，他介绍扁鹊不需要格外提醒，不用郡县并称，或者他也没见到后人学习、传抄其《韩诗外传》的时候经常出现错误。所以，韩婴的文字很简洁，但是，容易产生讹误；司马迁的文字很啰嗦，但是能看出他要表达的准确地点。他不幸而言中，后人果误书其字，把"鄚人"写成了"鄭人"，幸"郭海郡无鄭县"而又有"鄚县"，可经过"郭海郡有鄚县，而无鄭县"的常识，或者稍加考证，就可获得正确的表述。

假如，齐、渤海、鄚都是地名，那么，扁鹊是哪里人呢？

假如，扁鹊是泰山脚下的卢国人，司马迁能不知道？能用这么多笔墨来表述，让人不知所云？

扁鹊自称"齐郭海"人，不是齐国的渤海，因为齐国境内无渤海，渤海不是齐国的内海。齐国濒临渤海，在渤海之南。

扁鹊自称"齐郭海"与孙悟空自称"齐天大圣"一样，这里的"齐"不是名词，而是动词，是"接近""靠近"的意思。《说文解字》说："齐，禾麦出穗上平也。""见贤而思齐焉""举案齐眉"之中的"齐"字都是"靠近、接近"的意思。

扁鹊自我介绍说："言臣齐郭海秦越人也，家在于鄚。"如果将其翻译成现代汉语，就是："请替我介绍，说我是靠近渤海的秦越人，家在鄚州城。"

这样用笔之细密，非司马迁不能为之。

写先秦的人，称"鄚医扁鹊"或称"郭海秦越人"，长于称"赵人""齐人"。因战国以来，各诸侯列强相互攻战兼并，郡县、城邑时属燕赵、时归齐秦，颇难划定。扁鹊行医"或在齐，或在赵"，可以过洛阳、过邯郸、过齐国，来入咸阳，"名闻天下"，行医四方。

为了说明扁鹊到底是哪里人士，司马迁不厌其烦，两次用郡县一起表述扁鹊的里籍问题，这种"指定"是富含着深刻用意的笔法，我们不可"模糊化处理"，辜负了史学家的一片苦心。

第三章　扁鹊的著作与学术成就

自古以来，学在官府，没有民间私人著作。但是，凡规矩必有例外。

扁鹊有没有著作流传下来，他对于后世有什么具体的学术影响，这是一个大问题。很多人以为，扁鹊生活的年代距离我们太远了，大家现在都是"岐黄传人"，再谈扁鹊对后世医学的影响，不仅是费力不讨好，而且会搞乱中医人的思想。

扁鹊有没有著作流传下来，他对于后世有什么具体的学术影响，这是一个大问题。很多人以为，扁鹊生活的年代距离我们太远了，大家现在都是"岐黄传人"，再谈扁鹊对后世医学的影响，不仅是费力不讨好，而且会搞乱中医人的思想。

第一节　扁鹊著作之谜

自古以来，学在官府，没有民间私人著作。清代著名学者章学诚在《文史通义》中提出："六经皆史也。古人不著书，古人未尝离事而言理，六经皆先王之政典也。"余嘉锡《古书通例》说："春秋之前，并无私人著作，其传于后世者，皆当时之官书也。其他诸子，在三代以前者，多出于依托。"

但是，凡规矩必有例外，扁鹊著作的情况有些特殊，这需要我们仔细考证，认真辨别，才能得出正确的结论。

一、扁鹊时代有医学著作吗

春秋之前，尚无私人著书的惯例，一般认为自孔子、老子、墨子、孙武等先秦诸子开始著书之后，才开始了私人著书的风气。

笔者认为，医书有其特殊性，其成书的年代可能要早一些。因为，诸子百家其思想的成熟晚于医学经验的积累；必先有某子，而后才能有某子的著作。医学始自远古，夏商时代之前，已经有不少医学用具、药物出土。殷墟甲骨文记载了很多医药知识。

在周代，各诸侯国都已经有了宫廷医生，有位有禄，有规范的管理、考核制度，必然会有"医疗记录"。有记录，就产生了医学著作。当然，前人积累的医学理论、知识也就逐渐形成了专著。不然，扁鹊的老师长桑君怎么说："我有禁方"，并且《史记》明文记载，长桑君把禁方书"尽予扁鹊"。可见扁鹊时代已经有了医学著作。

《史记·仓公传》明确记载了，公乘阳庆传授给仓公"黄帝、扁鹊之《脉书》"；齐王的侍医遂也引用扁鹊的医学理论，与仓公讨论医理。

考古所见的甲骨文、钟鼎文都是官府卜官、史官之类的官员对于事实的记录，六经都是记载先王治国理政业绩的有关文献。

春秋战国时代，诸子峰起，百家争鸣。《汉书·艺文志》说诸子出于王官："皆起于王道既微，诸侯力政，时君世主，好恶殊方，是以九家之说蜂出并作。"

先秦诸子的著作既继承了此前官府政典的精华，也阐发了诸子对于当时政治形势的观点。虽然春秋之前也有"个人观点"，但是流传下来的文献却寥若星辰，非常罕见。

春秋战国时代，中央集权政治逐渐解体，列国诸子发奋图强的政治主张开创了空前繁荣的局面，学术著作随之出现并逐渐流传于后世。

我们现在见到比较早的诸子著作比如《道德经》《墨子》《孙子兵法》《论语》等，大都出现于春秋末期，《管子》虽然署名管仲，其实是其门人弟子加以整理而成书于后世。

孔夫子宣称自己"信而好古，述而不作"，他只整理前人的著作而自己不亲自创作著书，但是由此可以反证当时"作而不古"的著作在社会上已经有所流传。

在老子写出《道德经》、孔夫子创立儒学的时代，扁鹊集成创新了医学，使其成为理法方药齐全的医学体系，并且有著作流传后世。

二、扁鹊内外经与黄帝内外经

《汉书·艺文志》把西汉之前的医学书籍分成了四大类：医经、经方、神仙、房中。

"医经"类的书籍是专门论述医学理论的著作；"经方"类书籍主要是记载药方的著作；"神仙"类著作主要是追求长生不老的书籍；"房中"类著作主要是性保健之类的书籍。

《汉书·艺文志》在"医经"类里一共收载了七本著作，即：《黄帝内经》18卷、《黄帝外经》37卷、《扁鹊内经》9卷、《扁鹊外经》12卷、《白氏内经》38卷、《白氏外经》36卷、《旁篇》25卷，这七本著作被称为"医经七家"，总共216卷。

需要说明的是，班固《汉书·艺文志》所说的这些医书并不是他所见到的书籍，而是从刘向、刘歆父子整理的西汉末年国家图书目录之中，加以删节、整理、"转帖"在《汉书》里的。

班固《汉书·艺文志·序》说："昔仲尼没而微言绝，七十子丧而大义乖。故《春秋》分为五，《诗》分为四，《易》有数家之传。战国从衡，真伪分争，诸子之言，纷然殽乱。至秦患之，乃燔灭文章，以愚黔首。汉兴，改秦之败，大收篇籍，广开献书之路。迄孝武世，书缺简脱，礼坏乐崩，圣上喟然而称曰：'朕甚闵焉！'于是建藏书之策，置写书之官，下及诸子传说，皆充秘府。至成帝时，以书颇散亡，使谒者陈农求遗书于天下。诏光禄大夫刘向校经传、诸子、诗赋，步兵校尉任宏校兵书，太史令尹咸校数术，侍医李柱国校方技。每一书已，向辄条其篇目，撮其指意，录而奏之。会向卒，哀帝复使向子侍中奉车都尉歆卒父业。歆于是总群书而奏其《七略》，故有《辑略》，有《六艺略》，有《诸子略》，有《诗赋略》，有《兵书略》，有《术数略》，有《方技略》。今删其要，以备篇籍。"

孔夫子弟子三千，贤者七十二人，他们整理、编订的图书被称为儒家经典，在传承的过程里逐渐分化为不同的学派。这些儒家的经典著作在先秦与诸子的地位相似，汉初盛行黄老之学，窦太后与汉高祖刘邦一样很"不待见"儒学和儒生，并且时常有一些侮辱性的言行。到汉武帝中后期，董仲舒把阴阳五行学说与儒家学说相结合，提倡天人感应，儒学这才取得汉武帝的赞赏，"独尊儒术"，《诗经》《尚书》《春秋》《周易》《礼记》等成为显学，被奉为经典，各设博士传授其学问，有了五经博士，也有了"经"与解释经的"传"的区别。

整理儒家经典的工作并不是身在长安的国家机构做得最好，而是河间献王刘德最卖力气。这有深刻的历史文化背景。

公元前155年，汉景帝把栗太子刘荣的弟弟刘德立为河间王（在今河北省献县境内），刘德死后被谥为河间献王。他在儒学传统的继承和发扬发面有着重大贡献，也对中医药文化传承有着潜在的影响。

汉朝建立初期，由于秦朝实行的焚书坑儒政策，窦太后只重视黄老之学，轻视儒家思想，使古代儒家的典籍散乱殆尽，河间献王首先出来收集古籍，进行整理和阐发，对于儒学的存续、继承做出了巨大的贡献。

学者们根据《汉书》等文献记载，认为献王刘德在封地河间的王国里，高举儒学大旗，与窦太后倡导黄老之学恰成对照。他对于儒学不仅倡导，而且身体力行，言行举止都遵循儒家的礼仪法度，并推行儒家的仁政，以民为本，"温仁恭俭，笃敬爱下，明知深察，惠于鳏寡"。

河间献王以重金求购天下遗书，并将抄写好的副本给原主，自己留下真本。因此，"四方道术之人，不远千里，或有先祖旧书，多奉以奏献王者，故得书多，与汉朝等"。一个诸侯王的藏书与国家的藏书几乎等量齐观，尤其是古文先秦旧书几乎都被网罗。为表彰六艺之学，他特立毛公、贯公分别为《毛诗》《春秋左氏传》博士，《西京杂记》卷四说他"筑日华宫，置客馆二十余区，以待学士，自奉养不逾宾客"，由是"山东（指潼关以东的广大地区）诸儒多从其游"，"天下俊雄众儒皆归之"，河间国遂成声名远播、鼎盛一时的儒学中心。

河间献王不但搜求整理文献、制礼作乐，还对这些经典和礼乐的义理进行了发明阐述。班固说献王"修学好古，实事求是"，所谓"修学好古"是指对儒学传统的努力继承，"实事求是"则是指根据客观现实进行发展和重构。

献王提出"治道非礼乐不成"的观点，其所有学术活动都是紧紧围绕周制和周代的礼乐文化展开的。

武帝建元元年（公元前140年），诏举贤良方正之士，汉武帝亲自策问。董仲舒说：《春秋》大一统者，天地之常经，古今之通谊也。今师异道，人异论，百家殊方，指意不同。是以上无以持一统，法制多变，下不知所守。臣愚以为诸不在六艺之科，孔子之术者，皆绝其道，勿使并进。邪辟之说灭息，然后统纪可一而法度可明，民知所从矣。"

董仲舒的主张得到武帝的采纳。建元五年（公元前136年），武帝罢黜百家，专立五经博士。"经学"由此兴盛起来，除个别情况外，儒家经学以外的百家之学失去了官学中的合法地位，而五经博士成为独占官学的权威。

《剑桥中国秦汉史》指出，汉武帝为了应对来自河间献王等"复古儒生"

的压力，开始扩建乐府，采用郑声，这决非一般贪图享乐和个人喜好或是对古乐的反感。因为当时虽"天意已另换新局"但"人情犹狃于故见"，复兴古礼乐的背后，伴随的将是对整个古代周制的回归，和强大的被压抑的儒家复古思潮，这最终将危及大一统帝国郡县制的政体。这时的献王还在"集天下雄俊硕儒"，在河间大规模地搜集言礼乐古事的文献材料，兴修礼乐。他通过20多年的努力，使雅乐系统基本恢复和完成。在汉武帝即位11年的时候，献王来朝献雅乐和八佾之舞，因此激怒了武帝，为巩固新生郡县制帝国统治，以至武帝不得不决定要除去这个持不同政见的对手。

据《史记·汉兴以来诸侯王年表》，刘德受封为河间王后，"来朝"共四次，前三次均在景帝年间，分别是公元前154年、公元前148年、公元前143年。而此后的13年间，其他诸侯纷纷来朝，刘德一直未进京行朝觐之礼。对武帝的朝觐，仅武帝元光五年，即公元前130年一次。作为以儒者思想为追求的献王，不可能违背六艺经典中所强调的朝聘大礼。他之所以不来，应是认识到自己处境的危险。

《史记·五宗世家》裴骃《集解》引《汉名臣奏》杜业语，说献王来朝时，武帝"问五策，献王辄对无穷。武帝艴然难之，谓献王曰：汤七十里，文王百里，王其勉之。王知其意，归即纵酒听乐，因以终。"商汤以七十里的封地最终取代了夏桀；周文王用方百里的地盘取代了商朝。汉武帝担心河间献王觊觎天子之位似乎不是没有道理，这成为河间献王日后"纵酒死"的起因。

其实，根据《汉书》的记载，献王与武帝的矛盾可追溯到献王的母亲栗姬与武帝之母王夫人之间的势不两立，她们对于帝后之位的争夺充满了阴谋与陷害。斗争的最终结果，据《汉书·外戚传》记载，献王刘德的母亲栗姬被幽死，"栗卿之属"并遭诛戮，其兄栗太子刘荣被废，而王夫人夺得帝后之位，武帝争得太子地位。这些成果的取得与王夫人和长公主导演的阴谋有关。献王作为"受害者"亲属，当然最清楚其中阴私，且"素有贤名"，其存在对汉武帝母子来说，始终是道德、心理上的压力。

河间献王在长安受到汉武帝怒斥，"归即纵酒听乐，因以终。"古语说"哀大莫甚于心死"。中医认为，人的精神对于身体健康至关重要，怒伤肝，悲伤肺，思伤脾，惊恐伤肾。献王回到封国之后"纵酒"，也就是毫无节制地饮酒，天天醉倒为止，因为他心里明白，自己的存在已经成了汉武帝的心病，如果不尽早让自己死亡，就有可能招致更大的迫害，将有"祸及子孙"的灾难。所以，河间献王刘德喝酒的心情，与中山靖王饮酒养生、追求健康长生的目的不一样，而是"速求一死"。他不能再做"天下士人之领袖"了，也不能再醉心于儒家学说了，因为这一切都被当今的圣上视为"别有用心"，是汉武帝的心腹大患。他只有自己尽快结束生命，才能消除对汉武帝的潜在威胁。所以，聪明的河间献王，大量饮酒，天天买醉，没多久就死了。汉武帝听说这个消息之后，心中大悦，同意给河间王刘德一个"献"字作为他的谥号。按照《谥法》的说法，这是一个"美谥"。

河间献王虽然死了，但是他对于传统儒学在汉代的恢复功不可没。此后不久，以董仲舒为宗的儒学——与汉武帝确定的郡县大一统相适应的新儒学——在汉代应运而生，其经典被立为学官，成为官方儒学，很快发展起来。

班固《汉书·艺文志·序》说汉武帝"建藏书之策，置写书之官。下及诸子传说，皆充秘府。"这些事情，都是"后事"。汉武帝收来的这些图书，过了几十年到汉成帝的时候，因为没人整理而"颇散亡"，于是汉成帝再次下诏书，"使谒者陈农求遗书于天下"。旧藏的图书堆了一堆，新献来的图书也堆积了很多，因此，汉成帝下诏，请几个有关人员进行分类整理，由光禄大夫刘向校经传、诸子、诗赋；步兵校尉任宏校兵书；太史令尹咸校数术；侍医李柱国校方技。

几个整理图书的人分工合作、各有特点。计算单位也不统一，有的用"卷"来计数，有的用"篇"来计数。

刘向与任宏校正的书，一般用"篇"做计数单位，其中也有杂用"卷"做计数单位的图书；太史令尹咸和侍医李柱国校正的图书，一般用"卷"做计数单位，也有少量图书用"篇"做计数单位。

篇和卷可以互用，不像后人那样，"卷"下分"篇"。

这些整理、校正过的图书汇总到一起的之后，由总校正官刘向写"提要"，然后上报汉成帝。刘向写的书籍提要汇集起来成为一本书，书名叫《别录》。刘向这个工作还没做完就去世了，他的儿子刘歆继续做。刘歆把他父亲的《别录》进行归类、删节，称之为《七略》："有《辑略》，有《六艺略》，有《诸子略》，有《诗赋略》，有《兵书略》，有《术数略》，有《方技略》。"刘歆的"删节本"本来就比刘向的内容少，班固的摘抄本比刘歆的更少，因此"医经七家"就只剩下书名和卷数两项，然后有这个"图书类别"的总说明。这对于班固来说，的确起到了提纲挈领、备其大要的作用。但是，对于后人了解"医经七家"每一著作有哪些内容，却造成了很大的困难。

现在一般认为，"医经七家"大多已经失传，只有《黄帝内经》18卷流传了下来，变成了《素问》《灵枢》两本书。

笔者在《神医扁鹊之谜》之中，经过考证认为：《素问》《灵枢》两本书是"医经七家"的汇编性著作，其中也收载了扁鹊著作的内容，继承了扁鹊的医学思想，只是它并没有这样说。

明确表示学术内容来源于扁鹊的早期医学著作，是魏代太医令王叔和的《脉经》，其中的卷四、卷五引用了大篇幅的扁鹊著作。

三、扁鹊脉学存在于《脉经》

《脉经》是一部善于继承前人学术成就的优秀著作，其中既有张仲景《伤寒杂病论》的主要内容，也有扁鹊《内经》《外经》的精华。其第四卷、第五卷有五篇内容叙述扁鹊脉学，极为珍贵，这也是我们探索扁鹊脉学的主要依据材料。

生活于魏晋时代的太医令王叔和，由于身在宫廷之内，能够见到很多古代的医学书籍，其本人又乐于整理和研究这些古代文献，写成了《脉经》一书。根据皇甫谧《针灸甲乙经·序》介绍，王叔和还整理过张仲景的"遗论"，内容编次很精当，切合临床实用。

但是，《千金方》《外台秘要》引述了王叔和关于伤寒的论述，其理论体系依据华佗的"三部六日"，而不是张仲景的六经辨证。笔者在《中医外感热病学史》之中对此也有比较详细的论述。

毫无疑问，王叔和热心脉诊，他在《脉经》自序说："脉理精微，其体难辨。弦紧浮芤，展转相类。在心易了，指下难明。谓沉为伏，则方治永乖；以缓为迟，则危殆立至。况有数候俱见，异病同脉者乎！夫医药为用，性命所系。和鹊至妙，犹或加思；仲景明审，亦候形证，一毫有疑，则考校以求验。故伤寒有承气之戒，呕哕发下焦之间。而遗文远旨，代寡能用，旧经秘述，奥而不售，遂令末学，昧于原本，斥兹偏见，各逞己能。致微疴成膏肓之变，滞固绝振起之望，良有以也。今撰集岐伯以来，逮于华佗，经论要诀，合为十卷。百病根原，各以类例相从，声色证候，靡不该备。其王、阮、傅、戴、吴、葛、吕、张所传异同，咸悉载录。诚能留心研穷，究其微赜，则可以比踪古贤，代无夭横矣。"

我们细看《脉经》这部著作，它主要论述脉学，必然会重视扁鹊的著作，因为扁鹊是公认的对脉学集大成的医学宗师，王叔和没有理由不重视扁鹊脉学，除非他见不到有关著作。

王叔和不愧是一个文献学家，他把能够说清楚来源的医学著作都一一明确其"知识产权"。扁鹊的医学著作占了很大的"引用比例"。在《扁鹊内经》《扁鹊外经》久已失传的今天，这些引用就显得格外珍贵。

第二节　《脉经》记载的扁鹊脉法

王叔和对于扁鹊脉法的研究很深，他在《脉经·卷五》首先用《扁鹊阴阳脉法》为题目进行引用和论述。

一、扁鹊论脉，首重阴阳

《脉经》引用扁鹊的原文说："脉，平旦曰太阳，日中曰阳明，晡时曰少阳，黄昏曰少阴，夜半曰太阴，鸡鸣曰厥阴，是三阴三阳时也。"

扁鹊这种按照一天之中的不同时段，"一日分为四时"来谈论脉象的理论，贯彻了人与天地相应的整体观，也是动态的变化。

扁鹊认为，脉象除了一天之中不同时段不一样之外，一年四季的脉象也不一样，而且表现出"阴阳六经"分段主时、分时段旺盛的特点。

扁鹊说："少阳之脉，乍小乍大，乍长乍短，动摇六分。王十一月甲子夜半，正月、二月甲子王。太阳之脉，洪大以长，其来浮于筋上，动摇九分。三月、四月甲子王。阳明之脉，浮大以短，动摇三分。大前小后，状如科斗，其至跳。五月、六月甲子王。少阴之脉紧细，动摇六分。王五月甲子日中，七月、八月甲子王。太阴之脉、紧细以长，乘于筋上，动摇九分。九月、十月甲子王。厥阴之脉，沉短以紧，动摇三分。十一月、十二月甲子王。"

这种上半年三阳脉旺，下半年三阴经脉旺的学术特点，把人体阴阳气血的变化与大自然阴阳之气的变化相关联，体现出人与自然是一个整体的理念。当然，这里论述的脉象的衰、旺都是生理现象，而不是病态的脉象变化。

医生诊治疾病，既要熟悉生理状态下的脉象，也要了解病理状态之下脉象变化的道理，所以，扁鹊很快就讲到了病理状态下的脉象：

扁鹊说："厥阴之脉急弦，动摇至六分以上，病迟脉寒，少腹痛引腰，形喘者死；脉缓者可治。刺足厥阴入五分。少阳之脉，乍短乍长，乍大乍小，动摇至六分以上。病头痛，胁下满，呕可治；扰即死（一作伛可治，偃即死）。刺两季肋端足少阳也，入七分。阳明之脉，洪大以浮，其来滑而跳，大前细后，状如科斗，动摇至三分以上。病眩头痛，腹满痛，呕可治；扰即死。刺脐上四寸，脐下三寸，各六分。从二月至八月，阳脉在表；从八月至正月，阳脉在里。"

以上论述的内容仅涉及到厥阴、少阳、阳明三脉的病理变化，既有形象的不正常，也有"动摇几分"程度上的差异，并且把脉象与疾病的证候紧密联系起来，其主要反应体内寒热之气的变化，也与四时阴阳变化有很大关系，并且很看重自然界阴阳变化对人体脉象变化的决定作用。

扁鹊除了对六经脉象比较重视，还对"附阳脉"与"附阴脉"的关系很看重。

扁鹊说："附阳脉强，附阴脉弱。至即惊，实则细而沉。不即泄，泄即烦；烦即渴，渴即腹满；满即扰，扰即肠；即脉代，乍至乍不至。大而沉即咳，咳即上气，上气甚则肩息，肩息甚则口舌血出，血出甚即鼻血出。"

扁鹊对于寸口脉也有很多研究，他说："变出寸口，阴阳表里，以互相乘。如风有道，阴脉乘阳也。寸口中，前后溢者，行风。寸口中，外实内不满者，三风、四温。寸口者，劳风。劳风者，大病亦发，快行汗出亦发。

软风者，上下微微扶骨，是其诊也。表缓腹内急者，软风也。猥雷实夹者，飘风。"

《素问》讨论过"气口何以独为五脏主"的问题，认为全身的气血都可以"变见于气口"，气口就是寸口，因为手腕之后脉搏跳动的地方只有一寸之地。《难经》有"独取寸口"之说。这都与扁鹊重视寸口脉有学术上的继承关系。

扁鹊还论述了脉象所反映的阴阳变化，这里的阴阳，或指表里深浅，或指部位前后，是扁鹊阴阳脉法的突出特点。

扁鹊说："从阴趋阳者，风邪。一来调，一来速，鬼邪也。阴缓阳急者，表有风来入脏也。阴急者，风已抱阳入腹。上逐逐，下宛宛，不能至阳，流饮也。上下血微，阴强者，为漏癖；阳强者，酒癖也。伛偷不过，微反阳，澹浆也。阴扶骨绝者，从寸口前顿趣于阴，汗水也。来调四布者，欲病水也。阴脉不偷，阳脉伤，复少津。寸口中后大前兑，至阳而实者，癖食。小过阳一分者，七日癖；二分者，十日癖；三分者，十五日癖；四分者，二十日癖；四分中伏不过者，半岁癖。敦敦不至胃阴一分，饮饵癖也。外勾者，久癖也。内卷者，十日以还。外强内弱者，裹大核也，并浮而弦者，汁核。并浮紧而数，如沉，病暑食粥（一作微）。有内紧而伏，麦饭若饼。寸口脉倚阳，紧细以微，瓜菜皮也；若倚如紧，荠藏菜也。赜赜无数，生肉癖也；附阳者，炙肉癖也。小倚生，浮大如故，生麦豆也。"

这些临床证候与脉象关系的论述，也许经历了多少代人的不懈探索、补充与修改，但是，在流传的过程之中更容易失传。这些脉象的临床意义也随着时代的推移，而少有人能读懂、会用了。

二、《脉经》记载的"扁鹊脉法"

扁鹊的脉法流传到魏晋时代也许有不同的流派，就好像儒家的经典"诗分三家"，《易》有几派一样，扁鹊脉学在流传之中也会有不同的传本。

王叔和《脉经·卷五·扁鹊脉法》是单独一节，这一节的内容与上面一节不一样。

"扁鹊曰：人一息脉二至谓平脉，体形无苦。人一息脉三至谓病脉。一息四至谓痹者，脱脉气，其眼睛青者，死。人一息脉五至以上，死，不可治也。都（一作声）息病，脉来动，取极五至，病有六、七至也。"

这是从脉搏至数的快、慢来区分病情的一种脉法，这里的"一息"就相当于"一吸"，而不是我们现在所说的一呼一吸，"呼吸定息"的"一息"。在一定程度上，脉搏越快，疾病的程度越严重。

"扁鹊曰：平和之气，不缓不急，不滑不涩，不存亡，不短不长，不俯不仰，不从不横，此谓平脉，肾（身）受如此，身无苦也。"

这是扁鹊对正常脉象的描述，是建立标准脉象。这种标准的脉象反映的是身体气血之间、脏腑之间、阴阳之间的平衡与和谐，因此是健康状态。

"扁鹊曰：脉气弦急，病在肝。少食多厌，里急多言，头眩目痛，腹满，筋挛，癫疾上气，少腹积坚，时时唾血，咽喉中干。相病之法，视色听声，观病之所在，候脉要诀岂不微乎？脉浮如数，无热者，风也。若浮如数，而有热者，气也。脉洪大者，又两乳房动，脉复数，加有寒热，此伤寒病也。若羸长病，如脉浮溢寸口，复有微热，此痎气病也。如复咳又多热，乍剧乍瘥，难治也。又疗无剧者，易瘥；不咳者，易治也。"

这段论述只提到病在肝，没有说其他脏腑，好像是扁鹊在讲课、传授弟子的语录，就像《论语》那样。这是否为王叔和节选的内容，很难说清楚了。后半部分论述"相病之法"，提到"视色听声"，这就是扁鹊四诊合参的思想，虽然他擅长脉诊，但是也很注重听声、望色，这都是"观其外应"、察知内在变化的诊断方法，也是中医学独特的学术特征，是"内外相关"的体现。

其中提到"风"病、"气"病及"伤寒病""痎气病"，不知道是否属于扁鹊的原话、原病名。据我所知，"伤寒病"是《难经》《阴阳大论》之后才有的病名，此前都称之为"热病"。《素问·热论》所说："今夫热病者，皆伤寒之类也"所说的"伤寒"，是指"伤于寒"的病因，而不是作为病名。另外，扁鹊对反复咳嗽伴有发热的病情判断是"难治"，这也相当于肺痨，也就是肺结核病的特征，并且认为"疗无剧者，易瘥"，这也是经验之谈。临床上治疗之后，不加重的咳嗽病容易治愈；而治疗之后咳嗽不减轻的病人，又可能属于难治病。这都是具有丰富临床实践的"经验概括"。

通过脉证判断病情，有这样"内外相关"的理论指导，才会有系统的

"内病外治"措施。

三、扁鹊、华佗察声色要诀

下面的内容都是《脉经·卷五》的原文，我们可以看出其学术内容十分丰富，今天仍有指导意义。

扁鹊开创，华佗继承，王叔和引用，都是为了方便临床诊治患者，这在古代学者看来，可以混编在一起，不需要区分哪一个是扁鹊的，哪一个是华佗的。我们不能用现在的"知识产权""著作权"概念衡量古人，如果那样，就是不理解，或者叫苛求、吹毛求疵。

中医学术本来是一门实践性很强的学术，只要是有利于临床诊治疾病的内容，都是非常珍贵的，可以汇编在一起。尤其是在古代的条件下，书写与传播都不方便，至于后人如何考证、如何评价，古人未必预料到。

很多人把扁鹊"虚拟化"处理，认为扁鹊这个人不存在，是一个神话故事，是一个传说，或者他的事迹属于很多人"叠加"在一起凑成的，这都是不善读古人之书造成的误解。

我们应该做的是，把古人的论述继承下来，发扬光大，发展中医学术，这才是当务之急。

> 病患五脏已夺，神明不守，声嘶者，死。
> 病患循衣缝，谵言者，不可治。
> 病患阴阳俱绝，掣衣撮空，妄言者，死。
> 病患妄语错乱及不能语者，不治；热病者，可治。
> 病患阴阳俱绝，失音不能言者，三日半死。
> 病患两目有黄色起者，其病方愈。
> 病患面黄目青者，不死；青如草滋，死。
> 病患面黄目赤者，不死；赤如血，死。
> 病患面黄目白者，不死；白如枯骨，死。
> 病患面黄目黑者，不死；黑如炲，死。
> 病患面目俱等者，不死。
> 病患面黑目青者，不死。

病患面青目白者，死。

病患面黑目白者，不死。

病患面赤目青者，六日死。

病患面黄目青者，九日必死，是谓乱经。饮酒当风邪入胃经，胆气妄泄，目则为青。虽有天救，不可复生。

病患面赤目白者，十日死。忧恚思虑，心气内索，面色反好，急求棺椁。

病患面白目黑者，死。此谓荣华已去，血脉空索。

病患面黑目白者，八日死。肾气内伤，病因留积。

病患面青目黄者，五日死。

病患着床，心痛短气，脾竭内伤，百日复愈。能起傍徨，因坐于地，其亡倚床，能治此者，可谓神良。

病患面无精光，若土色，不受饮食者，四日死。

病患目无精光及牙齿黑色者，不治。

病患耳目鼻口有黑色起，入于口者，必死。

病患耳目及颧颊赤者，死在五日中。

病患黑色出于额，上发际，下直鼻脊两颧上者，亦死在五日中。

病患黑气出天中，下至年上、颧上者，死。

病患及健人黑色若白色起，入目及鼻口，死在三日中。

病患及健人面忽如马肝色，望之如青，近之如黑者，死。

病患面黑，目直视，恶风者，死。

病患面黑，唇青者，死。

病患面青，唇黑者，死。

病患面黑，两胁下满，不能自转反者，死。

病患目回回直视，肩息者，一日死。

病患头目久痛，卒视无所见者，死。

病患阴结阳绝，目精脱，恍惚者，死。

病患阴阳绝竭，目眶陷者，死。

病患眉系倾者，七日死。

病患口如鱼口，不能复闭，而气出多不反者，死。

病患口张者，三日死。

病患唇青，人中反，三日死。

病患唇反，人中满者，死。

病患唇口忽干者，不治。

病患唇肿齿焦者，死。

病患阴阳俱竭，其齿如熟小豆，其脉快者，死。

病患齿忽变黑者，十三日死。

病患舌卷卵缩者，必死。

病患汗出不流，舌卷黑者，死。

病患发直者，十五日死。

病患发如干麻，善怒者，死。

病患发与眉冲起者，死。

病患爪甲青者，死。

病患爪甲白者，不活。

病患手足爪甲下肉黑者，八日死。

病患荣卫竭绝，面浮肿者，死。

病患卒肿，其面苍黑者，死。

病患手掌肿，无纹者，死。

病患脐肿，反出者，死。

病患阴囊茎俱肿者，死。

病患脉绝，口张足肿，五日死。

病患足跗肿，呕吐头重者，死。

病患足跗上肿，两膝大如斗者，十日死。

病患卧，遗屎不觉者，死。

病患尸臭者，不可治。

肝病皮黑，肺之日庚辛死。

心病目黑，肾之日壬癸死。

脾病唇青，肝之日甲乙死。

肺病颊赤目肿，心之日丙丁死。

肾病面肿唇黄，脾之日戊己死。

青欲如苍璧之泽，不欲如蓝。

赤欲如帛裹朱，不欲如赭。

白欲如鹅羽，不欲如盐。

黑欲重漆，不欲如炭。

黄欲如罗裹雄黄，不欲如黄土。

目色，赤者病在心，白在肺，黑在肾，黄在脾，青在肝。黄色不可名者，病胸中。

诊目病，赤脉从上下者，太阳病也；从下上者，阳明病也；从外入内者，少阳病也。诊寒热瘰，目中有赤脉，从上下至瞳子，见一脉，一岁死见一脉半，一岁半死；见二脉，二岁死；见二脉半，二岁半死；见三脉，三岁死。

诊龋齿痛，按其阳明之脉，来有过者独热，在右右热，在左左热，在上上热，在下下热。

诊血者脉，多赤多热，多青多痛，多黑为久痹，多赤、多黑、多青皆见者，寒热身痛。面色微黄，齿垢黄，爪甲上黄，黄胆也。安卧，少黄赤，脉小而涩者，不嗜食。

笔者认为，扁鹊、华佗的原著都已经散佚了，所幸王叔和《脉经》把他们的学术经验整理、保存了下来，其功劳是非常大的，值得后人赞扬和学习。

王叔和是善于继承先贤的优秀代表，在古代没有印刷术、只靠手抄的时代，他一边担任太医令，一边抄录这些古医书，因此才为我们留下了这样宝贵的资料，为我们研究扁鹊学术留下了宝贵的线索，值得进一步探索。

四、扁鹊诊诸反逆死脉要诀

下面也是我们原文照录的《脉经·卷五》的内容，其记载的大量扁鹊医学论述十分珍贵，我们不忍心隔断其文气上的有机联系，解读这样的作品，也需要大家静下心来，慢慢品味。

有人说，扁鹊的医学著作失传了，扁鹊对医学的贡献已经无从查考了，这都是"虚化"扁鹊的做法，是不可取的。疑古太甚，也是民族虚无主义的表现。

扁鹊曰：夫相死脉之气，如群鸟之聚，一马之驭系，水交驰之状，如悬石之落。出筋之上，藏筋之下，坚关之里，不在荣卫，伺候交射，不可知也。脉病患不病，脉来如屋漏、雀啄者，死（屋漏者，其来既绝而止，时时复起，而不相连属也。雀啄者，脉来甚数而疾，绝止复顿来也）。

又经言：得病七八日，脉如屋漏、雀啄者，死（脉弹人手如黍米也）脉来如弹石，去如解索者，死。（弹石者，辟辟急也。解索者，动数而随散乱，无复次绪也）脉困，病患脉如虾之游，如鱼之翔者，死。（虾游者，苒苒而起，寻复退没，不知所在，久乃复起，起辄迟而没去速者是也。鱼翔者，似鱼不行，而但掉尾动，头身摇而久住者是也）脉如悬薄卷索者，死。脉如转豆者，死。脉如偃刀者，死。脉涌涌不去者，死。脉忽去忽来，暂止复来者，死。脉中侈者，死。脉分绝者，死。（上下分散也）脉有表无里者，死。经名曰结，去即死。

何谓结？脉在指下如麻子动摇，属肾，名曰结，去死近也。脉五来一止，不复增减者，死。经名曰代。

何谓代？脉五来一止也。脉七来是人一息，半时不复增减，亦名曰代，正死不疑。

经言：病或有死，或有不治自愈，或有连年月而不已。其死生存亡，可切脉而知之耶？

然：可具知也。设病者若闭目不欲见人者，脉当得肝脉，弦急而长，反得肺脉浮短而涩者，死也。病若开目而渴，心下牢者，脉当得紧实而数，反得沉滑而微者，死。病若吐血，复鼽衄者，脉当得沉细，而反浮大牢者，死。病若谵言妄语，身当有热，脉当洪大，而反手足四逆，脉反沉细微者，死。病若大腹而泄，脉当微细而涩，反得紧大而滑者，死。此之谓也。

经言：形脉与病相反者，死。奈何？

然：病若头痛目痛，脉反短涩者，死。

病若腹痛，脉反浮大而长者，死。

病若腹满而喘，脉反滑利而沉者，死。

病若四肢厥逆，脉反浮大而短者，死。

病若耳聋，脉反浮大而涩者，死（《千金翼》云：脉大者生，沉迟细者难治）

病若目俣俣，脉反大而缓者，死。左有病而右痛，右有病而左痛，下有病而上痛，上有病而下痛，此为逆，逆者死，不可治。

脉来沉之绝濡，浮之不止，推手者，半月死。（一作半日）

脉来微细而绝者，人病当死。

人病脉不病者，生；脉病患不病者，死。

人病尸厥，呼之不应，脉绝者，死。脉当大反小者，死。

肥人脉细小，如丝欲绝者，死。

羸人得躁脉者，死。

人身涩而脉来往滑者，死。

人身滑而脉来往涩者，死。

人身小而脉来往大者，死。

人身短而脉来往长者，死。

人身长而脉来往短者，死。

人身大而脉来往小者，死。

尺脉不应寸，时如驰，半日死。（《千金》云：尺脉上应寸口，太迟者，半日死）

肝脾俱至，则谷不化。肝多即死。

肺肝俱至，则痈疽，四肢重。肺多即死。

心肺俱至，则痹，消渴，懈怠。心多即死。

肾心俱至，则难以言，九窍不通，四肢不举。肾多即死。

脾肾俱至，则五脏败坏。脾多即死。

肝心俱至，则热甚，汗不出，妄见邪。

肝肾俱至，则疝瘕，少腹痛，妇人月使不来。

肝满、肾满、肺满皆实，则为肿。肺之雍，喘而两满。肝雍，两满，卧则惊，不得小便。肾雍，脚下至少腹满，胫有大小，髀大跛，易偏枯。

心脉满大，痫筋挛。

肝脉小急，痫筋挛。

肝脉骛暴，有所惊骇，脉不至，若喑，不治自已。

肾脉小急，肝脉小急，心脉小急，不鼓皆为瘕。

肾肝并沉，为石水；并浮，为风水；并虚，为死；并小弦，欲惊。

肾脉大急沉，肝脉大急沉，皆为疝。

心脉搏滑急为心疝，肺脉沉搏为肺疝。

脾脉外鼓，沉为肠，久自已。

肝脉小缓为肠，易治。

肾脉小搏沉，为肠下血，温身热者死。心肝，亦下血。二脏同病者可治，其脉小沉涩者为肠，其身热者死，热见七日死。

胃脉沉鼓涩，胃外鼓大，心脉小紧急，皆膈偏枯，男子发左，女子发右，不喑舌转，可治，三十日起。其顺者喑，三岁起。年不满二十者，三岁死。

脉至而搏，血衄身有热者死。脉来如悬钩，浮，为热。

脉至如喘，名曰气厥。气厥者，不知与人言。（《素问》《甲乙》作暴厥）

脉至如数，使人暴惊，三四日自已。

脉至浮合，浮合如数，一息十至、十至以上，是为经气予不足也，微见，九十日死。

脉至如火新然，是心精之予夺也，草干而死。

脉至如散叶，是肝气予虚也，木叶落而死。（木叶落作枣华）

脉至如省客，省客者，脉塞而鼓，是肾气予不足也，悬去枣华而死。

脉至如泥丸，是胃精予不足也，榆荚落而死。（《素问》荚作叶）

脉至如横格，是胆气予不足也，禾熟而死。

脉至如弦缕，是胞精予不足也，病善言，下霜而死；不言，可治。

脉至如交漆，交漆者，左右旁至也，微见四十日死。（《甲乙》作交棘）。

脉至如涌泉，浮鼓肌中，是大肠气予不足也，少气，味韭英而死。脉至如委土（《素问》作頹土）之状，按之不得，是肌气予不足也，五色先见黑，白垒（一作）发color。脉至如悬雍，悬雍者，浮揣切之益大，是十二俞之予不足也，水凝而死。

脉至如偃刀，偃刀者，浮之小急也，按之坚大急，五脏菀熟，寒热独并于肾也，如此其人不得坐，立春而死。脉至如丸滑不直手，不直手者，按之不可得也，是大肠气予不足也，枣叶生而死。脉至如春者，令人善恐，不欲坐卧，行立常听，是小肠气予不足也，季秋而死。

问曰：尝以春二月中，脉一病患，其脉反沉。师记言：到秋当死。其病反愈，到七月复病，因往脉之，其脉续沉。复记言：至冬死。

问曰：二月中得沉脉，何以故处之至秋死也？

师曰：二月之时，其脉自当濡弱而弦，得沉脉，到秋自沉，脉见浮即死，故知到秋当死也。

七月之时，脉复得沉，何以处之至冬当死？

师曰：沉脉属肾，真脏脉也，非时妄见。经言：王相囚死。冬脉本王脉，不再见，故知至冬当死也。然后至冬复病，王以冬至日死，故知为谛。华佗效此。

上述来源于扁鹊的脉学著作，内容十分丰富，有谈论"死脉"的论述，有关于结代脉的阐释，有从脉象看脏腑五行相克胜负的探索，有形脉与证候不一致的研究；有"经言"，有"师曰"，有提问，有答复。这说明扁鹊脉学是一个集大成的医学，它继承了源远流长的医学思想，又有自己在医学实践之中不断研究、探索的创新内容，是一个不断传承的"扁鹊脉学"。

这一段扁鹊论脉的著作，谈论五脏脉的重要性，却很少提及阴阳学说。这与《史记·扁鹊传》所说扁鹊"视病尽见五脏症结，特以诊脉为名"是相一致的，由此可以反证，扁鹊诊病不是靠"特异功能"，而是靠脉证相关的"司外揣内"。

这段文字的末尾，讨论了一个靠脉诊预断病情变化的例子，很有启发意义。按照脉理，患者在春天应该见到"濡弱而弦"的脉象，但是却出现了秋天的沉脉，扁鹊断定病人"到秋当死"，结果，病人没死，反而获得痊愈。
这是一个反常的现象，出乎预料。但是，病人到了夏天，病情又出现反复，
仍然属于沉脉，并且是没有胃气的"肾的真脏脉"。因此，扁鹊再次预言患
者到冬季的时候死去，给出的理由是"非时妄见"。

华佗与张仲景一样，很推崇扁鹊的脉学诊断水平，也学习扁鹊的脉学著
作，因此，王叔和说"华佗效此"。

五、扁鹊论诊损至脉

下面我们仍然是原文照录扁鹊的有关论述，它收载于《脉经·卷四》，
是扁鹊对损至脉的诊断以及其原理的推导过程，从中不难发现扁鹊脉学"守
数精明"的特点。

> 扁鹊曰：脉一出一入曰平，再出一入少阴，三出一入太阴，
> 四出一入厥阴。再入一出少阳，三入一出阳明，四入一出太阳。
> 脉出者为阳，入者为阴。故人一呼而脉再动，气行三寸；一吸而
> 脉再动，气行三寸。呼吸定息，脉五动。一呼一吸为一息，气行
> 六寸。人十息，脉五十动，气行六尺。二十息，脉百动，为一备
> 之气，以应四时。天有三百六十五日，人有三百六十五节。昼夜
> 漏下水百刻。

> 一备之气，脉行丈二尺。一日一夜行于十二辰，气行尽则周遍
> 于身，与天道相合，故曰平，平者，无病也，一阴一阳是也。

> 脉再动为一至，再至而紧即夺气。一刻百三十五息，十刻
> 千三百五十息，百刻万三千五百息，二刻为一度，一度气行一周
> 身，昼夜五十度。脉三至者离经。一呼而脉三动，气行四寸半。人
> 一息脉七动，气行九寸。十息脉七十动，气行九尺。一备之气。脉
> 百四十动，气行一丈八尺。一周于身，气过百八十度，故曰离经。
> 离经者病，一阴二阳是也。

> 三至而紧则夺血。脉四至则夺精。一呼而脉四动，气行六寸。
> 人一息脉九动，气行尺二寸。人十息脉九十动，气行一丈二尺。一
> 备之气，脉百八十动，气行二丈四尺。一周于身，气过三百六十

度，再遍于身，不及五节，一时之气而重至。诸脉浮涩者，五脏无精，难治。一阴三阳是也（四至而紧则夺形）。脉五至者，死。一呼而脉五动，气行六寸半（当行七寸半）。人一息脉十一动，气行尺三寸（当行尺五寸）。人十息脉百一十动，气行丈三尺（当行丈五尺）。一备之气，脉二百二十动，气行二丈六尺（当行三丈）。一周于身三百六十五节，气行过五百四十度。再周于身，过百七十度。一节之气而至此。气浮涩，经行血气竭尽，不守于中，五脏痿，精神散亡。

脉五至而紧则死，三阴（一作二）三阳是也，虽五犹末，如之何也。

脉一损一乘者，人一呼而脉一动，人一息而脉再动，气行三寸。十息脉二十动，气行三尺。一备之气，脉四十动，气行六尺，不及周身百八十节。气短不能周遍于身，苦少气，身体懈堕矣。脉再损者，人一息而脉一动，气行一寸五分。人十息脉十动，气行尺五寸。一备之气，脉二十动，气行三尺，不及周身二百节。疑气血尽，经中不能及，故曰离经。血去不在其处，小大便皆血也。

脉三损者，人一息复一呼而脉一动。十息脉七动，气行尺五寸（当行尺五分）。一备之气，脉十四动，气行三尺一寸（当行二尺一寸）。不及周身二百九十七节，故曰争，气行血留，不能相与俱微。气闭实则胸满脏枯，而争于中，其气不朝，血凝于中，死矣。脉四损者，再息而脉一动。人十息脉五动，气行七寸半。一备之气，脉十动。气行尺五寸。不及周身三百一十五节，故曰亡血，亡血者，忘失其度，身羸疲，皮裹骨。故气血俱尽，五脏失神，其死明矣。脉五损者，人再息复一呼而脉一动。人十息脉四动，气行六寸。一备之气，脉八动，气行尺二寸。不及周身三百二十四节，故曰绝。绝者，气急，不下床，口气寒，脉俱绝，死矣。

扁鹊对于损至脉的研究，是从脉搏与呼吸频率、气血运行速度的关系出发，概括出常数，然后再推导出一至五级的不正常情况，脉动过缓的属于损脉，脉动过快的为至脉。

扁鹊论损至脉，其原创性的学术思想被其后的医学家所继承，并且逐渐发展成由"虚"到"损"的"虚损学说"。从《难经》到《伤寒杂病论》，以及后人治疗"虚损"，是一个逐渐发展、不断丰富的过程。限于篇幅，我们不能从这里展开，容待在后面的第四章第四节里进行讨论。

第三节 《难经》与扁鹊的关系

《旧唐书》《新唐书》都记载说，《难经》是扁鹊的著作。这可靠吗？如何看待《难经》与扁鹊的关系需要我们深入研究。

一、关于《难经》的历史记载

东汉末年，张仲景引用《八十一难经》的时候没有说这是谁的著作，只是一部古代的医学著作。在西晋的时候，著名医学家皇甫谧说《黄帝八十一难经》，认为《难经》是黄帝及其臣子的著作。《隋书·经籍志》的目录中有"《黄帝八十一难》二卷"，但其中并没有注明作者是谁。

到了唐代，杨玄操为《难经》作序说："《黄帝八十一难》者，斯乃勃海秦越人所作也。"

此后，许多人都把《难经》说成是扁鹊的著作。著名文学家王勃为《难经》作序，对《难经》的成书和流传过程，描述得更是煞有介事。他说："《黄帝八十一难经》是医经之秘录也。昔者岐伯以授黄帝，黄帝历九师以授伊尹，伊尹以授汤，汤历六师以授太公，太公授文王，文王历九师以授医和，医和历六师以授秦越人，秦越人始定立章句，历九师以授华佗，华佗历六师以授黄公，黄公以授曹夫子。夫子讳元字真道，自云京兆人也。盖受黄公之术，洞明医道，至能遥望气色，彻视府藏，浇肠刳胸之术，往往行焉。浮沉人间，莫有知者。"

王勃以他的神来之笔，为我们勾画出一幅"神传秘籍"流传路线图，这往往只有在武侠小说之中才能一见。他似乎是有十分充足的理由才这样说，使我们不能不信，那么，我们就姑且"恭敬不如从命"吧。

无论《难经》是否源出于扁鹊，但是，大约成书于东汉的这部医学著作一定继承了很多扁鹊的医学思想，其独取寸口的脉学创见一直影响至今。其著作之中谈论脉学的内容很多，在这个意义上说，《难经》很符合"至今天下言脉者，由扁鹊"的一般规律。

2005年，在首届内丘扁鹊文化节的座谈会上，著名中医文献专家余瀛鳌研究员说，《汉书·艺文志》记载的《扁鹊内经》《扁鹊外经》以及《泰始黄帝扁鹊俞拊方》，现今都已经失传，《难经》一书是否为扁鹊的亲手著作，学术界目前还不能肯定。扁鹊创造了中国医学史上的众多第一：中华医术集大成第一人、中医著书第一人、手术针灸第一人、四诊合参第一人、制做汤药第一人、倡导科学反对巫术第一人等。扁鹊精神是中华民族品格与精神的代表，当前的文化价值超出了医学的范畴。

李经纬教授曾经指出，扁鹊是中国历史上伟大的医学家，他的历史地位没有人能够推翻。扁鹊在关键的历史时期做了杰出的贡献，此前的甲骨文时代是医巫不分的时代，敢于同巫术决裂，今天看来好象是天经地义很容易做到的，其实不然。把医学从巫术之下解放出来，不仅需要勇气，更需要医学技术的支撑，要用科学技术为医学的发展开辟康庄大道。扁鹊开辟了综合治疗的先河，他治疗虢太子尸厥，由于病人不能服药，就先用针灸、热熨、按摩，继以汤药，这种科学方法今天仍然具有现实意义。扁鹊还树立了"全科医生"形象，现代中医也学西医一样分科越来越细，甚至一生只看一种病，这不仅会限制医生的全面发展，也不利于相互之间的交流和更好地为人民服务。扁鹊能够随俗为变，不仅体现了他的服务意识强，也需要更为坚实的医学技术做基础。

二、《难经》着重继承扁鹊脉学

《难经》是中医古典名著之一，它继承了秦汉之前的中医理论，尤其是扁鹊的脉学思想，并有自己独特的学术特色，其内容包括生理、病理、诊断、治疗等。"独取寸口"诊脉法是其创造性立说，确立了以手腕寸、关、尺为三部，再分别以每部之浮、中、沉为九候的"三部九候"脉诊法。《难经》在论述正常脉象及各类疾病所反映出的病脉在疾病诊断方面的意义、各类脉象的鉴别等方面，均有丰富而深刻的医理内涵，是学习中医者必读的中医经典著作之一。

《难经》全书主要内容大致可以分为六大部分：1~22 难论脉诊，23~29 难论经络，30~47 难论脏腑，48~61 难论病证，62~68 难论腧穴，69~81 难论针法。

《难经》除了论脉最有特色之外，书中对命门、三焦有新的学术见解，以及七冲门（消化道的七个冲要部位）和八会（即脏、腑、筋、髓、血、骨、脉、气之精气会聚之处，也是针灸疗法中的八个要穴）等理论的阐发，丰富和发展了中医的基本理论体系。书中论及的许多病因、病证以及治法受到后世医家的重视。例如该书明确提出："伤寒有五，有中风，有伤寒，有湿温，有热病，有温病，其所苦各不同。"这就为后世对伤寒与温病的研究提供了重要的理论依据，使《素问》《灵枢》讨论的热病逐渐转变为广义伤寒。

《难经·一难》说：

> 曰：十二经皆有动脉，独取寸口，以决五脏六腑死生吉凶之法，何谓也？
>
> 然。寸口者，脉之大会，手太阴之脉动也。人一呼脉行三寸，一吸脉行三寸，呼吸定息，脉行六寸。人一日一夜，凡一万三千五百息，脉行五十度，周于身。漏水下百刻，营卫行阳二十五度，行阴亦二十五度，为一周也，故五十度，复会于手太阴。寸口者，五脏六腑之所终始，故法取于寸口也。

"独取寸口"是《难经》对扁鹊脉学的突出贡献，此前关于脉诊的论述多见"遍身诊脉"法，或者叫"分经诊脉"，需要诊察不同部位的脉象，这在封建社会"男女授受不亲"的条件下，尤其显得不方便，"独取寸口"弥补了这一缺憾，临证时方便好用。因此，这种"独取寸口"单纯以寸口脉（桡动脉近腕处）作为切脉部位的做法一直沿用至今。

当然，重视寸口脉的医学著作不只《难经》一家，《素问·五脏别论》说："帝曰：气口何以独为五脏之主？岐伯说：胃者水谷之海，六腑之大源也。五味入口，藏于胃以养五脏气，气口亦太阴也，是以五脏六腑之气味，皆出于胃，变见于气口。"属于手太阴肺经的气口，由于只有一寸长，所以又被称为"寸口"，其中尽管没有提到"独取寸口"，但是已经暗含着这层意蕴。

"独取寸口"诊法盛行之后，寸口又被称为"脉口"。在寸口脉中，《难经》把一寸长的诊脉部位，分为寸、关、尺，以之与人体脏腑相对应。这种切脉分部法促进了中医诊断技术的发展，王叔和《脉经》也采用了这种诊法。

扁鹊脉学之中吸收了阴阳学说，认为脉象有阴阳，与天地四时相应，有日夜运行五十度的规律性。《难经·四难》继承了这种思想，说：

> 曰：脉有阴阳之法，何谓也？
>
> 然。呼出心与肺，吸入肾与肝，呼吸之间，脾受谷味也，其脉在中。浮者阳也，沉者阴也，故曰阴阳也。
>
> 心肺俱浮，何以别之？
>
> 然。浮而大散者心也，浮而短涩者肺也。
>
> 肾肝俱沉，何以别之？
>
> 然。牢而长者肝也，按之濡，举指来实者肾也。脾者中州，故其脉在中。是阴阳之法也。脉有一阴一阳，一阴二阳，一阴三阳；有一阳一阴，一阳二阴，一阳三阴。
>
> 如此之言，寸口有六脉俱动耶？
>
> 然。此言者，非有六脉俱动也，谓浮、沉、长、短、滑、涩也。浮者阳也，滑者阳也，长者阳也；沉者阴也，短者阴也，涩者阴也。所谓一阴一阳者，谓脉来沉而滑也，一阴二阳者，谓脉来沉滑而长也，一阴三阳者，谓脉来浮滑而长，时一沉也；所谓一阳一阴者，谓脉来浮而涩也；一阳二阴者，谓脉来长而沉涩也；一阳三阴者，谓脉来沉涩而短，时一浮也。各以其经所在，名病顺逆也。

《难经·四难》这段文字表现出脉有阴阳，脉有五脏气机升降出入，这些思想与扁鹊脉学思想一致，体现出前后继承的关系，值得进一步深入研究。

《难经·七难》说：

> 曰：《经》言少阳之至，乍大乍小，乍短乍长；阳明之至，浮大而短；太阳之至，洪大而长；少阴之至，紧大而长；太阴之至，紧细而长；厥阴之至，沉短而紧。此六者，是平脉邪？将病脉耶？
>
> 然。皆王脉也。
>
> 其气以何月，各王几日？
>
> 然。冬至之后，初得甲子少阳王，复得甲子阳明王，复得甲子太阳王，复得甲子少阴王，复得甲子太阴王，复得甲子厥阴王。王各六十日，六六三百六十日，以成一岁。此三阳三阴之王时日大要也。

尽管《难经》提倡"独取寸口"，但是对其他诊脉方法未必全部废弃、排斥。上面这一段论述六经脉象是从"独取寸口"而来？还是非"独取寸口"？结合原文引用"经言"来看，应该是不属于"独取寸口"的方法。

《难经·十六难》说："脉有三部九候，有阴阳，有轻重，有六十首，一脉变为四时，离圣久远，各自是其法，何以别之？"文中说"离圣久远"，可见作者距离扁鹊的时代有相当时间了。

扁鹊开创的脉学，在临床实践之中也被不断发展，诊脉的方法也演化出来不同的流派，甚至有些让人难以取舍的意味。

《难经》作者提出，可以通过"内、外证"进行"验证"：

> 假令得肝脉，其外证：善洁，面青，善怒；其内证：脐左有动气，按之牢若痛；其病：四肢满，闭淋（癃），溲便难，转筋。有是者肝也，无是者非也。
>
> 假令得心脉，其外证：面赤，口干，喜笑；其内证：脐上有动气，按之牢若痛。其病，烦心、心痛，掌中热而哕。有是者心也，无是者非也。
>
> 假令得脾脉，其外证：面黄，善噫，善思，善味；其内证：当脐有动气，按之牢若痛；其病，腹胀满，食不消，体重节痛，怠惰嗜卧，四肢不收。有是者脾也，无是者非也。

假令得肺脉，其外证：面白，善嚏，悲愁不乐，欲哭；其内证：脐右有动气，按之牢若痛；其病：喘咳，洒淅寒热。有是者肺也，无是者非也。

假令得肾脉，其外证：面黑，善恐欠；其内证：脐下有动气，按之牢若痛。其病：逆气，小腹急痛，泄如下重，足胫寒而逆。有是者肾也，无是者非也。

这种把脉象与临床证候相结合的诊断方法，继承与发展了扁鹊"视病尽见五脏症结"的特点，论述得更加具体而细致。

当然，《难经》对于扁鹊脉学的继承最突出的成就，就是对损至脉的论述，后面我们还要进一步探索。

三、《难经》讲理罕言"道"

《难经》之中只有几次提到"道"这个词，其用意主要是"道路"，比如：

圣人图设沟渠，通利水道，以备不虞。天雨降下，沟渠溢满，当此之时，留需妄行，圣人不能复图也。此络脉满溢，诸经不能复拘也。（《难经·二十七难》）

三焦者，水谷之道路，气之所终始也。（《难经·三十一难》）

《经》言：小肠者，受盛之腑也；大肠者，传泻行道之腑也；胆者，清净之腑也；胃者，水谷之腑也；膀胱者，津液之腑也。（《难经·三十五难》）

《经》言：少壮者，血气盛，肌肉滑，气道通，营卫之行不失于常，故昼日精，夜不寤也。老人血气衰，肌肉不滑，营卫之道涩，故昼日不能精，夜不得寐也。故知老人不得寐也。（《难经·四十六难》）

上面引文之中提到的"道"字，主要指大小肠、血脉，是运行水谷的通道、道路，与"道"的本意相一致，也和扁鹊的学术特征相符合，没有老子所说的天道、地道等含义。

但是,《难经》毕竟不属于扁鹊亲手写成的著作,其中既引用了《经》言等前人的经典,也必然会吸收道家理论的精华。

《难经·三十三难》说:

> 曰:肝青象木,肺白象金。肝得水而沉,木得水而浮;肺得水而浮,金得水而沉。其意何也?
>
> 然。肝者,非为纯木也,乙角也,庚之柔。大言阴与阳,小言夫与妇。释其微阳,而吸其微阴之气,其意乐金,又行阴道多,故令肝得水而沉也。肺者,非为纯金也,辛商也,丙之柔。大言阴与阳,小言夫与妇。释其微阴,婚而就火,其意乐火,又行阳道多,故令肺得水而浮也。肺熟而复沉,肝熟而复浮者,何也?故知辛当归庚,乙当归甲也。

由此可见,《难经》吸收"道家"学说,也出现了"穴道""阴道""阳道"等词语,但全书只有一次,属于"偶见"运用,使用不频繁,这与其广泛而全面地传承扁鹊学术有着明显的不同。

《难经》除了吸收前人的成果之外,还讨论了许多复杂的临床现象,比如"八难"就说:"寸口脉平而死者,何谓也?"所谓"脉平",就是脉象没有异常,这样的病人应该身体健康,却出现了"死亡"的反常现象,这应该如何解释?《难经》作者提出了"生气之原""三焦之原""守邪之神"和"肾间动气"的学说,这些学说又被概括为"元气""原气":

> 诸十二经脉者,皆系于生气之原。所谓生气之原者,谓十二经之根本也,谓肾间动气也。此五脏六腑之本,十二经脉之根,呼吸之门,三焦之原。一名守邪之神。故气者,人之根本也,根绝则茎叶枯矣。寸口脉平而死者,生气独绝于内也。(《难经·八难》)
>
> 上部有脉,下部无脉,其人当吐,不吐者死。上部无脉,下部有脉,虽困无能为害。所以然者,人之有尺,譬如树之有根,枝叶虽枯槁,根本将自生。脉有根本,人有元气,故知不死。(《难经·十四难》)
>
> 肾两者,非皆肾也。其左者为肾,右者为命门。命门者,诸神

精之所舍，原气之所系也；男子以藏精，女子以系胞。故知肾有一也。(《难经·三十六难》)

"所以腑有六者，谓三焦也。有原气之别焉，主持诸气，有名而无形，其（经）属手少阳。此外腑也，故言腑有六焉。(《难经·三十八难》)

脐下肾间动气者，人之生命也，十二经之根本也，故名曰原。三焦者，原气之别使也，主通行三气，经历于五脏六腑。原者，三焦之尊号也，故所止辄为原。五脏六腑之有病者，皆取其原也。(《难经·六十六难》)

"元气学说"的创立与继承也富含着前人的智慧。

"气"是中华文化的一个元概念，它的含义非常丰富，与中医关系极为密切。

甲骨文就有"气"字，其写作的形象象征云气飞扬。后来人们把"气"与宇宙的起源联系起来，把"气"说成是宇宙的本原，这就形成了"气一元论"的哲学思想。

在甲骨文、小篆的字形上，"气"属于象形字，比喻云气蒸腾上升的样子。"气"是汉字部首之一，其本义是"云气"。《礼记·月令》说："天气下降，地气上腾。"

"气"的本义虽然是云气升腾，但在人们的应用之中，逐渐地被引申出很多不同的含义。

《左传·庄公十年（前683年）》曹刿论战是一个大家耳熟能详的例子，曹刿说："夫战，勇气也。一鼓作气，再而衰，三而竭。彼竭我盈，故克之。夫大国，难测也，惧有伏焉。吾视其辙乱，望其旗靡，故逐之。"在这里，气就是气势，俗语"人多势众"与此相似。

《左传·庄公十四年》论述郑国的故事说："初，内蛇与外蛇斗于郑南门中，内蛇死。六年而厉公入。公闻之，问于申繻曰：'犹有妖乎？'对曰：'人之所忌，其气焰以取之，妖由人兴也。人无衅焉，妖不自作。人弃常则妖兴，故有妖。'"文中提到"气焰"一词，仍然是气势的意味。

《左传·僖公十五（前644）年》说："古者大事，必乘其产，生其水土而知其人心，安其教训而服习其道，唯所纳之，无不如志。今乘异产，以从戎事，及惧而变，将与人易。乱气狡愤，阴血周作，张脉偾兴，外强中干。进退不可，周旋不能，君必悔之。"

文中把"乱气"与"阴血"相对应，这个"气"已经是身体的一部分，与今天所说的气血关系在文意上是一致的。

《左传·襄公二十一年（前551年）》讲的一个医学故事，更能说明"气"与血的关系密切：

> 夏，楚子庚卒，楚子使薳子冯为令尹。访于申叔豫，叔豫曰："国多宠而王弱，国不可为也。"遂以疾辞。方署，阙地，下冰而床焉。重茧衣裘，鲜食而寝。楚子使医视之，复曰："瘠则甚矣，而血气未动。"乃使子南为令尹。

文中，楚医把"血气未动"作为对健康状况的一个重要评价指标，足见楚医在扁鹊之前，已经把握了气血的理论。其断定"气血未动"应该是靠脉诊，尽管文中没有这样交代。因为，装病的人把身体都弄成"瘠甚"的状态，不可能面部容光焕发，神采奕奕。

公元前541年，郑国的子产到晋国访问，正赶上晋平公有病，在请秦医和诊治之前，晋国的叔向与子产讨论晋平公的病，并且用占卜的结果引出话题。子产一边解释占卜的内容，一边谈论医学道理。他说：

> 侨闻之，君子有四时：朝以听政，昼以访问，夕以修令，夜以安身。于是乎节宣其气，勿使有所壅闭湫底，以露其体。兹心不爽，而昏乱百度。今无乃壹之，则生疾矣。侨又闻之："内官不及同姓，其生不殖。"美先尽矣，则相生疾，君子是以恶之。故《志》曰："买妾不知其姓，则卜之。"违此二者，古之所慎也。男女辨姓，礼之大司也。今君内实有四姬焉，其无乃是也乎？若由是二者，弗可为也已。四姬有省犹可，无则必生疾矣。

子产谈论的"君子有四时"，是说一个国君，或者有养生素养的人，其一天的起居生活应该符合自然变化规律，并来指导养生，为的是达到"节宣其气"，防止产生"壅闭"的病理现象。这里的"气"已经具有"气机"的含义。

《左传》在记载了子产的论述之后，紧接着就提到医和对晋平公疾病的分析，医和说：

> 天有六气，降生五味，发为五色，徵为五声，淫生六疾。六气曰阴、阳、风、雨、晦、明也。分为四时，序为五节，过则为灾。阴淫寒疾，阳淫热疾，风淫末疾，雨淫腹疾，晦淫惑疾，明淫心疾。女，阳物而晦时，淫则生内热惑蛊之疾。今君不节不时，能无及此乎？

医和所说的"六气"是指自然界的气候，它们决定着天地万物生、长、壮、老、已的变化，所以说"降生五味，发为五色，徵为五声"。但是，"六气"太过分，就会"淫生六疾"，成为致病因素，这与后世的"六淫病因学说"完全一致。

《左传·昭公九年》说："味以行气，气以实志，志以定言，言以出令。"文中把饮食五味与气血的关系联系起来，认为五味可以使气血充实，让气机运行顺畅，这样才能使人的精神状态饱满，作出的决定才是合理的命令。

《左传·昭公十年（前531年）》说：

> 凡有血气，皆有争心，故利不可强，思义为愈。义，利之本也，蕴利生孽。姑使无蕴乎！可以滋长。

文中所说"凡有血气，皆有争心"，把"血气"与人体的精神意志相联系，用"血气"代称、泛指人的生命，足见作者对于"血气"的重视程度是很高的。

《左传·昭公十一年》记载，晋国的叔向与韩宣子在一起，私下谈论单国的国君"单子"的身体，预言他精气神不足，即将死去：

> 单子会韩宣子于戚，视下言徐。叔向曰："单子其将死乎！朝有着定，会有表，衣有襘，带有结。会朝之言，必闻于表着之位，所以昭事序也。视不过结、襘之中，所以道容貌也。言以命之，容貌以明之，失则有阙。今单子为王官伯，而命事于会，视不登带，言不过步，貌不道容，而言不昭矣。不道，不共；不昭，不从。无守气矣。"

周代施行公侯伯子男五等爵位，单国与楚国一样，属于子爵，所以"单子"就是单国的国君。

叔向是一个善于观察的人，他发现单国的国君虽然参加诸侯会盟的典礼，但是其言谈举止表现的状态很差，低着头，目光只盯着自己的衣服，言语无力而缓慢，说明其生命力已经严重不足，"无守气"，也就是没有生命力了，如同行尸走肉。因此，叔向判断单国的国君即将死亡。

《素问·脉要精微论》说："五脏者中之守也。中盛脏满气盛伤恐者，声如从室中言，是中气之湿也。言而微，终日乃复言者，此夺气也。衣被不敛，言语善恶，不避亲疏者，此神明之乱也。仓廪不藏者，是门户不要也，水泉不止者，是膀胱不藏也。得守者生，失守者死。"足见《左传》所说"无守气"是一个严重的事情。

《左传·昭公二十年（前521年）》齐侯与晏子一起讨论"和而不同"的道理，其中以饮食、音乐为例进行说明，也提到"气"与"味"的关系：

> 先王之济五味，和五声也，以平其心，成其政也。声亦如味，一气，二体，三类，四物，五声，六律，七音，八风，九歌，以相成也。清浊，小大，短长，疾徐，哀乐，刚柔，迟速，高下，出入，周疏，以相济也。君子听之，以平其心。心平，德和。故《诗》曰："德音不瑕。"今据不然。君所谓可，据亦曰可；君所谓否，据亦曰否。若以水济水，谁能食之？若琴瑟之专一，谁能听之？同之不可也如是。

文中把"气"摆在"声"的第一位，决定着有关"声"的其他因素，这与肺主气、主声的医学道理是一致的。

《左传·昭公二十五年（前516年）》赵简子与郑国子产的后人"吉大夫"谈论"礼制"与"仪式"的关系，吉大夫引述子产的话，然后进行论述，其中谈到"六气"与"五行"的关系：

> 吉也闻诸先大夫子产曰："夫礼，天之经也。地之义也，民之行也。"天地之经，而民实则之。则天之明，因地之性，生其六气，用其五行。气为五味，发为五色，章为五声，淫则昏乱，民失其性。是故为礼以奉之：为六畜、五牲、三牺，以奉五味；为九文、

六采、五章，以奉五色；为九歌、八风、七音、六律，以奉五声；为君臣、上下，以则地义；为夫妇、外内，以经二物；为父子、兄弟、姑姊、甥舅、昏媾、姻亚，以象天明；为政事、庸力、行务，以从四时；为刑罚、威狱，使民畏忌，以类其震曜杀戮；为温慈、惠和，以效天之生殖长育。民有好、恶、喜、怒、哀、乐，生于六气。是故审则宜类，以制六志。哀有哭泣，乐有歌舞，喜有施舍，怒有战斗；喜生于好，怒生于恶。是故审行信令，祸福赏罚，以制死生。生，好物也；死，恶物也；好物，乐也；恶物，哀也。哀乐不失，乃能协于天地之性，是以长久。简子曰："甚哉，礼之大也！"对曰："礼，上下之纪，天地之经纬也，民之所以生也，是以先王尚之。故人之能自曲直以赴礼者，谓之成人。大，不亦宜乎？"简子曰："鞅也请终身守此言也。"

文中提到"则天之明，因地之性"，天地是万物的主宰，也是六气、五味的源泉。天地"生其六气"，其目的是为了"用其五行"。"生六气""用五行"这就是天地人之间的关系。

文中说："气为五味，发为五色，章为五声，淫则昏乱，民失其性。是故为礼以奉之。"其中把"气"看作五味、五色、五声的本源，不能太过，太过了就会产生不好的结果，也就是"淫则昏乱"，所以要用礼制加以限制、调节。因此，礼制就是法治。

文中说："民有好、恶、喜、怒、哀、乐，生于六气。"这就把人的精神活动与天的六气联系起来，并且说七情受制于六气。

《诗经》之中谈"血"，而没有说到"气"；《山海经》《老子》《论语》《易经》等古籍，都是既谈气，也谈血。其中对于气血的认识与后世也很接近。足见气血的概念来源很久，在古人心目之中是很明确的。

这也为探索扁鹊关于气血运行的理论提供了有益的线索。

《孟子》说："气者，体之充也。"孟子把气看做身体的基本元素。他又说："我善养我浩然之气。"这个气又成了人的气节、正气的意思。

在古人重视气的基础上，逐渐形成了"气一元""气本原"的学说，诞生了"元气说"，或者叫"原气论"。

这种重视"气"的思想，既为扁鹊医学奠立了基础，也为《难经》有关论述提供了理论依据。

《老子》说"万物负阴而抱阳，冲气以为和。"又说："抟气至柔，能婴儿乎？"老子既谈到了自然之气，也谈到人体之气。

对于"气"在养生保健之中的作用，老子《道德经》之五十五章说：

> 含德之厚比于赤子。毒虫不螫，猛兽不据，攫鸟不抟。骨弱筋柔而握固。未知牝牡之合而全作，精之至也。终日号而不嗄，和之至也。知和曰常，知常曰明。益生曰祥，心使气曰强。物壮则老，谓之不道，不道早已。

"益生曰祥，心使气曰强。"文中所说的"益生"就是"养生"；"心使气"就是用意志控制呼吸，与"抟气至柔"，以及今天所说的"气功"有某些相似之处，也就是调整呼吸，可以使身体强壮。

后来的"元气"学说，指天地未分前的混沌之气。

《鹖冠子·泰录》说："天地成于元气，万物成于天地"；

《论衡》说："元气未分，浑沌为一""万物之生，皆禀元气"；

《白虎通义·天地》说："天地者，元气之所生，万物之祖也"；

唐代柳宗元提出"庞昧革化，惟元气存"；

明代王廷相称"天地未判，元气混沌，清虚无间，造化六元机也。"

这些论述，都是对"元气"学说的继承与发展。

《难经》成书于东汉之前，它既继承发扬了扁鹊的医学思想，也对张仲景等后世医家产生了深刻的影响，其所论述的"元气""原气"具有深刻的历史根源，同时又有重要的现实意义，一直被后世的中医所遵从。

四、《难经》对虚损病机的阐发

扁鹊论损至脉，是根据脉动次数多少进行推算而作出的论断，其原创性的学术思想，被其后的医学家所继承，并且逐渐发展成由"虚"到"损"的"虚损学说"。

《难经》的有关论述，就反映出扁鹊损至脉理论与后世虚损学说之间的过渡状态，其中有继承，也有发展与创新。

《难经·十四难》说：

> 脉有损、至，何谓也？然：至之脉，一呼再至曰平，三至曰离
> 经，四至曰夺精，五至曰死，六至曰命绝。此至之脉也。何谓损？
> 一呼一至曰离经，再呼一至曰夺精，三呼一至曰死，四呼一至曰命
> 绝。此损之脉也。至脉从下上，损脉从上下也。
>
> 脉有一呼再至，一吸再至；有一呼三至，一吸三至；有一呼四
> 至，一吸四至；有一呼五至，一吸五至；一呼六至，一吸六至；有
> 一呼一至，一吸一至；有再呼一至，再吸一至；有呼吸再至。

这里的损至脉，基本上继承了扁鹊的损至脉理论，但是省略了扁鹊的推
导过程，没有一呼脉行几寸、一吸脉行几寸及一天之中气血如何循环的复杂
计算。

《难经》在直接引用扁鹊关于损至脉研究的结论之后，很快就发展了
"损脉的病理"，将临床证候与之紧密联系，并且总结出治疗大法，而其对
"至脉的病理"阐发逐渐被后世淡化了。

《难经·十四难》说：

> 损脉之为病奈何？然。一损损于皮毛，皮聚而毛落；二损损于
> 血脉，血脉虚少，不能荣于五脏六腑；三损损于肌肉，肌肉消瘦，
> 饮食不能为肌肤；四损损于筋，筋缓不能自收持；五损损于骨，骨
> 痿不能起于床。反此者，至脉之病也。从上下者，骨痿不能起于床
> 者死；从下上者，皮聚而毛落者死。

《难经》对于损脉与临床证候之间关系的总结很细致，并且与五脏、五
体、饮食、气血相联系，甚至可以忽略脉动的快慢程度，直接从证候表现来
决定其虚损的程度，这就为"辨证论治"奠立了基础。

《难经·十四难》说：

> 治损之法奈何？然。损其肺者，益其气；损其心者，调其荣
> 卫；损其脾者，调其饮食，适其寒温；损其肝者，缓其中；损其肾
> 者，益其精，此治损之法也。

《难经》总结的这个"治损"之法，已经具有了普遍意义，在字面上也从"治损脉之法"，演化为"治损之法"，省略了一个"脉"字，使其具有了"普适性"的指导意义。在临床上，一般医生见到五脏、五体的虚损，就可以从这里借用"治损之法"进行辨证论治，因此，得到后世普遍遵从。

《难经·十四难》论述"至脉"所联系的病证，论述的也很细致：

> 脉来一呼再至，一吸再至，不大不小曰平，一呼三至，一吸三至，为适得其病。前大后小，即头痛、目眩，前小后大，即胸满、短气。
>
> 一呼四至，一吸四至，病欲甚，脉洪大者，苦烦满，沉细者，腹中痛，滑者，伤热，涩者，中雾露。
>
> 一呼五至，一吸五至，其人当困，沉细夜加，浮大昼加，不大不小，虽困可治，其有大小者，为难治。
>
> 一呼六至，一吸六至，为死脉也，沉细夜死，浮大昼死。

尽管《难经》对于至脉的病证论述也很细致，但是并没有相应的治疗方法，更没有被抽象到具有普适意义的基本法则。因此，"至脉学说"对后世的影响也很小，甚至逐渐被人淡忘了。

临床上，至脉多见于外感热病的过程，或者杂病过程之中的危重症，张仲景与后世医学家有一些零散的论述，没有形成系统的理论体系。

《难经》对"脉贵有根"的思想进行了阐发，"十四难"说：

> 上部有脉，下部无脉，其人当吐，不吐者死。上部无脉，下部有脉，虽困无能为害。所以然者，人之有尺，譬如树之有根，枝叶虽枯槁，根本将自生。脉有根本，人有元气，故知不死。

所谓"脉有根本"就是"人有元气"，因此，"以脉决生死"是中医历久弥新的传统。

扁鹊脉学、扁鹊医学对后世影响很大，但是它不是空穴来风，而是有悠久的历史文化传统，有坚实的医学基础，这需要我们不断地研究，逐渐深入揭示。

第四章　扁鹊医学的源头与影响

扁鹊的医学不是没有源头。是谁启迪了扁鹊的智慧？要回答这个问题，就必须从中华文化的源头谈起：

整体观是中医的核心概念，其来源于女娲、伏羲文化。

龙是中华民族的图腾神物，先民造龙的方法，与中医认识人体的方法高度一致。

《河图》与《洛书》是天地时空整体自然生成论。

司马迁说："扁鹊言医为方者宗。"在中医学发展的历史上，扁鹊的贡献是无与伦比的，然而，扁鹊的医学不是没有源头、没有基础的空穴来风。因此，我们既要看到扁鹊医学对后世的影响，也应该探索扁鹊医学形成的条件。是谁启迪了扁鹊的智慧？要回答这个问题，就必须从中华文化的源头谈起。

第一节　扁鹊继承前人的整体观

整体观是中医的核心概念，它是如何起源的？笔者认为，中医的整体观来源于女娲、伏羲文化。女娲炼五色石补天的神话把古人关于人与天地相关的思想表达了出来，而伏羲八卦则把这种理念上升为哲学，三爻画的八卦之中，有天道、有地道、有人道，文王演周易的时候，"兼三才而两之"成为六画卦的六十四卦。这是一个逐渐形成、不断完善、推演天地人关系的哲学体系，它必然启发了扁鹊的思想。

女娲文化源远流长，是内容丰富的神话传说，也是古人对于史前文明的猜想。

《山海经·大荒西经》《楚辞·天问》《礼记》《史记》《淮南子》等秦汉古籍都有关于女娲的记载，其内容主要是炼石补天、抟土造人的故事，看似荒诞不经，其实富含着深刻的思想启迪。

一、天人相应的整体观萌生于女娲

《淮南子·览冥训》描述传说的上古时代，天灾人祸层出不穷，女娲补天才改变了面貌，是一个沧海桑田的变化："往古之时，四极废，九州裂，天不兼覆，地不周载，火爁焱而不灭，水浩洋而不息，猛兽食颛民，鸷鸟攫老弱。于是女娲炼五色石以补苍天，断鳌足以立四极，杀黑龙以济冀州，积芦灰以止淫水。苍天补，四极正；淫水涸，冀州平；狡虫死，颛民生；背方州，抱圆天。"这个描写也许是母系社会流传下来的故事，因为其中顶天立地的英雄是一位女子，而不是英雄好汉伏羲。在男权物缘社会里，很难会编排一个女人顶天立地，所以这则故事应该来源于母系血缘社会。

这个故事告诉我们，人在天地之间不是无所作为的，而是大有可为。天和地是密切相关的，天上的漏洞，可以由地上的物质来补充。

有人会说，石头能补天吗？天上有石头吗？

古人夜晚仰望满天的星斗，银河众星闪烁，不时有流星划过夜空，有的人真就见到了天上掉下来的陨石。那么，这从天上掉下来的石头是从哪里来的？他们由经验事实认定，天上一定是有石头的。要不然，天上怎么会落下石头来？

父系社会的伏羲继承女娲的思想，把天地人相关的思想上升为哲学理论，因此创立了八卦，推演天道、地道和人道。

中医天人相应的整体观应该奠基于女娲时代。

二、炼五色石蕴育五行学说

女娲补天的材料虽然是石头，但是她不是到天上垒石头，而是炼制产品去补天，女娲用的五色石之中的黑石头，应该是煤炭。在这里，她炼制的"产品"极有可能就是金属，代表着青铜时代的到来。

青铜器的产生是制陶文明之后五千年的事情。自然界的山火温度不高，炼不出铜铁，只有陶炉、陶灶、陶范的特殊器具才能冶炼金属，制造工具。而工具的发明是人类由石器时代跨入近代文明社会不可缺少的阶段。没有金属工具，就不可能制造大型的舟车，也难以建成高大的殿堂式建筑。

尽管中国人进入青铜金属时代的时间未必是最早的，但是高度重视这个时代，讴歌这个伟大的辉煌成就，中华民族是全世界独一无二的。西方的土水风火"四元素"学说，印度的地水风火"四大"学说，都是古老的"四元素"哲学思想，它们的共同特征是没有"金"。因为人类大量使用的金属不是天然的，而是人类冶炼劳动的成果。土生金、火克金、金克木、金生水，都离不开人类的劳动。

阴阳学说可以出现在石器时代，而五行思想必须产生在金属文明之后。当然，五行理论重视的是"行"，而不是"五"；"五"代表全部，"行"说的主要是运动变化的关系。五色代表全部的色，五味代表全部的味。五行代表万物的关系，合在一起就是整个世界都相关，万物和谐而有序。万物的有序性是由互相资助、互相制约的关系构成的。五行学说是一个整体时空相关的模型，是时空一体的相关思想。"五行"不是具体的五种物质，也不是五元素。

阴阳五行是中医的指导思想，也是古人结晶的文化精华，是高度智慧的世界观。

三、抟土造人启发中医气血理论

古人抟土玩泥与用火煅烧相结合，创造了陶器文明。陶工们在制作各种陶器的时候，也许会制作象征自身的陶人，或者孩子玩具似的陶孩。但是，可能谁也没想到把泥巴烧制的陶人变成活人，这种异想天开的事情只有大智慧的人才能具有。

女娲抟土造人，说是用泥巴，其实不仅泥人不如陶人结实、永久，而且后世供奉在女娲神像脚下的小人，也都是陶制品，很少有泥巴人。

传说之中，无论是泥巴人还是陶制的小人，女娲对他们吹一口气，这些道具人物就有了生命，成了活灵活现的真人，好像是她生的一样。也就是说，女娲造人与陶匠的区别，就在于这一口气的有无，而不是谁造的小人更形象、更漂亮、更逼真。

中医重视气血，但是认为它们的重要程度是有区别的，有阴阳不同的属性。《素问》说："阴阳者，血气之男女也"。气属阳，是动力；血属阴，沉静厚重。气能生血，气能行血，气能统血，气的推动作用很重要。血能载气，血能养气，血能藏神，血的滋补作用很明显。

女娲是个女英雄，是中华民族的老祖母，但是她的性格像个自强不息的男子汉，她顶天立地，炼石补天，斩鳌杀龙，救民于水火；从事发明创造，抟土造人，重视气血，启迪中医思想。

国家地震局王若柏研究员通过卫星遥感图片分析，认为白洋淀的形成是一次天文灾难的后果，流传于华夏大地水火灾难的故事传说都是古人遥远的记忆，不是凭空编造的神话。这为我们正确认识民间传说提供了一个可以参考的证据。

河北邯郸涉县娲皇宫始建于南北朝时期，当地关于女娲的许多传说至今仍然在民间流传，是一个绵延不绝的古老神话，与中医某些观念的起源有着千丝万缕的联系，应该引起人们的重视。

四、伏羲神话晚于女娲神话

关于伏羲的话题，综合其他学者的研究，可以看出战国中期以前的典籍中，《论语》《墨子》《左传》《国语》《孟子》等都没有说到伏羲，即便是记载神话人物、古帝王甚多的《山海经》中，也未说到伏羲，最早记载伏羲的是出于战国中晚期的《庄子》。庄子虽然博学，然而其"著书十余万言，大抵率寓言也"。他所言伏羲，亦虚亦实，亦神亦人，大都是托名设譬，借以形象说理。

《史记》不为伏羲做传，但司马迁有两处提到伏羲。一是《太史公自序》说："余闻之先人曰：'伏羲至纯厚，作《易》八卦'。"这里提到的先人就是前辈，也应该来自于传说，而不是亲自看到历史记载。在《史记·封禅书》中，司马迁借管仲言："昔无怀氏封泰山，禅云云；虙羲封泰山，禅云云；神农封泰山，禅云云；黄帝封泰山，禅亭亭。"司马迁治史严谨，当时对伏羲传说难辨真伪，他不予否认，随笔记之。

伏羲的名号，古籍中有许多写法，除"伏羲"（《庄子·人间世》）之外，还有"伏戏"（《庄子·大宗师》）、"伏牺"（《法言·问题》）、"包牺"（《易·系辞下》）、"宓犠"（《汉书·古今人表》）、"炮牺"（《汉书·律历志下》）、"庖牺"（《水经注·渭水》）、"虙羲"（《管子·封禅》）等。

关于伏羲的传说在中国源远流长，唐代历史学家司马贞综合各类古籍作《三皇本纪》，以补充《史记》的缺憾，为我们比较完整地勾画了伏羲事迹、功绩："太皞庖牺氏，风姓，代燧人氏，继天而王。母曰华胥，履大人迹于雷泽，而生庖牺于成纪。蛇身人首，有圣德。仰则观象于天，俯则观法于地，旁观鸟兽之文，与地之宜，近取诸身，远取诸物，始画八卦，以通神明之德，以类万物之情。造书契以代结绳之政。于是始制嫁娶，以俪皮为礼。结网罟以教佃渔，故曰宓牺氏，养牺牲以供庖厨，故曰庖牺。龙瑞，以龙纪官，号曰龙师。作三十五弦之瑟。"

通过司马贞的叙述，再参阅其他古籍，我们可得出如下结论：伏羲是父系社会的第一代祖宗，他的名号在口耳相传的过程里，古音流传多有变化，由于历史悠久而称谓不同，各种古籍的写法也很繁杂，诸如包羲、宓羲、庖羲、包牺、伏戏、虙戏等，又称羲皇、戏皇、皇羲等，还有的称为太昊、泰昊、大皥、大皞等。他姓风，长得模样是"人首蛇身"，也就是一条龙的化身。生于古成纪（今天水市境），因德而王，建都陈（今河南淮阳），河北省新乐市的伏羲台，其古建筑也有相当久远的传说，这些传说也与伏羲有关。

综合学者们的研究，我们可以了解围绕着伏羲的各种传说。这些传说为人类文明的肇启留下了口头相传、永不泯灭的美好篇章。这些传说曲折地反应了一定的历史事实，记录了先祖所创立的光辉业绩。从神话、传说、历史中，可以看到伏羲氏是制作八卦的智慧之灵，造文字、记历史的教化之圣，打猎、结网的人文之祖。

五、伏羲创立哲学体系，综括天地万物

《易经·系辞》说："古者包羲氏之王天下也，仰则观象于天，俯则观法于地，观鸟兽之文与地之宜，近取诸身，远取诸物，于是始作八卦，以通神明之德，以类万物之情。作结绳而为网罟，以佃以渔。"

包羲氏就是伏羲氏，他继承母系社会的文明成果，成为天下的统领。他比女娲更善于研究，仰观天文，俯察地理，天地之间的万物都是他研究的对象，连鸟的羽毛花色、兽类的行走印迹都不放过。他经过细心揣摩，发明了八卦哲学体系，提出天地人相关、不断发展变化的学说。八卦与阴阳学说有着千丝万缕的联系，也有的学者说："《易》以道阴阳"，或者说："一阴一阳之谓《易》"。

八卦是哲学，阴阳也是哲学。哲学就是智慧之学。

《易经》"潜龙勿用""亢龙有悔"、天地交泰、水火既济的思想，也给了中医学思想上的启发，使中医对于人体生理病理的认识充满了哲学道理的意味。《黄帝内经》说"病起于过用"，《伤寒杂病论》用黄连阿胶鸡子黄汤交通心肾，刘完素制六一散，张景岳左归丸、右归丸等，都体现出《易经》的思想。

伏羲对于打猎、捕鱼也很有研究，"佃"就是"畋"，外出打猎之意。因为，那个时候生产力很低下，人们需要更为具体的贡献，以便提高生活水平，哲学毕竟离一般大众远了一些。因此，传说伏羲为人民做了许多有意义的事情，如带领人们用兽皮缝制衣服，抵御寒冷，结网打鱼，投矛狩猎。当然，狩猎不是从伏羲开始的，但是他狩猎时候发明了"罟"，就是用网抓野兽，使猎物日益增加。他的发明创造增强了当时的人们适应自然环境的能力，也提高了人们的健康水平。

伏羲众多的名号都是同音通假，并无什么特别的意义，只是同一语音的记录而已。闻一多先生的《伏羲考》根据神话情节和古音相转，认定伏羲即"匏瓠"也就是葫芦的意思，寓意先民的葫芦崇拜习俗和人类出自葫芦的传说。

人们为什么崇拜葫芦？这个问题应该结合石器时代来探索。

在没有陶器之前的旧石器时代，人们如何喝水？只能是用手捧着喝，或者把头浸在水里喝。能用葫芦喝水，用瓢喝水，必然是非常文明和先进的行为，因此最早能用瓢饮水、用葫芦储存食物是一个重要的发现。这在一定程度上方便了生活，有利于健康。爱护葫芦，大力推广种植葫芦，也就带来了农业种植文明的繁荣，神农的时代即将到来。

当然，在陶器的时代里，很多陶制品可以取代葫芦和瓢的这些作用，但是人们对于葫芦和瓢的崇拜一直延续了很久。

伏羲的形象当是中国原始社会一位伟大首领形象的放大。人首蛇身是图腾主义的痕迹，"蛇身"也就是"龙身"。伏羲不仅代表个体，也代表群体，更代表一个时代。伏羲时代的历史背景与考古学上的前仰韶文化大体相当，是一个很长的历史阶段。

在伏羲时代，原始畜牧业大发展，原始农业尚未兴起。农业文明的兴起，是定居生活的主要条件，也是炎帝神农氏故事的历史依据。《易经·系辞》说："包牺氏没，神农氏作。"

六、伏羲的时代也是医药萌生的时代

伏羲的发明创造，相当于仰韶文化时期原始文明的曲折反应，具有特定

的文化意义。传说中，伏羲为人民做了许多有意义的事情。他指导臣民制造工具、结网打鱼、投矛狩猎，也开创了人类历史上通过劳动主动获取食物的新纪元。他带领人们用兽皮缝制衣服，抵御寒冷，而狩猎活动的展开又使得动物类食物日益增加，很大程度上增强了当时的人们适应自然环境的能力。更重要的是，人们对于动物类药物的认识也从此开始了。他带领人们围着篝火跳舞，以驱寒取暖、强健身体。却发现通过这种运动，可以祛除身上的一些病痛，这便是传统体育活动及导引术的雏形。

《帝王世纪》称：伏羲"味百药而制九针"。因此千余年来被我国医界尊奉为医药学、针灸学之始祖。当然，在不同的古籍里，对于中药学的起源表述不太一样，多数人都知道神农尝百草代表中药的起源。但是，在神农氏之前，伏羲研究天地人关系的时候，也许曾经对某些植物的药用价值进行过探讨，因此才会有伏羲"味百药"的说法。当然这也是一种推测，而不一定非常准确。

伏羲"始画八卦"的过程贯穿着取象比类的哲学思想萌芽，他以卦爻变化分类归纳万事万物的形状，可以推演出许多事物变化的道理，预卜事物的发展，至今仍然有着取之不竭的智慧。其仰观俯察"以类万物之情"的八卦方法学，启迪了古人的思想，也给了中医学启发。中医的四诊合参、八纲辨证、六经辨证等认识疾病的方法，都是"取类比象"思想的运用。

八卦是人类文明的瑰宝，是宇宙间的一个高级"信息库"。据说，德国大数学家莱布尼兹创立"中国学院"，研究八卦，并根据八卦的"两仪、四象、八卦"，得到启发而发明了二进位计数和计算机。八卦中包含的"二进法"，现在广泛地应用于生物及电子学中。八卦中的许多奥妙神奇之处，至今还正在研究和探讨之中。

针灸的起源，传说来源于伏羲的发明。《素问·异方法宜论》说："南方者，天地所长养，阳之所盛处也。其地下，水土弱，雾露之所聚也。其民嗜酸而食胕，故其民皆致理而赤色，其病挛痹，其治宜微针。故九针者，亦从南方来。"在针刺技术不断发展的过程里，人们为了不同的治疗需要，把针刺的针具变成了"九针"。

九针的形状各不相同，有圆头的，用来按压止痛；有尖头的，用来点刺或放血；还有带刃的，用来切割等。九针是古代中医治疗疾病的工具，根据不同的病情需要，打造成不同的形状，有的是为了割破脓包，有的则为了放血、刺穴位，有的是为了体表按摩，也有的是为了通血脉、通经络。这种九针在河北满城汉墓有出土，藁城台西先商遗址出土了不同形状的骨针，可见中医九针的起源并不局限在南方。

九针是一套完备的外科用具，在原始社会中就已经被用于医疗实践，这是十分令人惊诧的。九针的出现应该是在冶金术发明之后，人们根据不同的需要创造出来金属针，这也是对于中医学的发展具有重大意义的一大创举。如此丰富的成就当然很难凭一人之力完成，这些传说代表了那一个历史时期的发明创造。相对稳定的生活和充足的食物也是产生古代文化和医学雏形的物质基础。

《灵枢·四时气》篇讲述了如何利用九针之中的铍针，把体内的水肿排出来的治疗方法。除了用针刺放水之外，岐伯还采取综合治疗措施，让病人内服开闭解郁的汤药，"饮闭药，方刺之时徒饮之，方饮无食，方食无饮，无食他食。"岐伯言之凿凿，毫无犹豫之词，可见成功的概率还是不少的。尽管如此，整个治疗过程也需要不少时日，原文主张治疗"一百三十五日"、四个半月的疗程，可以让我们大约看到肾病综合征或者结核性腹膜炎等大量腹水患者，在两千之前的最先进的治疗概况。

七、女娲伏羲神话对扁鹊的影响

伏羲与女娲神话的核心价值观是天人相关，是人与万物相关的整体观。整体观不是单纯的世界观问题，它的基础是因为天地万物具有整体性。

中医主张的整体性，一是人与天地是一个整体，人与万物也是一个整体；二是说整个人体是一个整体，不仅肉体是一个整体，而且精神与肉体也是一个整体。

《脉经》引述扁鹊的医学理论说："脉，平旦曰太阳，日中曰阳明，晡时曰少阳，黄昏曰少阴，夜半曰太阴，鸡鸣曰厥阴，是三阴三阳时也。"

扁鹊这种按照一天之中的不同时段，"一日分为四时"来谈论脉象的理论贯彻了人与天地相应的整体观；同时也说明人体内外是一个整体，通过外在脉象的变化可以反映全身气血盛衰的动态变化。这个变化的根本动因是自然界的阴阳之气在变，在每一日之中都存在着这个规律。这个每日变化的规律与自然界的四季变化一样，有阴阳属性的不同，也有万物生长壮老已的变化意味。

扁鹊说："少阳之脉，乍小乍大，乍长乍短，动摇六分。王十一月甲子夜半，正月、二月甲子王。太阳之脉，洪大以长，其来浮于筋上，动摇九分。三月、四月甲子王。阳明之脉，浮大以短，动摇三分。大前小后，状如科斗，其至跳。五月、六月甲子王。少阴之脉紧细，动摇六分。王五月甲子日中，七月、八月甲子王。太阴之脉、紧细以长，乘于筋上，动摇九分。九月、十月甲子王。厥阴之脉，沉短以紧，动摇三分。十一月、十二月甲子王。"

三阴三阳之脉，不是孤立出现的，它反映内在脏腑气血的衰亡。五脏是人体的核心，它们通过三阴三阳脉与外在的皮脉筋骨肉、全身的腧穴相联系，脉只是一个通道，它的根基是脏腑。因此，司马迁在《史记·扁鹊传》中说，扁鹊"视病，尽见五脏症结，特以诊脉为名。"

知道了脉与脏腑之间的关系，又了解了正常脉象在不同时间里的变化，就可以推测内在脏腑的病情，并且可以进一步决定如何治疗，这是一套完整的医疗诊治体系。因此，扁鹊说："厥阴之脉急弦，动摇至六分以上，病迟脉寒，少腹痛引腰，形喘者死；脉缓者可治。刺足厥阴入五分。少阳之脉，乍短乍长，乍大乍小，动摇至六分以上。病头痛，胁下满，呕可治；扰即死（一作怄可治，偃即死）。刺两季肋端足少阳也，入七分。阳明之脉，洪大以浮，其来滑而跳，大前细后，状如科斗，动摇至三分以上。病眩头痛，腹满痛，呕可治；扰即死。刺脐上四寸，脐下三寸，各六分。"

在扁鹊师徒一起救治虢太子尸厥的过程里，我们可以看出扁鹊医学对于整体观的具体运用是从判断病情开始，到依靠人与自然相关、内外相关、内病外治，通过"反神"的精神疗法，汤药善后，有先有后，是非常有秩序的诊疗过程。

只有达到非常高的理论指导，有很丰富的实践经验，才能有"生死人"的好疗效，才能有反对巫术迷信的信心和力量，否则就是蛮干，就是海阔天空的吹嘘，甚至是骗术。

第二节　龙文化对扁鹊的影响

龙是中华民族按照自己的理想虚构的一个图腾神物，先民造龙的方法，与中医认识人体的方法是高度一致的。

一、龙文化八千年，寄托古人理想

龙文化的起源已经有数千年，各种传说版本不同，解释也不尽相同，但是其共有的特征就是"世上没有真龙"。龙不是一个现实世界里的具体生物，而是一个历代智者想象出来的一个生物，其中寄托了很多理想的因素。

根据学者考证，辽宁阜新查海原始村落遗址出土的"龙形堆塑"，距今约8000年，属"前红山文化"遗存。所谓"龙形堆塑"，是指位于这个原始村落遗址的中心广场内，由大小均等的红褐色石块堆塑而成的龙形图案。这个龙图形全长近20米，宽近两米，扬首张口，弯腰弓背，尾部若隐若现。这条红褐色的石龙，是中国迄今为止发现的年代最早、形体最大的龙。

另有学者说，山西省吉县柿子滩石崖上有一幅岩画，距今约有一万年左右，画面是一个鱼尾鹿首的龙，应当是龙最早的雏形。

内蒙古敖汉旗兴隆洼出土的距今达七八千年的陶器龙纹，陕西宝鸡北首岭遗址出土的距今达七千年的彩陶细颈瓶龙纹，河南濮阳西水坡出土的距今六千四百多年蚌塑龙纹，以及属于红山文化出土的玉猪龙等，都是早期的龙造型。

龙的起点虽然在石器时代，但是经过夏、商、周至战国时期的不断发展、演化，龙文化到秦汉时便基本成形了。

甲骨文的龙字，从辛字头，像一个蟠曲之体，为会意兼象形之字。象征着"铁腕手段"，引申义为"威权"。

《山海经·大荒北经》说：蚩尤发兵伐黄帝，乃令"应龙"攻之冀州之野，在冀中平原引起了一场大规模的战争。在这场战争之中，"应龙"蓄水，阻断交通。蚩尤还请风伯雨师，刮起弥漫到天际的大风，夹杂着大暴雨。黄帝面对这样的恶劣天气，命令叫做"魃"的神女把风雨收回去，天晴日出，黄帝因此"遂杀蚩尤"。

《山海经》说的这个故事里的"应龙"可以呼风唤雨、行云布雾，已经是一个神话人物。它顺应古代帝王的心意，所以叫"应龙"。当然，这只能是古人渴望驾驭大自然、能够呼风唤雨的一种奢望。

《淮南子·览冥训》讲述的故事里说："往古之时，四极废，九州裂，天不兼覆，地不周载；火爁焱而不灭，水浩洋而不息，猛兽食颛民，鸷鸟攫老弱。"这是一个天翻地覆、水火灾难极为严重的时刻。除了天灾之外，还有猛兽、凶鸟危害人民，老人、儿童往往成为被害者。在这个危险的时刻，时代呼唤英雄出来救苦救难，解民于倒悬。理应出来一位男子汉大丈夫，但是《淮南子》说出来解救世人危难的不是男子汉，而是女英雄女娲。"于是女娲炼五色石以补苍天，断鳌足以立四极，杀黑龙以济冀州，积芦灰以止淫水。"

女娲这位改天换地的女英雄，不仅拥有先进技术，可以炼石补天，而且还为天地"立四极""杀黑龙"，解救冀州平原的洪水灾难。这个"黑龙"不再是呼风唤雨的神物，而是制造水灾、危害一方的罪魁。可见龙文化里的龙也有善恶的不同本性，不都是吉祥如意的正面形象。但是，它们都与水、雨水、水灾有关系。

据唐代司马贞为《史记》写的补篇《三皇本纪》载："神农氏，姜姓以火德王。母曰女登，女娲氏之女，怃神龙而生，长于姜水，号历山，又曰烈山氏"。

也就是说，炎帝神农氏的母亲是女娲的女儿，她与龙成亲，从血缘上说，神农应该是女娲的外甥，是神龙的后代。炎帝神农有龙的血脉，炎帝的后人自然也就是龙的传人。

古人解释《周易》卦义的时候，提到"潜龙勿用"，即使是有真龙天子的运气（属于储君），在早期没有登基之前不在其位，属于蛰伏地下的"潜龙"，也不要轻易发表主张，暴露出自己的未来打算。当然，一旦君临天下，就可以龙行天下，或者"飞龙在天"，大展身手，取得成果，也就"利见大人"了。但是，做事情不能太过分，物极必反，过犹不及，就会把事情办糟糕，出现"亢龙有悔"的结局。由此可见，在周文王、孔夫子解释周易的时候，已经把龙文化融入到哲学的高度，成了一般真理性的表述了。

古代关于龙的记载的史料很多，有代表性的有：

　　《竹书纪年》记载：伏羲氏各氏族中有飞龙氏、潜龙氏、居龙氏、降龙氏、土龙氏、水龙氏、青龙氏、赤龙氏、白龙氏、黑龙氏、黄龙氏。由此可见，龙已经成为伏羲时代不同氏族的标志，也就是说，虽然大家都是龙的传人，但是"龙生九子"，各有不同。

　　《左传·昭十七年》说："太皞氏以龙纪，故为龙师而龙名"。太皞也是用龙作为分类标识，他分的不是氏族，而是军队。把军队用龙作番号，可见他希望自己的队伍都是威武之师。

　　《左传·昭二十九年》记载："公赐公衍羔裘，使献龙辅于齐侯"鲁公献给齐侯的礼物被称为"龙辅"，大约是一个饰有龙图案的艺术品。

　　《左传·昭十九年》说："郑大水，龙斗于时门之外洧渊"。神龙见首不见尾，龙斗于护城河外的深水之中，大约不是暗流涌动，而是滚滚而流、声闻远方之意。《易经》就有"龙战于野，其血玄黄"，说的就是原野上乌云滚滚、尘沙飞扬、风雨大作的场面。《易经》还说"群龙无首"是一个凶象。

　　《礼·礼运》说"鳞凤鱼龙，谓之四灵"。这段文字里已经把中华民族崇尚的吉祥物龙、麒麟、凤凰都列为能够沟通天地灵气的祥瑞，总称为"四灵"，当然，四灵里的"鱼"一定是一条不同寻常的大鱼，或者就是抹香鲸之类的大鲸鱼。最近几年，在我国江苏沿海一带有几头抹香鲸搁浅，也许是人类活动影响了自然环境的结果。古人一直相信"天垂象，见吉凶"，孔夫子曾经感慨"麒麟不至，凤鸟不见"，自己的命运很不顺利。这种人与动物和谐相处的思想也是万物和谐的一种精神。

　　《庄子》记载了很多神话故事，他讲的北冥有鱼，名字叫鲲，长出翅膀之后就叫大鹏，从北海飞往南天。这是个一脍炙人口、人人尽知的故事，至今仍然有不少人取名字要用鲲鹏，以表示志向远大。《庄子·列御寇》说："千金之珠，必在九重之渊而骊龙颔下。"他认为最好的珍珠不是扇贝产出来的，而是"骊龙"在极深的水底下培育的。

　　东汉许慎的《说文解字》对许多古代的名词术语进行了探索、解释，他对于龙的解释是："龙，鳞虫之长，能幽能明，能细能巨，能短能长，春分而登天，秋分而潜渊。"

　　这段文字说，龙身上有鳞片，而且是第一号的大型生物，它既能在人们看不到的黑暗里生活，也能在光天化日之下出现。它的身体充满了变化，一会儿粗，一会儿细，能大能小，变化无常，是个不同寻常的生物。它尽管没有翅膀，却能在春天阳气充足的春分时节飞腾上天，因此，春夏季节天空之中可以雷声大作，风雨交加；它在秋天阴气逐渐转盛的时候，就深潜地下，在水下蛰伏起来，不再露面，因此，冬天见不到龙的身影，也听不到雷声，没有风雨交加的场面。

由此可以想见，人们在春节的时候，到处摆龙、舞龙，就是期盼神龙随着阳气的回升重新醒来，为人们行云播雨，保护人间五谷丰登，过太平盛世的日子。立春雨水之后的"惊蛰"，就是龙与万物经过一冬的蛰伏，即将随着"阳回人间，春到大地"而复苏。在此前后的"二月二龙抬头"也是人们寄托着龙回民间、云行天下的美好愿望。

《广雅》说："有鳞曰蛟龙，有翼曰应龙，有角曰虬龙，无角曰螭龙，未升天曰蟠龙。"这也是对不同龙的一种描述，似乎龙真就是这样，是多种多样的龙，不是单一的一条不变的龙。

二、虚拟的龙体现智慧

龙到底长什么样？很多人都和叶公好龙一样，只见过饰龙而没见过真龙。

古人想象之中龙的样子，我们因为有出土的文物，可以看到早期的龙模样。古人虽然比我们生活的年代早，但是限于历史条件，见不到龙图腾的"真面目"，很多人只能从前人的文字描述里来了解龙的模样。

关于龙到底长什么样，古人曾经有过种种说法。

东汉王充《论衡》说："龙之像，马首蛇尾。"可见王充眼里的龙，还是比较简单的形象，描述得也很笼统，属于粗线条的轮廓式刻画。

明代的博物学家李时珍，他在前人记载的基础上，对于"神龙见首不见尾"的身体细微结构有所描述。而《尔雅翼》里描述："龙有九似：头似驼，角似鹿，眼似虾，耳似牛，项似蛇，腹似蜃，鳞似鱼，爪似鹰，掌似虎，是也。其背有八十一鳞，具九九阳数……口旁有须髯，颔下有明珠，喉下有逆鳞，头上有博山。"

这个"龙有九似"，据说来自于东汉王符，但是"九似"的具体动物有所差异：龙的角似鹿，头似驼，眼似兔，项似蛇，腹似蜃，鳞似鱼，爪似鹰、掌似虎，耳似牛。尽管"龙九似"的"不同版本"描述有差异，但是基本上大同小异。

总起来说，龙与图腾不一样，它不是一个具体的动物，但是，龙也不是"纯虚拟"动物，在它的身上体现着不同动物的精华，是一个集成创新的虚拟动物，它具有普通动物所没有的特异功能，能够"不翼而飞"，它能走、能飞、能游泳、能兴云降雨；龙还能显能藏、能巨能细、能长能短，是吉祥的"鳞虫之长"。

《三国演义》里的英雄人物曹操，在"煮酒论英雄"的时候，就感慨地说："龙能大能小，能升能隐。大则兴云吐雾，小则隐介藏形；升则飞腾于宇宙之间，隐则潜伏于波涛之内。方今春深，龙乘时变化，犹人得志而纵横四海。龙之为物，可比世之英雄。"

龙在中华民族子孙心目中的地位是极为崇高而神圣的，这种造龙的"虚拟手法"也深刻地启迪了中医的思想。

龙是虚拟的，也是集成的，它有蛇的身体、鱼的鳞片、马的头颅、鹿的角、虎的须、鹰的爪。它能走，能飞，能倒水，能行云布雨，能大能小，能隐能现，能翻江倒海、吞风吐雾，也就是说龙能知时节，而且苍龙七宿位于东方，象征春天。

河北省中医药管理局韩同彪副局长曾提醒我，图腾是中华先民各个不同民族、不同姓氏的标志，龙图腾与"五族共和"一样，也是一个多民族、不同姓氏团结一心的标志。也就是说，龙图腾是大家共同建立、共同信仰的图腾，是"兴利除弊"道行天下的标志。的确如此，《竹书纪年》之中明确记载：伏羲氏各氏族中有飞龙氏、潜龙氏、居龙氏、降龙氏、土龙氏、水龙氏、青龙氏、赤龙氏、白龙氏、黑龙氏、黄龙氏。由此可见，龙已经成为伏羲时代不同氏族的标志，也就是说大家都是龙的传人。

《史记·五帝本纪》："黄帝者，少典之子，姓公孙，名曰轩辕。生而神灵，弱而能言，幼而徇齐，长而敦敏，成而聪明。轩辕之时，神农氏世衰。诸侯相侵伐，暴虐百姓，而神农氏弗能征。于是轩辕乃习用干戈，以征不享，诸侯咸来宾从。而蚩尤最为暴，莫能伐。炎帝欲侵陵诸侯，诸侯咸归轩辕。轩辕乃修德振兵，治五气，蓺五种，抚万民，度四方，教熊罴貔貅貙虎，以与炎帝战于阪泉之野。三战，然后得其志。蚩尤作乱，不用帝命。于是黄帝乃征师诸侯，与蚩尤战于涿鹿之野，遂禽杀蚩尤。而诸侯咸尊轩辕为天子，代神农氏，是为黄帝。天下有不顺者，黄帝从而征之，平者去之，披山通道，未尝宁居。东至于海，登丸山，及岱宗。西至于空桐，登鸡头。南至于江，登熊、湘。北逐荤粥，合符釜山，而邑于涿鹿之阿。"

炎黄大战争天下，他们代表了那个时代多民族之间的融合趋势，黄帝"教熊罴貔貅貙虎"，实际上就是带领不同图腾氏族的军队参与战斗，最后天下统一，"合符釜山，而邑于涿鹿之阿。"实现了多民族统一、不断发展、繁荣富强的局面。

古人所谓"潜龙勿用""亢龙有悔""飞龙在天，利见大人"，都有深刻的哲理，富含着社会经验。"龙行天下"成了一个人事业成功很高的标志。

由此可见，龙被人们赋予了很多神奇的能力，这些能力都是自然力，不是超自然。造龙，体现了整体自然生成的时空观。

当然，如果按照实证的方法进行考证，就落入了民族虚无主义的圈套，认为是"虚龙假凤，不存在的麒麟"。

辩证地看，龙虽然是虚拟的动物神，但是龙又不全是虚的，它身上凝结着多种动物的精华，寄托着人们对于美好事物的向往与渴求，是中华民族善于想象、大胆创造的产物。

中华民族创造神物并不是为了顶礼膜拜，而是为了解决困难、丰富生活、造福大众。中华民族的祖先崇拜也是为了继承祖先光荣传统，奋发有为，再接再厉，不断进步，"日日新，作新民"之意。

龙是中华民族的象征，源远流长的龙文化影响了人们几千年，中国人都把自己说成是龙的传人，贵为皇帝的最高统治者不论原来是哪个民族出身，只要登上皇帝的宝座，都乐意说自己是真龙天子。那么，历史悠久的中医学，在它形成的过程里，受过龙文化的影响吗？如果有影响，那么这种影响是微不足道的，还是深刻而巨大的？

笔者认为，龙文化对中医的影响主要体现在藏象、经络学说的构建上，是思想方法的启示，影响巨大而深远。

三、中医之龙是藏象，"天地在心腹"

中医的脏腑学说，虽然源于解剖所见的器官，但是又不局限于肉质的脏器。

中医大胆地想象，认为五脏既合于四时，也合于五方，万物的声、色、气、味都与五脏相关，人是整个时空的"袖珍浓缩体"。这种观点的形成，与中华龙文化的集成创新手法完全一致。

中医的脏象学说借鉴龙文化，是一个以五脏为中心而建立的广泛联系的体系。龙作为一个整体是虚拟的，但是与它有关的风雨不虚，不需要呼风唤雨，风雨该来的时候自然会来；与龙有关的鳞片、虎须、鹿角、马面、鹰爪、蛇身、虾眼也都是客观存在的，只是它们存在与不同的动物身上，不是一个具体的生物。但是，世界上万物是相互关联的，都是大自然不断进化而产生的，并且它们可以在同一时刻出现，一起经历春生、夏长、秋收、冬藏，共同存在于现实世界里。

中医认为心是生命的根本，因为它主宰着人的精神。心功能是否正常，可以从人体的面色上观察出来，因为面色是靠血液来滋润的，心脏主宰血流和脉搏。心脏就像太阳那样重要，心气与夏天的阳气是相通的，与火气、苦味关系密切。人的心气充实，就经常是欢乐的；心气不足，人的精神就不振。

人的肺脏主宰气的运行，是人体魄力的所在地，肺气足，人的声音洪亮有魄力。肺气通于皮毛，每一个毛孔的开阖都与肺气有关，所以肺气虚的人容易出虚汗。肺气通于秋，与燥气、辛味关系密切。因此，肺气在体内能够下行，疏通三焦的水道，肺气不利的时候，可以形成水肿、喘咳。人的悲伤与肺有关，这也和肺气通于秋有一定关系。

肾主宰水液代谢，主储藏精气，掌管人的生殖功能和大小便的排泄，肾的这些功能与肾气通于冬有关。肾配北方，与寒气、咸味关系密切。肾精是否充足可以从头发得到反映，因此，先天肾精不足的孩子头发稀疏而枯黄。肾主骨骼是否坚强，肾精亏虚的老人、儿童骨质容易疏松、软弱。骨骼可以产生骨髓，中医认为脊髓与骨髓有一定的相似性，也为肾所主。脊髓通于脑，因此，肾藏志，主记忆，肾精充足的人记忆力好。

肝脏主储藏血液，是人体劳作的根本，血液也是魂潜藏的地方。血液是否充足，可以从人的爪甲是否红润、筋腱是否坚强看出来。肝气通于春天，配东方，因此，与风气、酸味关系密切。肝火盛的人容易发怒；震颤摇摆、肢体抽搐的病症与肝关系密切。

脾藏营，与胃、大肠、小肠、三焦、膀胱等器官一起，完成水谷的消化、吸收、转运、输布，就好象谷仓转运粮食一样，有出有入，储存精华，剔除糟粕。其功能是否正常，可以从口唇色泽、肌肉是否丰满看出来。脾通土气，与甜味、黄色关系密切。

中医说：肝配东方，属木，其味酸，其色青，其声角，其气风，通于春季；心配南方，属火，其味苦，其色赤，其声徵，其气暑（热），通于夏季；脾配中央，属土，其味甘，其色黄，其声宫，其气湿，通于长夏季节；肺配西方，属金，其味辛，其色白，其声商，其气燥，同于秋季；肾配北方，属水，其味咸，其色黑，其声羽，其气寒，通于冬季。

由此可见，五脏都不局限在包膜之内，没有下一级组织结构，没有软硬、大小，它们的色、味、声、五行属性、五方配属、五季旺气等都是人为安排的，似乎是虚构而不是客观实在的。但是，五脏不仅客观地存在于人体之内，而且五脏所联系的这些时空元素，也都是客观存在的，这与龙文化构建的龙具有相同的构建方法，是统一思想源泉结出的果实。

再说经络学说的构建，也与龙文化一样，运行气血离不开动静脉，传导感觉离不开神经与皮肤感受器，在脏腑的主宰下，经络联系内外表里，沟通四肢百骸、五官九窍，自然就离不开气、血、皮、脉、筋、骨、肉，离不开脏腑。因此，可以说经络不是一个具体的组织结构，而是架构在人体各个组织之上的一个虚拟模型，是整体涌现的生命现象。因为，经络学说所表述的脏腑是存在的，其所说的运行气血、沟通表里内外，也都是客观存在的。

由此，我们可以看出，龙文化与中医学的脏腑经络学说有着相似的构造方式，都是玄而不虚的模型。

四、扁鹊"尽见五脏症结"体现龙文化

扁鹊集大成地创立了中医学，"视病尽见五脏症结，特以诊脉为名"，充

分继承了龙的精神，把五脏六腑、十四经络、三焦出入都赋予了合理的人为安排，甚至是带有某些理想的成分，比如五脏分别配属于春夏秋冬长夏五季、东西南北中五方、角徵宫商羽五音、青赤黄白黑五色、酸苦甘心咸五味，因此，人体与大自然息息相关，大自然的时空与内脏相通，大自然万物的元素色味都凝聚于五脏之中，"天地万物在我腹心"，人也就是一个"小天地"。

中医说的脏腑虽然实有其物，但是不能按照解剖实证的方法一一验证。这就好像写意的山水画一样，虽然有虚构的成分，但是都有出处，不是"向壁虚造"。中医说的脏腑分别存在于上中下三焦，十二经脉阴阳首尾相接，营卫气血五十营等，都是精心安排的模型，而不是实际测量的结果，这与龙文化密不可分。

由此也可以说，不论肝肾的具体位置是在脾胃的上边、下边，或者在同一水平，在中医的理论里，肝肾必须在下焦，脾胃必须在中焦，只有这样才能体现阴阳和谐、水火相济、升降出入的理想状态。

即使这个人因为某种病理的原因或者是因为外伤，造成切除脾脏的后果，这样的人再到中医的诊室里去就诊，中医绝对不能说他"没有脾"。

在中医的理论体系里，脾是后天之本，没有脾就不能运化，也不能"无土栽培"。无脾，气血的化生就没有依托，成了"无本之木"，人的生命活动、气血升降出入就失去了依托，中医的理论体系就会轰然倒塌，不能再指导临床了。

由此可见，中医说的脾，西医切不掉；西医切掉的脾，只是一个躯壳；中医说的脾，是人与天地相联系的中心枢纽，一旦去掉了这个枢纽，这个生命就不复存在了。

这就是扁鹊所创立的中医学的独特学术特色，是中医与西医的区别所在。这样的烙印已经深深地反复刻划了几千年，是牢不可破的，这也是龙文化给扁鹊的深刻影响，扁鹊又把这种影响传递给后来的中医学者，代代相传。

司马迁说："扁鹊言医，为方者宗，守数精明。后世循序，弗能易也。"

有关龙的文化、龙的精神，是中华民族宝贵的精神财富，也是中医制造模型的思想源泉，是智慧之树。

171

第三节　河图、洛书对扁鹊可能的影响

　　《河图》与《洛书》，虽然都是一至十的 10 个自然数字，但是其中排列组合不一样，也就是空间结构不一样，所表述的意义也就有差别。当然，它们也有共同的思想基础，就是天地时空整体自然生成论，简称"生成论"。这是古人做学问的出发点，也是了解中华文明不可缺少的内容。

一、《河图》与《洛书》，有数无文字

　　据说，伏羲仰观天文，俯察地理，中知人事，因此才获得了"河出图，洛出书"的祥瑞，也才看懂了这些图画背后的深刻道理。

　　伏羲发现黄河边上的龙马身上有一种图案，与自己一直观察万物自然的"意象"完全一致，就画出了"八卦"，因而龙马身上的图案就叫做"河图"。《尚书·洪范》说："天乃赐禹洪范九筹。"《易·系辞上》："是故天生神物，圣人则之。……河出图，洛出书，圣人则之。"东汉·孔安国注曰："《河图》者，伏羲氏王天下，龙马出河，遂则其文以画八卦。《洛书》者，禹治水时，神龟负文而列于背，其数至九，禹遂因而第之，以成九类。"唐代孔颖达《五经正义》说："《河图》有九篇，《洛书》有六篇。孔安国以为《河图》则八卦是也，《洛书》则九筹是也。"

　　过去人们没有见过《河图》《洛书》，认为它们很神秘，今天通过考古发现，以及古籍记载看来，它们实际上只是 10 个自然数字的不同排列，或称之为数学中一个分支，由于它们的含义很丰富，被人们称为幻方或魔方。南宋数学家杨辉称之为"纵横图"，国外则称之为幻方（Magic Square）。

　　《河图》共有 10 个数，一、三、五、七、九为阳数；二、四、六、八、十为阴数。阳数相加为 25，阴数相加得 30，阴阳相加共为 55 数。所以古人说："天地之数五十有五，此所以成变化而行鬼神也"。万物既有象也有数，皆由天地之数化生。

　　《河图》《洛书》的 10 个数字排列，与五行、阴阳、四时和方位相联系，主要是为了说明四季顺序、五方的方位，并和阴阳、五行以及万物的生、

壮、荣、衰相互关联，形成包容天地万物的理论解释，并且具有不断变化的特点，成为天地间的一条基本规律。

《河图》以 10 数合五方，以演化五行、阴阳、天地之象。其结构分布为：一与六共宗，居北方。因"天一生水，地六成之"；二与七为朋，居南方，"因地二生火，天七成之"；三与八为友，居东方，因"天三生木，地八成之"；四与九同道，居西方，因"地四生金，天九成之"；五与十相守，居中央，因"天五生土，地十成之"。

也有人说，《河图》是根据五星出没时节绘成的，木曰岁星，火曰荧惑星，土曰镇星，金曰太白星，水曰辰星。五星一般按木、火、土、金、水的顺序，相继出现于北极天空，每星各行 72 天，五星合周天 360 度。因此说，《河图》是按照五星出没的天象绘制的，这也是五行哲学学说的一个来源。

每年的十一月冬至前（古有十一月"建正"的历法），水星见于北方，正当冬气交令，万物蛰伏，地面上唯有冰雪和水，五行之"水行"的概念就是这样形成的。七月夏至后，火星见于南方，正当夏气交令，地面上一片炎热，五行之火的概念也因此而形成。

二、天地相配合，生数与成数

三月春分前后，木星见于东方，正当春气当令，草木萌芽生长（木曰曲直），木星主春的概念就是这样形成的。九月秋分，金星见于西方，古代以金代表兵器和收割的工具（金曰从革），以示秋天杀伐之气当令，万物告别绿色，迎来苍老的褪色凋谢，太白金星主西方由此而成。

五月土星见于中天，表示长夏湿土之气当令，春木东、夏火南、秋金西、冬水北，皆以此中央土为中点。木火金水之星引起的四时气候变化，皆是从地面上观测出来的，《左传》说：土与金木水火杂，以生万物。这是一个时空整体的生成论，土星的概念就是这样形成的。

《河图》之象的生数，分别是一二三四五，都位于内圈；成数六七八九十，位列于外圈。生数加上五，就是成数；五是土的生数，寓意万物无土不成。更寓意"生数小，成数大"，万物生的时候都很弱小，成长起来就超过了刚生时的五个数。生数在内，成数在外，寓意生机在体内，长成靠外在的环境。土的生数"五"是明显的，而土的成数"十"是隐而不显的。所谓功成身退、隐而不显、"德全不危"是也。

《河图》有四象，既代表四季也代表四方，按古人坐北朝南的方位为正位，四象就是：左青龙，右白虎，前朱雀，后玄武。此乃天地和谐，万物繁茂的龙兴之地，是"风水"象形之源。

《河图》除了表示万物的生成之数，还有古代占卜预测的"大衍之数、小衍之数"。

"大衍之数"是天数和地数的和，天数一三五七九，加上地数二四六八十，一共是五十五，拿出六个数代表每一卦的位置，也可以代表太极，然后进行占卦，这就是"其用四十有九"。

"小衍之数"就是五行的"生数之和"，就是水一、火二、木三、金四、土五。一、三、五、为阳数，其和为九，故九为阳极之数；二、四为阴数，其和为六，故六为阴之极数。属阴属阳的生数相合，为十五，故化为洛书则纵横皆十五数，表示天地阴阳相生。

三、天地之数，左旋与右旋

古人标准的体位是坐北朝南，左手边是东，右手边是西。天地阴阳之道与五行相生之道一致，五行相生的规律是：水生木、木生火、火生土、土生金、金生水，为五行左旋相生。

也就是土居中央不动，水在下（北），火在上（南），左为木（东），右为金（西）。一、三、五、七、九为阳数；二、四、六、八、十为阴数。"水一"向"木三"，再向"火七"相生，是由北向东，再向南运动变化，也就是向身体的左侧旋转，叫"阳左旋"，是顺时针旋转，为五行万物相生之运行。南方的"火二"生土，再生"金四"，再生"水六"，再生"木八"，是从正南方，身体的中央，向身体的右侧运动，叫"阴右旋"，也是顺时针旋转。也就是"阳左旋、阴右旋"都是顺时针旋转。我们知道，银河系等各星系俯视皆右旋，仰视皆左旋。所以，古人说"生气上转，如羊角而升也"。

扁鹊认为人体的气血运行有出有入、循环无端，分为昼夜。《素问》说："肝气升于左，肺气降于右""左右者，阴阳之道路也"。这就把人体的气机运行与自然界四季、阴阳、气的变化相联系，是整个时空统一为一体的整体。故顺天而行是左旋，逆天而行是右旋。所以顺生逆死，左旋主生也。

现代生物化学研究发现，同分异构体的化学物质，左旋的化学物质在体内有活性，而右旋的化学物质在体内不代谢。因此，有活性的药物如左氧氟沙星、左旋咪唑、左旋多巴，都是充满活力的药物，而低分子右旋糖酐是不代谢的化学物质，因此被当做扩容的"脉通液"。

四、炎黄变废为宝，启迪扁鹊智慧

扁鹊也是炎黄子孙，龙的传人。炎帝神农氏、黄帝轩辕氏从各自的部落出发，不断发展，逐渐接近、发展到河北省张家口一代的阪泉、涿鹿，与蚩尤一起争天下。这是有史以来规模最大的一次战争，也是统一天下、形成多元文化的一次深刻的交流。神农带着采药的经验，黄帝带着他的医学思想，一步一步来到燕赵大地，沿途不断播撒各自的文化，这对春秋时期的扁鹊也有潜移默化的影响。

《史记·五帝本纪》说炎黄大战之后，取得了多民族的融合与统一，"诸侯咸尊轩辕为天子，代神农氏，是为黄帝。"为见证这个统一的大好形势，"合符釜山，而邑于涿鹿之阿。"

多民族共存，相互融合的"合符釜山"事件，有很重要的历史意义：一是共推轩辕为天子，开创了"平天下"的最高境界；二是通过"合符契"，共创了统一共认的图腾——龙，做为中华民族共认的符契，达到了中华民族大融合，有了大统一的标志；三是定都涿鹿，就是在涿鹿山边的一个同地上建起了都城，即黄帝城，从争天下到坐天下，要发展农业文明的文化。"合符"是一种"文化基因"，虽然有胜有败，但是不属于"你死我活"不可调和，大家最后走向了"多元共存"，和睦相处，共同发展。炎、黄、蚩三大始祖为代表的中华先民们留给我们后人一笔最古老、最基本、最精华的精神财富和文化理念，是博大精深的中华文化的基石和主根。

这也是扁鹊开创的中医学主张人与天地万物是一个整体，可以通过治疗、调节达到化毒为药、变废为宝，能够扶正祛邪的依据，也是活血化瘀、利水祛湿等治疗法则的思想来源。

何谓"华夏"？华是精华，是鲜花；夏是大，是大厦，天下为公。

"服牛乘马，引重致远，以利天下""舟楫之利，以济不通，致远以利天下。"这是古人的理想。"天无私覆，地无私载，日月无私照。"这种大公无私的精神也是中华文化的优秀传统，开过客栈的扁鹊比一般人知道得多。

"本来只是一棵草，神农尝过成了宝"。扁鹊的医方来自神农的采药，来自伊尹的汤液，来自前辈医家的不断积累。中医组方用药的经验让习惯于化学分析、定性定量研究的西方制药无法理解，看不懂，也看不上眼。因此，扁鹊医方发展到如今遇到了此前从来没遇到过的问题。

在扁鹊的故乡中国，人们逐渐看不懂中医的方药了。

这是因为，西药是化学制药，主张分子靶点，一对一的治疗。中医药依靠天然植物、动物、矿物加工之后，组合成方，是发挥组合效应，整体治疗，并且有很多非药物、非物质治疗，充分利用能量、信息帮助病人恢复健康。

但是，按照化学分析，一味中药也有几十种以上的成分，说清楚一个复方之中到底有多少成分、哪个成分起了作用、如何起作用，是非常困难的。因此，不能按照单一化学成分的标准要求中药"复方打包成一个固定组合，约等于一个化学成分"；然后再要求这些组合在一起的复杂成分"质量可控"，不仅保证成分齐全，而且还要它们相互之间的比例不变，达到"可重复"目的。

由此可见，用化学分析的标准要求中药，就像要求一个连队的人都必须步调一致，生活、作息、呼吸、动作都完全像一个人那样"一致"。

在这样的要求之下，中医"化毒为药、变废为宝"的大智慧就失去了作用，中药"降格"成为质量不可靠、作用不突出的"二等药"，或者有人干脆把其中的某些成分提纯出来，指出它的"肝肾危害"、致癌嫌疑，从而试图取消中药。被中医称为"和中之国老"的甘草，就被人用"莫须有"的罪名宣布为不安全，说它损害肝肾，有水钠储留的不良作用。

用管理西医药的方法评价、管理中医药，造成了中医药事业的衰退。

发展中医药事业必须回归传统，用女娲伏羲创立的整体观、炎帝神农氏的采药用药经验、轩辕黄帝的医学理论作指导。因此，扁鹊研究的脉诊才能反映"五脏症结"，他主张的四诊合参才可以"司外揣内"，他抢救虢太子的综合治疗才能够"生死人"。

第四节　扁鹊医学体现内外相关、内病外治

中医与西医都摸脉，摸到的东西有一样的地方，也有不一样的地方。这是世界观的问题，世界观决定方法论。

一、扁鹊脉法，西医认可的部分

《脉经·卷五·扁鹊脉法》说：

> 扁鹊曰：人一息脉二至谓平脉，体形无苦。人一息脉三至谓病脉。一息四至谓痹者，脱脉气，其眼睛青者，死。人一息脉五至以上，死，不可治也。都（一作声）息病，脉来动，取极五至，病有六七至也。

这段论述是说，脉搏跳动的次数是有规律的，而且应该和本人的呼吸成比例，或者和医生的呼吸成比例，太快的脉率是有病的象征，离开基本心率越多，病情越重，太快的心率有可能造成死亡。

西医摸脉，首先就是判断心率的快慢，快的叫心动过速，慢的叫心动过缓，过速、过缓都是病态，需要治疗。当然，也有治不好而死亡的，细分起来还可以分很多细节。

> 扁鹊曰：平和之气，不缓不急，不滑不涩，不存不亡，不短不长，不俯不仰，不从不横，此谓平脉。肾（一作紧）受如此（一作刚），身无苦也。

这是对正常脉象的描述，是建立标准脉象。这种标准的脉象反映的是身

体气血之间、脏腑之间、阴阳之间的平衡与和谐，因此是健康状态。

扁鹊把"乍大乍小""乍至乍不至"的脉的节律不整也看做是病脉，并且与内在脏腑的功能盛衰相联系，作为判断病情、决定治法的依据。

扁鹊这些方面的论述与西医关于脉搏的原理是一致的，所不一致的是，西医见到脉搏的节律、速率不正常，只能推测与循环的泵功能有关系，只联系到心脏，而难以考虑到其他脏腑，更不可能把这些变化与天地阴阳盛衰相联系。西医认为那太遥远，也缺乏直接的证据。这就是他们看不懂扁鹊脉法的原因。

扁鹊与西医关于脉搏、脉象的分歧，根源于世界观的不同。

二、扁鹊阴阳脉法，让人与自然连在一起

阴阳是古人关于世界的基本看法，是根本的世界观，天地之间万事万物离不开阴阳，人体更是如此。

因此，扁鹊说："脉，平旦曰太阳，日中曰阳明，晡时曰少阳，黄昏曰少阴，夜半曰太阴，鸡鸣曰厥阴，是三阴三阳时也。"

扁鹊这种按照一天之中的不同时段，"一日分为四时"来谈论脉象的理论贯彻了人与天地相应的整体观，也是动态的变化。扁鹊认为，脉象除了一天之中不同时段不一样之外，一年四季的脉象也不一样，而且表现出"阴阳六经"分段主时、分时段旺盛的特点。

《脉经·卷四·损至脉第五》说：

> 扁鹊曰：脉一出一入曰平，再出一入少阴，三出一入太阴，四出一入厥阴。再入一出少阳，三入一出阳明，四入一出太阳。脉出者为阳，入者为阴。故人一呼而脉再动，气行三寸；一吸而脉再动，气行三寸。呼吸定息，脉五动。一呼一吸为一息，气行六寸。人十息，脉五十动，气行六尺。二十息，脉百动，为一备之气，以应四时。天有三百六十五日，人有三百六十五节。昼夜漏下水百刻。一备之气，脉行丈二尺。一日一夜行于十二辰，气行尽则周遍于身，与天道相合，故曰平，平者，无病也，一阴一阳是也。脉再动为一至，再至而紧即夺气。一刻百三十五息，十刻

千三百五十息，百刻万三千五百息，二刻为一度，一度气行一周
身，昼夜五十度。

上文扁鹊所说脉的"出"和"入"，我们今天难以确定其准确地含义，但是可以肯定不是血液的流向，不是动脉的搏动为"出"，静脉的血流为"入"。扁鹊所说的出入应该是和阴阳、表里有关系，也可能指某些经脉在体表、体内的循环比例问题。有关这个问题，我们不妨先放置一下。先看看扁鹊所说的"昼夜五十度"的循环是如何计算出来的。

三、扁鹊脉行"五十度"与卫气"五十营"

扁鹊认为，"天有三百六十五日，人有三百六十五节，昼夜漏下水百刻。"这是把自然界按照年、月、日变化作为一个常数、一个前提，来论述人体变化必须参照的准则，这就像老子所说的"道法自然"一样。但是，就和扁鹊不用"道"一样，他也没提"道法自然"。但是"人与天地相参"在扁鹊和老子的时代，是一个普遍遵循的规律，论述人体也必需遵循这个规律，所以人的365节是一个整体，都要获得气血的滋润和营养。

人体被气血滋润、营养，气血的运行需要一定的度，不能太多、太快，也不能太少、太慢，太多、太少、太快、太慢都是病态，也就是后面我们要提到的"损脉"和"至脉"。

人体气血循环的常数是与人的呼吸、血脉的长度、血行速度三个要素相联系的，呼吸是气机出入的表现，其背后是有肺气、宗气推动，气行则血行，气虚则血瘀。

气和血的关系，可以通过呼吸和血脉行走的长度来测量、推定，扁鹊认为，人体吸气有利于血脉运行，呼气的时候仍然可以推动血脉的运行，"人一呼而脉再动，气行三寸；一吸而脉再动，气行三寸。呼吸定息，脉五动。一呼一吸为一息，气行六寸。"

这是理论计算的结果，而不是实际测量的结果。这种计算就是司马迁说的"守数"，数和象有关系，通过呼吸、脉动之"象"，可以推算气血运行的长度之"数"，也可以称之为"以象求数""以象概括数"。

正常的人,"脉百动,为一备之气",而"一备之气,脉行丈二尺。"这是一个常数,是正常人气血运行的速度。"昼夜漏下水百刻",铜壶滴漏是古人计算一天时间的方法,今天我们说一刻等于15分钟,实际上是一个约数,古人一昼夜的100刻,如果等于1500分,与实际1440分相比,多出60分钟,长一个小时左右。也就是说,一刻钟不到15分,即一刻等于14.4分,才能和古人一昼夜100刻相符合。

扁鹊认为,气血"一日一夜行于十二辰,气行尽则周遍于身,与天道相合,故曰平,平者,无病也,一阴一阳是也。"此处的"天道"仍然带有道路的意思,可以引申为规律,与老子关于道的思想有一些相合,但是又没有道是天地间普遍规律的深刻含义。

老子的思想、扁鹊的理论都必须建立在前人有关认识的基础上。整体观来源于女娲补天的思想,来源于河图洛书的天地万物自然生成论,来源于伏羲的八卦哲学。

扁鹊说:"二刻为一度,一度气行一周身,昼夜五十度。"这个气血"昼夜五十度"的理论推定影响到后世关于血脉运行的学说。《灵枢·五十营》的有关论述与扁鹊的思想完全一致:"黄帝曰:余愿闻五十营奈何?岐伯答曰:天周二十八宿,宿三十六分;人气行一周,千八分,日行二十八宿。人经脉上下左右前后二十八脉,周身十六丈二尺,以应二十八宿,漏水下百刻,以分昼夜。故人一呼脉再动,气行三寸,呼吸定息,气行六寸;十息,气行六尺,日行二分。二百七十息,气行十六丈二尺,气行交通于中,一周于身,下水二刻,日行二十五分。五百四十息,气行再周于身,下水四刻,日行四十分。二千七百息,气行十周于身,下水二十刻,日行五宿二十分。一万三千五百息,气行五十营于身,水下百刻,日行二十八宿,漏水皆尽脉终矣。所谓交通者,并行一数也。故五十营备,得尽天地之寿矣,凡行八百一十丈也。"

《灵枢·五十营》关于呼吸与脉行的论述体现出与扁鹊医学高度相似,或者就是先后互相继承的关系,扁鹊生活于春秋末期,他不可能学习成书于汉代的医学著作,因此,我们可以认定《灵枢·五十营》的有关论述,继承了扁鹊的医学、脉学思想。

《灵枢·营卫生会》也运用扁鹊"昼夜五十度"的理论,说明营气和卫气的循环："人受气于谷，谷入于胃，以传与肺，五脏六腑，皆以受气，其清者为营，浊者为卫，营在脉中，卫在脉外，营周不休，五十度而复大会，阴阳相贯，如环无端，卫气行于阴二十五度，行于阳二十五度，分为昼夜，故气至阳而起，至阴而止。故曰日中而阳陇，为重阳，夜半而阴陇为重阴，故太阴主内，太阳主外，各行二十五度分为昼夜。"

"五十度"的气血运行规律也是营卫循环的规律，它是一个常数，循环太快、太慢都是不正常的疾病状态。扁鹊的这一思想，对后世也有很大的影响。

四、精密计算的"损至"脉影响深远

扁鹊说：

> 脉三至者离经。一呼而脉三动，气行四寸半。人一息脉七动，气行九寸。十息脉七十动，气行九尺。一备之气。脉百四十动，气行一丈八尺。一周于身，气过百八十度，故曰离经。离经者病，一阴二阳是也。三至而紧则夺血。

扁鹊认为人体一呼一吸都是脉动两次，如果达到三次，就是不正常状态，被称为"离经"。这里的经，不是经脉，而是经常之意，这与我们常说的离经叛道相似。脉动过快的"离经"会对身体造成什么损失？是因为"气过"180°，超过了平时循环的长度，会过度消耗、损害人体的气血，也会影响脏腑的功能。

扁鹊说：

> 脉四至则夺精。一呼而脉四动，气行六寸。人一息脉九动，气行尺二寸。人十息脉九十动，气行一丈二尺。一备之气，脉百八十动，气行二丈四尺。一周于身，气过三百六十度，再遍于身，不及五节，一时之气而重至。诸脉浮涩者，五脏无精，难治。一阴三阳是也。

一呼一吸都是脉三至的时候已经属于"离经"的状态，到"脉四至"时就更不正常了，扁鹊称之为"夺精"。

夺是剥夺，精是正气，这是一个很严重的病理状态。其形成的原因是因为脉动太快，一呼一吸都是脉动四次。这样快的脉动，使"气过三百六十度，再遍于身，不及五节，一时之气而重至。"现代医学也认为，心率过快、心脏舒张末期血液充盈不足，输出的血液量就会减少，有效循环不足可以造成心、脑、肾等重要脏器缺血，或者出现休克、多脏器衰竭。扁鹊说："诸脉浮涩，五脏无精，难治。"可以说，在两千多年之前，扁鹊对于脉动过快病情病理的判断，以及对于"难治"的预后结论，都是很准确的。并不是"经验之谈"，而是依据脉学研究得出的结论。

扁鹊说：

> 脉五至者，死。一呼而脉五动，气行六寸半。人一息脉十一动，气行尺三寸。人十息脉百一十动，气行丈三尺。一备之气，脉二百二十动，气行二丈六尺。一周于身三百六十五节，气行过五百四十度。再周于身，过百七十度。一节之气而至此。气浮涩，经行血气竭尽，不守于中，五脏痿，精神散亡。脉五至而紧则死，三阴三阳是也。

一呼一吸分别达到脉动五次的时候，病情更加严重，既不属于"离经"，也不是"夺精"，在治疗上也不再属于"可治""难治"的范畴，扁鹊直接指出其结果是"死"，并且说明了患者"必死"的原因，是因为气血循环过快，"再周于身，过百七十度。一节之气而至此。气浮涩，经行血气竭尽，不守于中，五脏痿，精神散亡。"病人"脉四至"的时候，已经"五脏无精"；现在"脉五至"，情况更加严重，达到了"血气竭尽""五脏痿，精神散亡"的严重程度。因此，扁鹊断定其必死无疑，而不说自己可以治疗，这是一个非常客观的态度，是医生非常负责任的做法。

论述了脉动过快的"至脉"，扁鹊就转到了脉动过缓的"损脉"。

与"至脉"的程度差异一样，"损脉"也有轻重程度不同的情况。

扁鹊说：

> 脉一损一乘者，人一呼而脉一动，人一息而脉再动，气行三寸。十息脉二十动，气行三尺。一备之气，脉四十动，气行六

尺，不及周身百八十节。气短不能周遍于身，苦少气，身体懈堕矣。

脉动慢，气血循行的速度就慢，达不到正常标准，在应该周行全身的时候，病人的气血循行却"不及周身百八十节，气短不能周遍于身"。气血是是身体各种活动的动力和营养物质，扁鹊认为循环不足，其表现是气力不足或者气短不足以息，气短懒言，而且身体活动也受影响，喜静而不喜动，临床特征就是"身体懈堕矣"。

扁鹊说：

> 脉再损者，人一息而脉一动，气行一寸五分。人十息脉十动，气行尺五寸。一备之气，脉二十动，气行三尺，不及周身二百节。疑气血尽，经中不能及，故曰离经。血去不在其处，小大便皆血也。

"再损"就是"二损"，是在"一损"的基础上进一步发展，气血运行更缓慢。

一损的时候血脉的运行"不及周身百八十节"，而二损的时候气血运行"不及周身二百节"；在证候上，比"气短""少气""懈堕"更严重，达到"凝气、血尽"的严重程度，出现了大小便出血的危象，扁鹊概括为"离经"。

扁鹊说：

> 脉三损者，人一息复一呼而脉一动。十息脉七动，气行尺五寸。一备之气，脉十四动，气行三尺一寸。不及周身二百九十七节，故曰争，气行血留，不能相与俱微。气闭实则胸满脏枯，而争于中，其气不朝，血凝于中，死矣。

三损的病情比二损更严重，气血循环"不及周身二百九十七节"，临床证候因为"血凝于中"，而出现了"胸满脏枯"的"死征""死证"。扁鹊将三损的这种状况概括为"争"，也是医生与病人一起与死亡、死神相争夺。

扁鹊说：

> 脉四损者，再息而脉一动。人十息脉五动，气行七寸半。一备
> 之气，脉十动。气行尺五寸。不及周身三百一十五节，故曰亡血，
> 亡血者，忘失其度，身羸疲，皮裹骨。故气血俱尽，五脏失神，其
> 死明矣。

四损的病证已经达到了非常危险的境地，气血循环"不及周身
三百一十五节"。在扁鹊看来，脉四损是逐渐发生的，不是突发性心律失常，
所以病人出现"皮裹骨"，身体虚羸、消瘦的状态，"气血俱尽，五脏失神"
是一个极为严重的状态，扁鹊将其概括为"亡血"证，并说"其死明矣"，
预后很差。

扁鹊说：

> 脉五损者，人再息复一呼而脉一动。人十息脉四动，气行六
> 寸。一备之气，脉八动，气行尺二寸。不及周身三百二十四节，故
> 曰绝。绝者，气急，不下床，口气寒，脉俱绝，死矣。

脉五损是心动过缓最严重的情况，比一般人循环速度差很多，"不及周
身三百二十四节"，病人呼吸微弱，呼吸节律快，而脉搏微弱欲绝，病情危
重不能下床，预后很差，属于"死证"，扁鹊概括其为"绝证"。

扁鹊对于损至脉的研究，是从脉搏与呼吸频率、气血运行速度的关系出
发，概括出常数，然后再推导出一至五级的不正常情况，脉动过缓的属于损
脉，脉动过快的为至脉。

扁鹊论损至脉的思想对于后世有着深远的影响。

第五节　对扁鹊治虚损思想的继承与发展

扁鹊作为中医学的宗师，他对后世的影响广泛而深远，其中由"损至
脉"理论启发而形成治疗虚损的思想，就是极为典型的一个例证。

一、扁鹊虚损脉对《内经》《难经》的影响

《难经》之中对于脉学的论述占有突出地位，因此其较多地继承了扁鹊的医学特色，并且其中很少谈论"道"，与《灵枢》《素问》在学术理念上也有很大的差别，而与扁鹊的学术特征比较接近。扁鹊论损至脉的思想就有很多内容被保存在《难经》之中，而且还有所发展。《难经》这种"再创新"，对于后世也有着深远的影响。

《难经·十四难》说：

> 曰：脉有损、至，何谓也？然。至之脉，一呼再至曰平，三至曰离经，四至曰夺精，五至曰死，六至曰命绝。此至之脉也。何谓损？一呼一至曰离经，再呼一至曰夺精，三呼一至曰死，四呼一至曰命绝。此损之脉也。至脉从下上，损脉从上下也。损脉之为病奈何？然。一损损于皮毛，皮聚而毛落；二损损于血脉，血脉虚少，不能荣于五脏六腑；三损损于肌肉，肌肉消瘦，饮食不能为肌肤；四损损于筋，筋缓不能自收持；五损损于骨，骨痿不能起于床。反此者，至脉之病也。从上下者，骨痿不能起于床者死；从下上者，皮聚而毛落者死。

从上述论述之中不难看出，《难经》继承了扁鹊论损至脉的思想，并且在继承的基础上有所发展。

首先，《难经》没有论述一吸一呼脉行几寸，没有提到"一备之气"气血循环的长度，没有提到"五十度"，只论述了呼吸与脉动的关系，并且在一至五级损至脉的名称概括上也进行了"规范化"处理。

扁鹊所论的至脉，一至没有病名，二至叫"夺气"，三至叫"离经""夺血"，四至叫"夺精"，五至叫"死"；一损"苦少气"，二损叫"离经"，三损叫"争"，四损叫"亡血"，五损叫"绝"。

《难经》把损至脉的严重者统一命名为离经、夺精、死、命绝四个等级，并且更容易检测、判定和记忆，是在扁鹊有关论述基础之上不断总结、规范的结果。

《难经》作者还进一步把"损"的概念泛化为，或者叫"引申为"一般的"虚损"，并且规定为一损是损皮毛，二损是损血脉，三损是损肌肉，四损是损筋，五损是损骨。这就把"虚损"病机逐渐与脏腑辨证相联系，上升到一般法则了。

《难经》十四难说：

> 损其肺者，益其气；损其心者，调其荣卫；损其脾者，调其饮食；适其寒温；损其肝者，缓其中；损其肾者，益其精，此治损之法也。

把扁鹊关于损至脉的理论延伸为临床脏腑虚损病机，成为一个普遍的诊治法则，确立了治疗大法，其意义是非常重要的。

《难经》十二难说："损不足而益有余。如此死者，医杀之耳。"补虚损，泻实邪，这成为中医后世的一个普适法则，被广泛采纳和遵循。

《难经》的八十一难说：

> 曰：《经》言，无实实虚虚，损不足而益有余，是寸口脉耶？将病自有虚实耶？其损益奈何？然：是病，非谓寸口脉也，谓病自有虚实也。假令肝实而肺虚，肝者木也，肺者金也，金木当更相平，当知金平木。假令肺实而肝虚，微少气，用针不补其肝，而反重实其肺，故曰实实虚虚，损不足而益有余。此者，中工之所害也。

被《难经》称为经典的内容自然离不开扁鹊开创的医学理论，虚损思想的建立受扁鹊医学的启发是不言自明的。

被称为《黄帝内经》的《素问》《灵枢》，把"虚实"作为一个基本概念，经常提到"虚"。如《素问·通评虚实论》说："邪气盛则实，精气夺则虚。"但是很少说"损"，即使有关于"损"的一些记载，大多属于治法，有的属于病证，多不是"损至脉"的含义。

《灵枢·五色》说：

> 切其脉口，滑小紧以沉者，病益甚，在中；人迎气大紧以浮

者，其病益甚，在外。其脉口浮滑者，病日进；人迎沉而滑者，病
日损。其脉口滑以沉者，病日进，在内；其人迎脉滑盛以浮者，其
病日进，在外。脉之浮沉及人迎与寸口气小大等者，病难已；病之
在藏，沉而大者，易已，小为逆；病在府，浮而大者，其病易已。
人迎盛坚者，伤于寒，气口盛坚者，伤于食。

其中的"人迎沉而滑者，病日损"，是与脉口、人迎的其他脉象相比较，
来显示其临床意义，"病日损"不是"损脉"，而是身体正气虚损的意思。

《素问·天元纪大论》说：

天地者，万物之上下也。左右者，阴阳之道路也。水火者，阴
阳之征兆也。金木者，生长之终始也。气有多少，形有盛衰，上下
相召，而损益彰矣。

这里的"损益"是自然规律，一年之中四季分明，春生夏长秋收冬藏，
是一个完整的周期。各种植物的外在形体春生夏长则益，秋收冬藏则损，人
也如此。

《素问·厥论》在论述"寒厥"病机的时候说：

前阴者，宗筋之所聚，太阴阳明之所合也。春夏则阳气多而阴
气少，然冬则阴气盛而阳气衰；此人者质壮，以秋冬夺于所用，下
气上争，不能复，精气溢下，邪气因从之而上也。气因于中，阳气
衰，不能渗营其经络，阳气日损，阴气独在，故手足为之寒也。

这里的"损"就是减少，"阳气日损"是指阳气一天一天减少而不足。
《灵枢》《素问》提到"损"的时候，往往与治法"补益"联系在一起，
是一个治疗法则，《素问·阴阳应象大论》说："能知七损八益，则二者可
调，不知用此，则早衰之节也。"七损八益，根据马王堆出土的汉墓帛书
《天下至道谈》的内容，可以看出所谓"七损"，就是其中会引起身体损伤的
性行为；"八益"则属于八种有利于身体健康的性行为。尽管其中有些内容
未必恰当，但是毫无疑问这属于那个时代的"性医学"理论。

古代提到"损"这个治法，主要是用针刺治疗实证，意思是使其受损

失，相当于泻实。

《素问·奇病论》说：

> 《刺法》曰：无损不足，益有余，以成其疹。然后调之。所谓无损不足者，身羸瘦，无用镵石也；无益其有余者，腹中有形而泄之，泄之则精出而病独擅中，故曰疹成也。

《灵枢·九针十二原》说：

> 夫气之在脉也，邪气在上，浊气在中，清气在下。故针陷脉则邪气出，针中脉则浊气出，针太深则邪气反沉、病益。故曰：皮肉筋脉，各有所处。病各有所宜。各不同形，各以任其所宜，无实无虚。损不足而益有余，是谓甚病。病益甚，取五脉者死，取三脉者恇；夺阴者死，夺阳者狂，针害毕矣。

所谓"损不足，益有余"是一个错误的治疗方法，这与扁鹊论损至脉已经有了很大的不同。"损"已经不再具有"损脉"的最初含义，并且把"损"用为动词，成为使其"损失"，进一步虚损的"使动用法"，"损法"容易造成"不足"的含义是很明确的。

《灵枢·热病》说：

> 偏枯，身偏不用而痛，言不变，志不乱，病在分腠之间，巨针取之，益其不足，损其有余，乃可复也。

在这里"损法"是治疗"有余"病证的正确治疗方法，是一个基本原则。

《灵枢·逆顺肥瘦》说：

> 瘦人者，皮薄色少，肉廉廉然，薄唇轻言，其血清气滑，易脱于气，易损于血，刺此者，浅而疾之。

通过分析不难看出，扁鹊关于损脉病机的论述被后世的医学著作所继承，《难经》之中保留的原意比较多，《素问》《灵枢》则比较少。

《脉经》之中关于损至脉的一段论述，说是引自黄帝与岐伯的论答，但是这段内容不见于《灵枢》和《素问》，不知王叔和从哪一部经典之中引出来的，也许这就是失传的《黄帝内经》或者《黄帝外经》的有关内容。

我们转录于下，供大家参考：

岐伯曰："脉失四时者为至启，至启者，为损至之脉也。损之为言，少阴主骨为重，此志损也；饮食衰减，肌肉消者，是意损也；身安卧，卧不便利，耳目不明，是魂损也；呼吸不相通，五色不华，是魄损也；四肢皆见脉为乱，是神损也。大损三十岁，中损二十岁，下损十岁。损，各以春、夏、秋、冬。平人，人长脉短者，是大损，三十岁；人短脉长者，是中损，二十岁；手足皆细，是下损，十岁；失精气者，一岁而损；男子，左脉短，右脉长，是为阳损，半岁；女子，右脉短，左脉长，是为阴损，半岁。春，脉当得肝脉，反得脾、肺之脉，损；夏，脉当得心脉，反得肾、肺之脉，损；秋，脉当得肺脉，反得肝、心之脉，损；冬，脉当得肾脉，反得心、脾之脉，损。当审切寸口之脉，知绝不绝。前后去为绝。掌上相击，坚如弹石，为上脉虚尽，下脉尚有，是为有胃气（上脉尽，下脉坚如弹石，为有胃气）。上下脉皆尽者，死；不绝不消者，皆生，是损脉也。至之为言，言语音深远，视愦愦，是志之至也；身体粗大饮食暴多，是意之至也；语言妄见，手足相引，是魂之至也；茏葱华色，是魄之至也；脉微小不相应，呼吸自大，是神之至也。是至脉之法也。死生相应，病各得其气者生，十得其半也。"黄帝曰："善。"

这段论述虽然不见于《素问》《灵枢》，但是其中托名黄帝、岐伯，说明它与《黄帝内经》有渊源。其中说"脉失四时者为至启，至启者，为损至之脉"，这个观点与扁鹊所说的"损至脉"是一致的，都是按照一日之中脉动的次数推导出来的，这是相同的学术原理。

所不同的是，这一段论述把"损"的意义，进一步延伸发展，归结为志损、意损、魂损、魄损、神损，明显与五脏所藏、所主有关，为虚损的脏腑辨证开辟了道路。

在这段经论之中，还提出了"大损、中损、下损"的概念，并且与人的寿命有关系；还有男子的阳损，女人的阴损；还有四季脉诊之时，见到相克（乘）、相侮脉象的损证。并且强调诊脉之时，有无胃气的重要性："当审切寸口之脉，知绝不绝。前后去为绝。掌上相击，坚如弹石，为上脉虚尽，下脉尚有，是为有胃气。上下脉皆尽者，死；不绝不消者，皆生，是损脉也。"

对于至脉，这段文字的论述也是在扁鹊有关论述的基础上进行发挥，提出"志之至、意之至、魂之至、魄之至、神之至"的概念，并结合临床证候叙述其病情的危重性，提出"死生相应，病各得其气者生"，把病情轻重与五脏功能是否充足相联系。"十得其半"与《素问》有关论述"半死半生"相似。

《素问·阴阳应象大论》说：

> 故邪风之至，疾如风雨，故善治者治皮毛，其次治肌肤，其次治筋脉，其次治六腑，其次治五脏。治五脏者，半死半生也。

这是论述外感邪气逐渐深入脏腑，会造成严重后果。损至脉的出现，扁鹊没有说是出现于外感还是内伤，但是作为反映身体气血状况、脏腑机能的重要指证，与内干外伤的"始动因素"虽然有关，但是已经不是主要依据了。

也就是说，无论是外感、内伤，只要出现了损至脉的病理现象，就是病情严重、预后不良的重要指证。

这些论述，无论是扁鹊原创，还是属于《黄帝内经》，都是来自于临床实际的观察总结，对于丰富脉诊内容有很重的参考意义。

二、张仲景继承扁鹊虚损理论

在张仲景所处的时代，损至脉是一个基本理论，他应该对此有所了解，甚至有所继承与发展。张仲景对于损至脉的研究，从现有的文献考察，可以从《伤寒论·伤寒例》入手。

由于张仲景的著作早期失传，魏晋之际的太医令王叔和对仲景的著作加以整理，才使其得以流传到后世。

《伤寒例》是一个总论、概论性的章节，应该原创于张仲景，其中有些文字是王叔和或者后世传抄者混入的衍文，比如"今搜采仲景旧论，录其证候诊脉声色，对病真方，有神验者，拟防世急也。"这显然不是张仲景的原作，而只能是整理、传抄者的话语。但是，如果说整篇《伤寒例》都是王叔和的杜撰，或者说他在整理张仲景著作的时候，"塞进自己的私货""碎裁美锦缀以败絮"，是"狗尾续貂"，则不仅冤枉了王叔和，而且也诋毁了张仲景。

《伤寒例》是一篇出色的外感热病总论，它与《伤寒论》六经辨证的内容，首尾呼应，完整一体。其中，既阐发了张仲景对于《阴阳大论》《难经》《素问》等外感热病理论的深刻理解和继承，也有很多王叔和所没有认识到的学术特色。比如，《千金方》《外台秘要》所引"伤寒八大家"的论述，"王叔和曰"的内容明显继承了华佗"六部辨伤寒"的特点，并简化为自己的特点。

《备急千金要方》云：

> 王叔和曰：夫阳盛阴虚，汗之则死，下之则愈；阳虚阴盛，下之则死，汗之则愈。夫如是，则神丹安可以误发，甘遂何可以妄攻。虚盛之治，相背千里，吉凶之机，应若影响。然则，桂枝下咽，阳盛则毙；承气入胃，阴盛以亡。若此阴阳虚实之交错，其候至微；发汗吐下之相反，其祸至速，而医术浅狭，不知不识，病者殒殁，自谓其分，至令冤魂塞于冥路，夭死盈于旷野，仁爱鉴兹，能不伤楚！

> 夫伤寒病者，起自风寒，入与腠理与精气分争，荣卫否隔，周行不通。病一日至二日，气在孔窍皮肤之间，故病者头疼恶寒、腰背强重。此邪气在表，发汗则愈。三日以上气浮在上部，填塞胸心，故头痛，心中满，当吐之则愈。五日以上气沉结在藏，故腹胀身重，骨节烦疼，当下之则愈。明当消息病之状候，不可乱投汤药，虚其胃气也。

> 《经》言：脉微不可吐，虚细不可下，又夏月亦不可下也，此医之大禁也。脉有沉浮，转能变化，或人得病数日，方以告医，虽云初

觉，视病已积日在身。其疹瘵结成，非复发汗解肌所除，当诊其脉，随时形势，求解除免也。不可苟以次第为固，失其机要，乃致祸矣。此伤寒次第，病三日以内发汗者，谓当风解衣，夜卧失覆，寒温所中，并时有疾疫、贼风之气，而相染易，为恶邪所中也。至于人自饮食生冷过多，腹藏不消，转动稍难，头痛身温，其脉实大者，便可吐下之，不可发汗也。①

王叔和在《脉经》之中虽然引用《伤寒论》文字，但是不按六经分篇，而是用治疗方法归类原文，比如："病不可发汗证、病可发汗证、病发汗以后证、病不可吐证、病可吐证、病不可下证、病可下证、病发汗吐下以后证、病可温证、病不可灸证、病可灸证、病不可刺证、病可刺证、病不可水证、病可水证、病不可火证、病可火证"等17个治法，以"可"与"不可"进行罗列。由此推断，王叔和对张仲景六经辨证的学术特点尚未深刻认识。

王叔和在"可发汗"一节中，列有桂枝汤、麻黄汤、桂枝加桂汤、桂枝加葛根汤、葛根汤、葛根加半夏汤、葛根芩连汤、大青龙汤、小青龙汤、小柴胡汤、柴胡桂枝汤、麻黄附子甘草汤、五苓散等13首方药的相关条文。其中，仅与桂枝汤有关的条文就有18条之多。他自己对于张仲景为什么发汗，发汗的方药为何有这么多不同等学术问题没有回答，可见他对张仲景的研究还不够深入。

孙思邈也是把张仲景的著作理解为"方书"，而不是六经辨证论治的体系。孙思邈说："寻思旨趣，莫测其致，所以医人未能钻仰（见《千金翼方》)"，而被人们束之高阁。

《伤寒例》说：

> 凡脉四损，三日死。平人四息，病人脉一至，名曰四损。脉五损，一日死。平人五息，病人脉一至，名曰五损。脉六损，一时死。平人六息，病人脉一至，名曰六损。

这里并没有把扁鹊关于损至脉是如何计算出来的文字照录出来，而是直接继承了其现有的结论。

---

① 孙思邈.备急千金要方.影印本.北京：人民卫生出版社，1995:174.

《伤寒论·平脉法》说：

> 假令下利，寸口、关上、尺中，悉不见脉，然尺中时一小见，脉再举头者，肾气也。若见损脉来至，为难治。

这里关于"损脉"的论述，虽然没有具体描述，但是已经指出见到损脉"为难治"，既继承了扁鹊损至脉的理论，也与《伤寒例》的损脉论述相呼应。

《伤寒论·平脉法》说：

> 寸口脉微，尺脉紧，其人虚损多汗，知阴常在，绝不见阳也。

这里的"虚损"虽然与脉有关系，但是已经不局限于脉象，而是关系到全身气血阴阳的盛衰了。

《伤寒论·辨脉法》说：

> 伤寒咳逆上气，其脉散者死。谓其形损故也。

这里的"形损"与脉相关，也和外感伤寒热病有关系。

在《金匮要略》之中，张仲景说：

> 若人能养慎，不令邪风干忤经络，适中经络，未流传藏府，即医治之，四肢才觉重滞，即导引、吐纳、针灸、膏摩，勿令九窍闭塞；更能无犯王法、禽兽灾伤，房室勿令竭乏，服食节其冷、热、苦、酸、辛、甘，不遗形体有衰，病则无由入其腠理。

张仲景强调自身正气在疾病发生之中的重要性，并且主张"治未病"，预防为主，先病而治。

《金匮要略·脏腑经络先后病》说：

> 若人能养慎，不令邪风干忤经络，适中经络，未流传藏府，即医治之，四肢才觉重滞，即导引、吐纳、针灸、膏摩，勿令九窍闭塞；更能无犯王法、禽兽灾伤，房室勿令竭乏，服食节其冷、热、苦、酸、辛、甘，不遗形体有衰，病则无由入其腠理。

此治肝补脾之要妙也。肝虚则用此法，实则不在用之。《经》曰：（勿）虚虚实实，补不足，损有余，是其义也。余藏准此。

外感伤寒热病，多见热证、实证，治疗经常使用祛邪泄热，而内科杂病虽然也有外邪影响，但是正气不足在发病与病情转归方面起着重要的作用。虚损病机在杂病之中的重要性是逐渐被认识的，扁鹊论损至脉是一个开始。

《金匮要略·水气病脉证并治》说：

问曰：病者苦水，面目身体四肢皆肿，小便不利。脉之不言水，反言胸中痛，气上冲咽，状如炙肉，当微咳喘。审如师言，其脉何类？师曰：寸口沉而紧，沉为水，紧为寒，沉紧相搏，结在关元，始时当微，年盛不觉。阳衰之后，营卫相干，阳损阴盛，结寒微动，肾气上冲，喉咽塞噎，胁下急痛，医以为留饮而大下之，气击不去，其病不除。后重吐之，胃家虚烦，咽燥欲饮水，小便不利，水谷不化，面目手足浮肿。又以葶苈丸下水，当时如小差，食饮过度，肿复如前，胸胁苦痛，象若奔豚，其水扬溢，则浮咳喘逆。当先攻击冲气令止，乃治咳，咳止，其喘自差。先治新病，病当在后。

这段讨论水肿病机的文字，谈到患者"年盛不觉，阳衰之后，营卫相干，阳损阴盛，结寒微动，肾气上冲"，形成水肿，但是医生不了解这个情况，仍然使用下法"大下之"，不仅没有达到预想的结果，反而加重了病情。这充分说明，不抓住"阳损阴盛"这个病机关键，就难以有好的临床效果。

《金匮要略·妇人杂病脉证并治》说：

"妇人之病，因虚、积冷、结气，为诸经水断绝。至有历年，血寒积结胞门，寒伤经络，凝坚在上：呕吐涎唾，久成肺痈，形体损分；在中：盘结，绕脐寒疝，或两胁疼痛，与藏相连；或结热中，痛在关元，脉数无疮，肌若鱼鳞，时着男子，非止女身；在下：未多，经候不匀，冷阴掣痛，少腹恶寒，或引腰脊，下根气街，气冲急痛，膝胫疼烦，奄忽眩冒，状如厥癫，或有忧惨，悲伤多嗔，此皆带下，非有鬼神。久则羸瘦，脉虚多寒，三十六病，千

变万端，审脉阴阳，虚实紧弦，行其针药，治危得安，其虽同病，
脉各异源，子当辨记，勿谓不然。

　　妇女患病"形体损分"是一个现象，其背后有很多原因，"因虚、积冷、
结气"占有重要地位，诊治这样的病证，需要"审脉阴阳，虚实紧弦"，然
后决定"行其针药"，以达到"治危得安"，三十六病尽管有"千端变化"，
甚至属于"同病"，但是凭着"脉各异源"，治疗也就有所不同。

　　尤其突出的是，张仲景在《金匮要略》之中专门设立"血痹虚劳"篇，
探索虚损性疾病的诊治问题，提出了很多原则性问题，继承和发展了扁鹊关
于损脉的病机。

　　张仲景说：

　　　　问曰：血痹病从何得之？师曰：夫尊荣人，骨弱肌肤盛，重因
　　疲劳汗出，卧不时动摇，加被微风，遂得之。但以脉自微涩，在寸
　　口、关上小紧，宜针引阳气，令脉和，紧去则愈。

　　血痹的原因以肾虚为本，"肌肤盛"是肥胖，这样的"尊荣人"久坐伤
肉，脾虚湿盛，气血不足，汗出受风，脉见"微涩"，正虚邪恋，治疗用
"针引阳气"，气血平和，邪去正安。

　　张仲景说：

　　　　男子面色薄者，主渴及亡血，卒喘悸，脉浮者，里虚也。男子
　　脉虚沉弦，无寒热，短气里急，小便不利，面色白，时目瞑，兼
　　衄，少腹满，此为劳使之然。劳之为病，其脉浮大，手足烦，春夏
　　剧，秋冬瘥，阴寒精自出，酸削不能行。男子脉浮弱而涩，为无
　　子，精气清冷。

　　气血亏虚，正气不足，可以从外在面部"色薄"而苍白，脉象"浮"或
者"虚沉弦"，或"浮弱而涩"反映出来，这是扁鹊四诊合参诊法在虚劳病
方面的具体应用。

　　　　虚劳里急，诸不足，黄芪建中汤主之。
　　　　虚劳腰痛，少腹拘急，小便不利者，八味肾气丸主之。

> 虚劳诸不足，风气百疾，薯蓣丸主之。
>
> 虚劳虚烦不得眠，酸枣汤主之。

这些治疗虚劳的有效方药至今仍然在临床上发挥着作用，有着方剂的示范作用。

> 五劳虚极羸瘦，腹满不能饮食，食伤、忧伤、饮伤、房室伤、饥伤、劳伤、经络营卫气伤，内有干血，肌肤甲错，两目黯黑。缓中补虚，大黄蟅虫丸主之。

对于多种慢性"五劳虚极羸瘦"病，用丸药"缓中补虚"这也是张仲景的创造，具有发凡起例的引领价值，得到后世的普遍遵循。

三、《辅行诀》吸收虚损理论

1974年春天，一封署名"威县赤脚医生"的来信寄到了北京东直门内的中医研究院（中国中医科学院前身），内容据说是来自敦煌遗书的手抄本，用苍劲的钢笔字竖行抄写。"赤脚医生"在信中还有一个小序，称其祖父于1918年从敦煌购来此卷，已经珍藏三代，却在1962年被毁。所幸他的学生中有人听他讲述过这部书，他借学生笔记进行整理，"稿凡十易，功竟一月，再再默忖，似觉大体不错。"

这部辗转手抄的所谓敦煌遗书是真是假，究竟有多少价值？中研院科教部把这个材料交给了医史文献研究室进行研究。研究室把它转交到著名中医文献学家马继兴先生手里，请他先进行文献鉴定。马继兴先生见到了这个手抄本的文献，经过仔细辨别，认为"抄件中保留与引用的古俗讳字、药名、药量、人名、方名、书名、篇名以及病症名称、方剂配伍特征、文章结构与风格等多方面内容，确定绝非今人仿造赝品。其成书下限绝不晚于宋初以前。"他在1974年3月写出了鉴定意见。

为了慎重起见，马继兴先生把这个手抄本《辅行诀脏腑用药法要》，交给社科院著名考古学家李学勤、张政烺先生审阅[①]。两位先生认为"这个卷子

---

① 马继兴.敦煌古医籍考释.南京：江苏科学技术出版社，1988：4.

实物已不可见，不能直接进行考察，据所说情况有些可议之点。"指出该书"从书名看，'辅行诀'三字极可注意。"它和那个时代道家修行，以及陶弘景的学术特点很相符，但是"通读此书数过，从内容上找不出可以肯定或否定的证据，这主要是因为我们不通医学，没有医学史的知识。"两位考古学家很慎重地在 1975 年 5 月表达了他们的意见："此书不是近代的伪作，但也不可能是早到梁代的作品。作为一种古籍的传抄本，还是有保存的必要。"①

　　收到社科院两位专家的意见，马继兴先生就把"赤脚医生来信"以及鉴定意见，交回了研究院科教部。

　　时任研究院副书记的老革命家沙洪同志指示，请正在图书馆鉴定图书的王雪苔先生（1925~2008）考虑如何处理②。

　　王雪苔先生出身于中医世家，建国前毕业于沈阳医学院，有很深的医学与文献学素养。他筹建了医史文献研究室，后来当过中医研究院的副院长，也当选过世界针联的主席，当他看到这封几乎是两年前的"赤脚医生"来信时，深感其非同一般，应该是一部颇有历史价值的古代文献。经过请示领导，就只身一人到"赤脚医生"所在的乡村去了解有关情况。他见到了这个"赤脚医生"张大昌先生。

　　1975 年 11 月的一天，在河北省威县南镇村卫生室，王雪苔先生见到了写信的"赤脚医生"张大昌（1926~1995），他字唯静，生于湖北武昌，原籍就是这个南镇村，10 岁时因父亲亡故而返回故里，身世颇为坎坷。

　　初冬时节，王雪苔与张大昌先生在卫生室里，把炉火生旺，两个五十岁上下的人围着一张小桌，畅谈整日。张大昌家几代人皆能文善医，收藏古籍很多。他勤奋好学，多才多艺，戏剧、绘画、书法、技击都有相当水平，并且早年参加过抗日救国青年先锋队，1941 年遭日伪间谍暗算曾被捕入狱，获救后在平乡冯马兴固寺出家，法号昌玺。幼年受世医家庭熏陶，又跟师学习，建国前即行医济世。32 岁时曾有医学论文发表，后被河北省中医研究院聘为通讯研究员。文革中，张大昌曾一度受"国民党案"牵连而被关押。

　　两位先生谈得最多的是有关敦煌卷子的事情，张大昌介绍说，他的祖父

---

①　张大昌，钱超尘.辅行诀五脏用药法要传承集.北京：学苑出版社，2008：415.

②　王雪苔.《辅行诀脏腑用药法要》校注考证.北京：人民军医出版社，2008：63.

张广荣（1867~1919），字偓南，早年留学日本，在旧军队做兽医，去买马的时候路过敦煌，从一位道士手里购到《辅行诀脏腑用药法要》，并曾有所抄录和在西安装裱过这个绸卷，带回老家收藏，但第二年即去世，未能深入把玩。张大昌的父亲张阿翮（1887~1936），字笤云，也在部队里做马医官，并且长期远离家乡，未闻其对这个卷子有研究。张大昌 10 岁的时候从湖北回到家乡，对于这个卷子并不了解，只是觉得它属于一个文物，比较珍贵。等他长到 18 岁之后，开始研究医学，通过与其他古代典籍相比较，才了解了它的医学价值。他说："早先我就想把这书献给国家及卫生出版社，恨自己学习主席著作不够，私字当头，屡屡因循，竟成难觅之失。"

张大昌说的"难觅之失"，就是《辅行诀脏腑用药法要》被毁的事件。他在 1973 年冬天写信的时候，说是"不幸在六二年遭到破坏"，而在 1975 再次给研究院科教部写信的时候，却借"赤脚医生"之口说"他家在 1967 年不慎于火，书室被烧，文物全部灰烬，原卷当然也片绢乌有了。"王雪苔先生细问才得知，原来是 1966 年文革期间破四旧，他们家被抄，家中的古籍以及这个敦煌卷子一起不见了踪影。他把这件事情发生的时间叙述得这样不一致，是因为害怕"诽谤文革破四旧"招来不必要的麻烦。

听了张大昌先生的叙述，王雪苔先生决定返回北京，通过上面的领导来协调，希望找到原卷的下落。

王雪苔先生回到北京，立即按照张大昌先生提供的线索，在科教部大量群众来信之中，找到了 1975 年夏他寄到北京的另一个《辅行诀脏腑用药法要》抄本（张海洲依据王子旭抄本的转抄本）。

这个转抄本比 1974 年张大昌献给中医研究院的本子简略，但是字迹清晰，偶有张大昌改动的痕迹。王雪苔先生根据两个抄本，互相校对，加以厘定，合成一个油印本，打印了 20 多份，于 1976 年 1 月 7 日在西苑医院召开了由部分专家出席的座谈会，他们在 10 天前收到了这个打印本。

座谈会由中研院副书记沙洪主持，第一个发言的是著名中医专家岳美中先生（1900~1982），他说[①]，看了材料，也查阅了陶弘景的有关记载，认为"陶弘景著述很多，喜风角卜筮，属于道家，喜欢游山玩水，听松涛。"他认

---

① 王雪苔.《辅行诀脏腑用药法要》校注考证. 北京：人民军医出版社，2008：185.

为，这个抄本由《伤寒杂病论》（以下简称《伤寒论》）加工制成，而且"辨证太死板"，唐代"孙思邈难以见到《伤寒论》，比他早的陶弘景就容易见到吗？所以，怀疑这个本子是后人的伪托。"

第二个发言的是妇科专家钱伯煊先生（1896~1986），他认为"此书的主要内容是五脏补泻法"，虽然源自《伤寒论》，"师法仲景"，但是，"在临床上有参考价值"，至于书中所说的"五行体用互含"问题，钱先生表示"不太懂，留待研究。"

第三个发言的是儿科专家赵心波先生（1902~1979），他认为"此书还是有价值的，如补《伤寒论》之缺，朱雀汤即其例，过去只有玄武汤而无朱雀汤。但书中有道家色彩。最后的五个急救方符合'简、便、廉'原则，如再加上'验'就更好了。"

第四个发言的是中医理论大家方药中先生（1921~1995），从儒家与道家的角度谈起，他说："陶弘景隐居之前其著作偏于儒家，隐居之后其著作偏于道家。"他举例分析其著作的特征，一是注意天地人的内外环境因素，二是重视整体观，强调因人因地因时制宜，三是强调药物发明出自民间。但这本书由于原件不见，不好说。"从此书的内容来看，与其说根据《伤寒论》，不如说是根据《内经》。按脏腑定位，区别虚实，正是《内经》精神。书中所引方药也是《伤寒论》以前的，他（陶弘景）不同意仲景改方名而给改正回来，表面看似乎是根据《伤寒论》，其实是另有所本。书中之五行归类法与现在不相类，但与以前之五行学说相似，如强调五行相克，这与《内经》以前相类。看来陶弘景并不受五行固定框框限制，而是强调其精神关系。这对今天很有启发。"他经过分析，认为此书"内容不多，比较朴实，不像伪造"，肯定"此书有历史意义与现实意义。"

第五个发言的是内科专家赵锡武先生（1902~1980），他说："仲景以前的东西我们未曾见到的，此书却能提到，如说仲景改方名，说明陶弘景所见者为仲景以前之著作。"并举例说张仲景书里的方剂不都是自创，此书五味归类与《伤寒论》不同，"很重要，很值得研究"，从有些用字的方言来看，"不像伪造之书，文字也不像伪造。"

第六个发言的是著名医史文献和耳鼻喉专家耿鉴庭先生（1915~1999），他说从考古的角度来看，没有著录的敦煌书籍是很多的，"此书的真实性很大"；从人文的角度来说，陶弘景所在的建康（今南京）一带，藏书甚富，其著述很多，从文中所用古字、所提古代医家名字，以及从文字风格来看"很可能就是陶氏所撰"。从医史的角度看该书，它虽引《汤液经法》，但无六经痕迹，而以脏腑分类，由此可见仲景之前医学状况。认为"有进一步考察、追踪、研究之必要。"

科教部负责人和西苑医院的领导彭杰三等人也到会并发表意见。

听了中研院几位德高望重中医专家的座谈发言，更加坚定了王雪苔先生最初的判断，为了进一步考察有关情况，1976年1月9日，他带着卫生部和国家文物局的介绍信，再次前往威县考察，历时一周。两封介绍信均以国家有关部门的权威性要求当地政府配合寻找该书原件。

王雪苔先生为第二次调查定了三个目标：一是尽量找到卷子本的下落，"即使只有片纸只字也是莫大的收获"；二是即使找不到原卷，也要找到见到过该卷子的人；三是将此前获得的两个抄本合并为一个"混合本"，希望通过与张大昌逐字逐句共同校订，能够得到一个接近卷子原貌的版本。

为了实现第一个目标，他们找到了当年存放"四旧"的油棉厂仓库，当时从7个公社抄来的"旧书""旧物"，堆满了一百多平米的库房，堆积达1米多厚，还举办过展览。后来，油棉厂恢复生产，这些旧物被移送到临时的10间厂棚里，大雨过后厂棚倒塌，"旧物"成了肥料，抢回的仓库一角的"旧物"10年之后仍然还有不少。他们带着殷切期待的心情翻阅，带着极度失望的心情离开。"虽经努力查找，终无所获。"王雪苔先生30年后无奈地回忆说。

但是，第二个目标有了收获，文革前见过与抄录过这个卷子的王秉政、王秉德、王子旭，在"背对背"不准张大昌提示的情况下，都提供了非常有价值的证明材料，有些细节内容是张大昌从未提起过的。

第三个目标收获也很大，张大昌先生凭借着对《辅行诀脏腑用药法要》深刻的理解与熟练背诵，一字一句与王雪苔先生校对、讨论，反复几遍，"虽然够不上定本，但是它却反映了张大昌医生当时的取舍倾向。"王雪苔先生觉得不虚此行。

有了这样的前期工作，按说《辅行诀脏腑用药法要》就该顺利出版发行了，但是，从1976年1月开始，王雪苔先生接受了一项国家重大科技项目，无暇顾及该书的校勘校正了。

1988年，马继兴先生出版了主编的《敦煌古医籍考释》，此前他请王雪苔先生作为"特约编写"，将其整理的《辅行诀》作为专篇收录其中。从此《辅行诀》被揭开神秘的面纱，走向了大江南北。

王雪苔先生说："原以为本书重新面世，我所负担的历史使命也就算完成了。万万没有想到，历史的时钟刚刚摆过不到20年，对于本书的传本以及调查校勘考释经过竟然传出不同的说法和猜测。面对这种情况，我感到有责任把当年调查与校勘考释的过程和盘托出，以免热心的研究者由于不知原委而考证失据。"因此2008年3月，病中的王雪苔先生出版了"《〈辅行诀脏腑用药法要〉校注考证》一书，这一年的9月王先生因病逝世。可以说，他在生命的最后时刻，已经觉察到这部书出版之后始料未及的连锁反应，使他感到深深的忧虑。

那么，是什么使王雪苔先生感到"万万没有想到"呢？

是《辅行诀脏腑用药法要》近年来不断出现的传抄本、转抄本，以及众说纷纭的各种传闻，有关后续的衍生著作不断问世，形成了名副其实的"《辅行诀》之谜"。

这些谜团与当时王雪苔先生见到、听到的说法不一样。他原来以为很明确的东西逐渐模糊起来，关于原作者、传承者、献书者；原卷子与抄本、转抄本、回忆本、再传本，在张大昌先生当年活动的河北省威县、广宗一带蜂拥而出，流传的版本有20多个，说法错综复杂，这也使当代著名中医文献学家北京的钱超尘先生、太原的赵怀舟教授等感到很困惑，也很有意义。因此，几年之间他们从山西到北京，从北京到邢台，多次往返，召集有关见证人、传承人座谈，收集流传在当地的20多种传本，加以整理、汇总，先后出版了《辅行诀五脏用药法要传承集》和《辅行诀五脏用药法要研究》等大部头的著作①，真实地保留了这部卷子本在流传过程之中自然形成的传承盛况，可以说，这种"原生态中医学术传承"的形式正是中医著作历代传抄现象在当今社会的又一次重演。只是由于现代传媒的出现，互联网的发达，这种传承现象大为萎缩，几乎就要断绝了而已。

---

① 衣之镖，衣玉品，赵怀舟.《辅行诀五脏用药法要》研究.北京：学苑出版社，2009：3.

王雪苔先生"万万没有想到"张大昌会有这么多弟子，也没想到会有 20 多个抄本，关键是他仅仅从文献学"存真复原"的角度，以为不会有问题了，而没有料到从临床实用的角度会发生衍生变化。

对于一个原本遗失，仅靠传抄本流行的古代文献，如果它具有重要的实用价值，即使从学者使用的角度也会不断传承。人们传抄它，不是为了复制一个文物加以保存，也不是因为它是一个孤本可以有机会卖个好价钱。这些传抄者也不主张自己的抄本最可靠、最有文献价值，而是学习它就能执简驭繁，取得临床好疗效，都是从临床实用出发的。

临床医生与文献学家看问题的角度不一样，做事情的风格也大不相同。

我们说《辅行诀》有价值，不仅仅是因为其中保留了《汤液经》的部分内容，是与张仲景《伤寒杂病论》同源而异流的传本，更重要的是它与《黄帝内经》看待人体的角度不一样，它更鲜明地体现着道家的医学思想，是道家医学的典型代表，或者属于道家医学的经典。

《黄帝内经》虽然受道家影响，其中有 270 多处提到"道"字，但是道家思想只占《内经》的一部分，而《辅行诀》之中关于人体的认识完全被道家思想所统领。

《内经》面对病患人群，把健康作为最高追求目标，治病是很重要的过程；道家引领时尚人士，认为"入真景""得永年"是终极目标。没病容易达到道家的理想境界，有病则难以实现其终极目标。

陶弘景远离尘世，在茅山修行，为的是达到道家的"永年"境界，也就是俗话说的长生不老。他认为这也是一个渐进的过程，"服药祛疾"只是开始阶段的"微事"，是"初学之要领"。

在道家的心目之中，人与自然可以融为一体，炼丹服石的"大药"，不是为了治病，而是为了"轻身益气延年"。祛除疾病对于世人虽然很重要，但这绝对不是道家的理想境界。

因此，"无病服丹"是道家的提倡，"无病养生"是道家的要求。

一般人没有"炼丹服药"的经济基础，也不具备"得道成仙"的体质。所以魏晋以前，服丹药中毒的都是皇亲国戚、名仕显贵，很少有平民百姓。

虽然"无病养生"是道家的理念，但是由于养生的措施很多，普通民众也可以施行，是"治未病"的重要方法。

　　道家主张"道法自然"，自然界最显著的变化就是天地四时的变化，其概括性的表述就是阴阳五行。变化之道虽多，不外"体"与"用"。

　　《辅行诀》卷子的开头，有伏羲、神农、黄帝之像，也有二十八宿之图，把人放在天地时空之间进行论述，人体与生命都是高度时空化的整体。它在治病方面重视脏腑虚实辨证，无非是重视阴阳五行学说对人体的统辖作用，其"五行体用互含"学说，也是把人体与天地万物融为一体的基本法则。

　　《辅行诀》虽然是源于陶弘景的一个著作，晚出于南北朝时期的梁代，但是由于作者的世界观深受道家思想影响，其著作就具备了道家医学"开宗立派"的独特价值，称其为一部经典也不为过。

　　《易经》《老子》《论语》等流传百世的经典，都只有五千言左右。《辅行诀》九千多字，也是一部百读不厌的经典，其中道术并重，有方有论，所包含的思想博大精深，值得研究与传承的内容十分突出。

　　毫无疑问，围绕着《辅行诀》的真伪、张大昌献方的动机、有关事件前后矛盾的说法、原本与传本差异等问题，有很多谜团等待着人们去破解。它就像中医界的《红楼梦》一样，不仅是一个谜团，而且已经形成了一个《辅行诀》之学；传承这部著作的人，虽然目前以张大昌先生的弟子为主，但是随着时间的推移，其传承者绝不会只限于这20多人，它必将会成为一个学术流派，因为它具有穿越时空的学术能量。

　　《辅行诀脏腑用药法要》说：

　　　　"隐居曰：凡学道辈，欲求永年，先须祛疾。或有夙瘤，或患时恙，一依五脏补泻法则，服药数剂，必使脏气平和，乃可进修内视之道。不尔，五精不续，真一难守，不入真景也。服药祛疾，虽系微事，亦初学之要领也。诸凡杂病，服药汗、吐、下后，邪气虽平，精气被夺，至令五脏虚疲，当即据证服补汤数剂以补之。不然，时日久旷，或变损证，则生死转侧耳。谨将五脏虚实证候悉列于下，庶几识别无误焉。"

　　陶弘景认为，养生治病都必须重视五脏，不这样做则"五精不续，真一难守，不入真景"，就难以达到健康长寿的境界。

　　陶弘景第一次明确提出，脏腑精气亏虚与"损证"之间存在着密切的联系，是轻重不同的两个阶段，虚证较轻，损证较重，二者可以是一个连续的过程，最终因损证而导致死亡：五脏虚疲，不服补药，"时日久旷，或变损证，则生死转侧耳。"

陶弘景说：

> "《经方》有救诸劳损病方，亦有五首，然综观其要义，盖不外虚候方加减而已。录出以备修真之辅，拯人之危也。然其方意深妙，非俗浅所识。缘诸损候，藏气互乘，虚实杂错，药味寒热并行，补泻相参，先圣遗奥，出人意表。汉晋以还，诸名医辈，张机、卫汜、华元化、吴普、皇甫玄晏、支法师、葛稚川、范将军等，皆当代名贤，咸师式此《汤液经法》，悯救疾苦，造福含灵。其间增减，虽各擅其异，或致新效，似乱旧经，而其旨趣，仍方圆之于规矩也。"

按照陶弘景的说法，经方家的《汤液经方》一直左右着或指导者历代中医学家组方用药，虽有加减，但仍然不出其规范。补虚益损的治疗方药也应该是历久而弥新的，只是人们理解的深浅、认识的角度不一样而已。

四、金元医学争鸣与虚损病机

仲景学说经过晋唐时期若隐若现的流传，迄于宋代表现出明显的振兴，名家辈出，学说纷呈，逐渐形成了一大伤寒学派。宋金元时期的伤寒著作在数量上和种类上均有空前的发展，据汪良寄《伤寒书目》统计，约有113种，当时伤寒学之盛，由此可见一斑。从现存的伤寒著作来看，宋金元时期的伤寒学确有不少创见和成就，可以说当时的伤寒大家不仅总结和发展了宋以前的伤寒学，而且孕育了元以后的温病学，在中医外感热病学发展史上发挥了承先启后的重要作用。

宋金元时期重视医学理论研究，伤寒学术深入发展，仲景《伤寒论》倍受重视。朱肱《类证活人书》云："伤寒诸家方论不一，独伊尹、仲景之书犹六经也，其余诸子百家时有一得，要之不可为法。"许叔微《伤寒发微论》也说："论伤寒而不读仲景书，犹为儒而不知有孔子六经也。"均已有尊经称圣之意。因当时伤寒家对于伤寒的概念悉遵《伤寒例》所论，故宋金元伤寒著作中所论皆广义伤寒。

关于宋金元时期伤寒学术的特点，笔者读研究生时曾有所探讨。当时师从中国中医研究院中国医史文献研究所著名文献学家余瀛鳌研究员，余老出身于名中医世家[①]，家学渊源深厚[②]；1955年毕业于上海第二医学院，参加卫生部第一期西医学习中医班，并拜名医秦伯未为师，兼得中西医之长。曾经担任中医文献学会主任委员，长期致力于中医通治方的研究，主张辨证从简，反对繁杂分型[③]。笔者在余老的指导下，以"宋金元伤寒学术源流"为题进行探讨，认为宋金元时期的伤寒学术具有如下一些特征：

①重视六经体系，把握病变基本规律：宋以前虽有不少医家研究仲景学说，但未见有用六经辨证阐论《伤寒论》证治者。六经辨证是证、法、方、药的统一，是从整体上把握外感病的大纲。宋金元医家在深入研究伤寒证治时，充分吸取仲景六经辨证的学术内涵，故多数伤寒著作均先列六经证治方药，继之以诸可、诸不可的治疗方法，最后再以证候类列方药，分析同一证候在六经中的不同病机和方治之异。如发热、下利、腹痛可见于阳经也可见于阴经，其证候和施治方药均有所不同。用这种分类对比的方法研究证候，加深了对六经辨证的理解，较之宋以前对《伤寒论》的研究有了明显的进步。

②重视《伤寒例》，总论外感病：宋金元时期，多数医家将《伤寒例》看作是外感热病的总论，并作为辨证伤寒和温病等外感热病不同证治的依据，认为在学术上《伤寒例》与《伤寒论》是一致的。王安道虽力倡"错简学说"，但他仍重视《伤寒例》的学术成就。他说："夫叔和之增入者，辨脉、平脉与可汗、可下等篇而已……余尝欲编类其书，以《伤寒例》居前，而六经病次之，相类病又次之，差后病又次之，诊察治法、治禁治误、病解未解等又次之。"王氏有此编撰设想，但终未如愿。他生当元末明初之际，其"错简说"对后世产生了相当深远的影响。至方有执、喻嘉言出，基本上

---

① 余瀛鳌："余无言：热病循六经，承气起沉疴"。见单书健、陈子华编著《古今名医临证金鉴·外感热病卷（上）》，中国中医药出版社，1999年8月第一版，293–301页。

② 余瀛鳌："近代治疫名家余奉仙"。见中国中医研究院主编《中医药防治非典型肺炎（SARS）研究》，中医古籍出版社，2003年6月第一版，6–10页。

③ 余瀛鳌.辨病论治和通治方.中医杂志，1987，（1）：7，25.

承袭了王氏学说，但将《伤寒例》也贬为败絮。由此错简之论相当盛行，最终形成了今日通行的所谓"洁本《伤寒论》"，这与宋金元时期显然有别。

③"以经解论"为当时风尚：成无己《注解伤寒论》，用《素问》《灵枢》的理论阐发《伤寒论》六经证治（即所谓"以经解论"），后世对此有较高的评价。而这种方法又非成氏所独擅。宋金元医家普遍认为，仲景学说与《素问》《灵枢》热病理论一脉相承，并无悖逆之旨。仲景六经辨证，体现了对《素问》《灵枢》热病理论的继承与发展，明示《素问》《灵枢》与《伤寒论》之间具有不可分割的学术渊源关系。故伤寒诸名家，均重视以《素问》《灵枢》理论研讨《伤寒论》证治，"以经解论"成为一时风尚。

④补亡创新，重在充实临证：深入研究《伤寒论》，是为了更好地继承和发展伤寒病证治的学术经验，故宋金元医家尊仲景而不泥其经，其证有未备、方有未及者，则予补阐。如妇儿伤寒，注意与其生理特点相联系，孕期伤寒注重保胎，产后伤寒兼治产后诸病，小儿伤寒重视其斑疹证治。将温病分为数种，但以里热外发，无恶寒表证者居多，其治法与伤寒表证有所不同。郭雍吸取前人成就，将发斑、疮、疹分为三种病证，各立不同治法。此外，在广义伤寒治法上则有明显的发展，很多医家强调辛凉解表治疗伤寒表证的重要性，特别是刘完素倡养阴退阳，自制清解诸方，提高了临床疗效，丰富了热病治法。由此可见，对伤寒热病学术的补充、发挥是宋金元时期的主要成就，这和某些明清学者言必究是否出自仲景，方必拘守《伤寒论》，或陷入错简守旧之争而不能自拔者迥然有别。

⑤多种研究方法堪为后世典范：宋金元时期伤寒著作有较多的类别，体现了多种研究方法，给后世学习、研究《伤寒论》殊多启迪。其中有许多开拓性成就：宋政府首校《伤寒论》，广为流传，泽被万代；成无己撰《注解伤寒论》，创全文注释之范例；宋迪著《阴毒形证诀》，专题阐论由此发端；刘元宾《通真子伤寒括要诗》，开歌括论伤寒风气；宋云公《伤寒类证》，执简驭繁，以类统杂，最先以图表列述伤寒；《敖氏伤寒金镜录》则为第一部舌诊专著；许叔微《伤寒九十论》，创伤寒病案专集，所附按语多有独到见解；李柽《伤寒要旨》，以方类证，"法于仲景本论，无一字遗漏"，亦颇具特色；朱肱之《类证活人书》刊行后，为其增补、注释、歌括、列图，考辨其得失的著作达十余种之多，足见其影响之深广。总之，宋金元医家的多种

研究方法和编著特色多为明清和现代学者所参酌。

金代著名医学家刘完素（公元 1120~1200 年），字守真，行医于河间一带，人称刘河间。他是河间寒凉学派的开山，也是金元医学争鸣的第一人。

刘完素《伤寒直格》云：

> 经言：寒伤形，寒伤皮毛，寒伤血，寒伤荣。然寒主闭藏而腠理闭密，阳气拂郁不能通畅，怫然内作，故身热燥而无汗。故经曰：人之伤于寒也，则为病热。又曰：夫热病皆伤寒之类也。《内经》既直言热病者，言一身为病之热气也；以至仲景直言伤寒者，言外伤之寒邪也。以分风、寒、暑、湿之所伤，主疗不同，故直言伤寒，而不通言热病也。其寒邪为害至大，故一切内外所伤，俱为受汗之热病者，通谓之伤寒也。一名大病者，皆以为害之大也①。

刘氏所论"伤寒"，包括一切外感热病，故其立法处方与著书命名也均以"伤寒"统称，而不细分诸温热之异名。

《伤寒直格》又云：

> 又春日温病，夏日热病，秋日湿病，冬日伤寒。伤寒者是随四时天气春温、夏热、秋湿、冬寒为名。以明四时病之微甚，及主疗消息，稍有不等，大而言之则一也，非为外伤及内病有此异耳。

正因为诸外感热病证候上的大同小异，方可用大致相同的方法通治。

由于刘完素认为感受四时诸邪所生成的热病皆统属于伤寒，其治疗方法大同小异，故在其著作中皆以伤寒称之，并不细分诸温病之名称的不同。

刘河间还在《伤寒直格·伤寒标本心法类萃》中提出：

> 或有内外诸邪所伤，或因他病变成，或因他人传染，皆能成之。但以分门随证治之耳。经言此六经传受，乃外伤于寒而为热病之大略，主疗之要法也。

刘氏所云伤寒"因内外诸邪所伤，或因他病变成"的说法，皆前所

---

① 刘完素.伤寒直格·伤寒标本心法类萃.北京：人民卫生出版社，1986：26.

未闻，似乎已经包括了虚人外感的思想。而以六经辨治百病则为今人所共知。

刘完素主张伤寒即是热病，治法多施辛凉。刘完素《伤寒直格》认为："寒主闭藏而腠理闭密，阳气怫郁不能通畅，怫然内作，故身热燥而无汗""非谓伏其寒气而反变寒为热也。"这与韩祗和"郁阳为患"说是一致的。但刘氏进一步指出："六经传受，自浅至深，皆是热证，非有阴寒之病"，自成一家之说。他认为仲景伤寒与《内经》热病，是一病二名。遵《内经》，伤寒即热病；从仲景，热病即伤寒。刘氏云："其伤寒病，本末身凉不渴，及小便不黄，脉不数者，未之有也。"认为仲景四逆汤为救误治伤阳而设，所以三阴证中有用诸承气汤下热之说。刘氏阐发三阴病也是热证，实前所未闻。

刘氏在治疗伤寒病时，虽未废仲景麻桂之方，但已明示辛凉清解更切于临床应用。此外，他还吸取了庞安常、朱肱在麻桂方中加寒凉药物，变辛温为辛凉的治法，他在"伤寒表证当用麻黄汤发汗"条下进一步指出："不若通用天水散或双解散之类甚佳，无使药不中病而益加害也。白虎合凉膈散乃调理伤寒之上药，伤风甚妙。"刘氏又云："凡伤寒疫疠之病，何以别之？盖脉不浮者传染也。设若以热药解表，不惟不解，其病反甚而危殆矣。"他自制清解之方，忌辛温发汗，倡辛凉清解，旗帜鲜明，对后世有较深的影响。

对两感伤寒和伤寒热极将死、阴气衰残的病证，刘氏提出："宜凉膈散或黄连解毒汤养阴退阳，蓄热渐以宣散，则心胸复暖，脉渐以生。"《伤寒论》中以护阴慎汗、急下存阴为保存阴液的法则，尚未明言养阴，刘氏"养阴退阳"法的提出，对后世温病学应用养阴清热诸法当有所启发。

赵嗣真《活人释疑》认为：伤寒病伏邪化热，"既变之后，不得复言其为寒也。"用药治疗，也因为"寒热温三者之殊，则用药冷热之品味判然矣。"赵氏此论，与刘完素主寒凉有异曲同工之妙。

张子和《儒门事亲》云：

> 解利、伤寒、温、湿热病，治法有二：天下少事之时，人多静逸，乐而不劳，诸静属阴，虽用温剂解表发汗，亦可获愈。及天下多故之时，荧惑失常，师旅数兴，饥谨相继，赋役既多，火化大

扰，属阳，内火又侵，医者不达时变，犹用辛温，兹不近人情也。止可用刘河间辛凉之剂，三日以里之证，十痊八九。予用此药四十余年，解利、伤寒、温热、中暑、伏热，莫知其数，非为炫也，将以证后人之误用药者也。

张氏这段论述认为"乱世"当用辛凉，与韩祗和所论治世当用寒凉之剂，似乎两相悖谬，但他们都强调自己所处的时代当远辛温而用辛凉。张子和还第一次明确指出，寒凉清解之药亦可致汗解表。他说："世俗止知惟温热者可为汗药，岂知寒凉亦能汗也。"寒凉能清解郁热，使阴阳和利，故能汗出而愈。

可以说，外感热病经过宋代的蓬勃发展，到金代刘完素、张子和之时，不仅有了辛凉解表方药，而且已经形成了辛凉解表法。这对明清温病学辛凉透解治法的提出具有启发意义。

《四库全书总目提要·医家类》云："儒之门户分于宋，医之门户分于金元。"《王忠文集》称："张洁古、刘守真、张子和、李明之四人者作，医道于是乎中兴。"任应秋先生对此观点深为赞赏，他说："子和传守真之学，明之传洁古之学，则四人者实即是易水学派、河间学派的师承授受。乃后人竟去元素，列入丹溪。谓为金元四大家，实不如王氏识得当时医学演变的大体（见任应秋点校《医学启源》）。"

李经纬《中国古代医学史略》对金元医学争鸣在祖国医学发展中所起的推动作用给予很高的评价："唐宋之前，医学领域虽然也有在认识上和学术理论上的不同见解，但基本上不存在学术派别和学派争鸣。"[1]

金元时期"这种学术、学派之间的争鸣论辩促进了中医学的发展，丰富了中医学理论宝库，从而也提高了疾病防御能力，在推动我国医学的进步上起到了积极的作用。"

前人对这两大学派的认识主要是河间学派力倡火热病机，用药偏于寒凉；易水学派注重脏腑病机，尤其是脾胃学说，功在温补。若详细考辩其学说、学派的形成及其在历史上的功过得失，还必须做更深入的工作。

在金元医学争鸣中，首先出现的是河间学派，其从外邪立论，深入研

---

① 李经纬、李志东.中国古代医学史略.第1版.河北：河北科学技术出版社，1990：219.

究运气火热病机。认为火热为病最多，而时人执《局方》香燥方药疗病和以温热药治疗外感热病，为害甚大，因而倡导火热病机，自制双解散、凉膈散等辛凉散邪之方，大兴于世。张子和受其从外邪立论和寒凉祛邪思想的影响，主张"百病皆邪"，以汗吐下三法"攻邪已病"。刘张学说盛行之后，学其方者往往疏于辨证，再加上其学说本身的某些缺陷，蒙害者不在少数。

仲景《伤寒论》问世之后，外感热病六经辨证体系引起人们广泛重视，伤寒学说日益繁荣，而杂病证治在金元之前尚未形成一种被普遍接受的辨治体系。四时外感伤寒热病与杂病在证候、病机方面的重叠和交叉为杂病借用外感病辨治方法提供了现实可能性。"仲景伤寒为百病立法"为今人所熟知，但杂病之中有以邪气盛为主的实证、热证，也有以内伤正气为主的虚证、寒证，更有虚实错杂存在的病证。虚人外感和外感病失治误治而伤正的情况也非常多见。平人外感多为实证、热证，治法多用寒凉泻邪。所以，杂病借用外感治法，用之得当，"其效如神"，用之失当，"多致伐人生气，败人元阳，杀人于冥冥之中（见《景岳全书》）"。

有感于杂病辨治体系的薄弱，以及借用外感方法辨治杂病易成误治，张元素提倡脏腑经络辨证以论治各种杂病，对各脏腑经络标本寒热虚实病证各示以相应药物，并发明"引经报使学说"，使治疗措施更具有针对性，注重药物的升降浮沉属性以调整脏腑气机的升降出入。

李东垣详辨外感与内伤，提出不可以外感法治内伤不足之证。在杂病证治中，尤其注重脾胃在人体生理病理方面的重要作用，提出"内伤脾胃百病由生"的学说，治疗善于升阳益气。

王好古、罗天益俱能禀承师说，各有创见。后世内伤杂病学说日臻成熟，薛己从脾肾入手调治各种内伤证候，颇得后世称赞；赵献可独倡命门水火之说；张介宾善于培肾固本，使易水学派所创内伤杂病学说更加丰富，对后世产生了巨大影响。杂病辨治体系至此已具规模。

张元素倡导脏腑辨证，善调气机升降：以六经辨证和汗、吐、下等方法辨治四时伤寒热病，在金元之前甚为盛行，已成为不可疑议的规范。但杂病辨证尤其内伤杂病辨治体系尚未形成，外感与杂病在证候与病机方面的交叉、虚人外感和外感致虚等种种使外感与内伤错杂存在的情况，造成杂病辨治借用外感方法的现象十分普遍。自河间寒凉祛邪学说流行之后，滥用寒凉攻邪伤人正气的弊害也很多见。张元素有感于此提出："运气不齐，古今异轨，古方今病，不相能也。"积极探索杂病辨治理论与方药。

脏腑经络辨证的具体内容已散见于《素问》《灵枢》，以及历代医籍之中，《中藏经》《千金方》《小儿药证直诀》等虽有所论述，但均未放在重要位置。张洁古《医学启源》开篇即将先贤有关脏腑经络病证的论述及"主治备要"列于卷首，使脏腑经络病候与治疗方法统一起来，使脏腑辨证初具系统。张氏还在《脏腑标本寒热虚实用药式》中以脏腑为本、经络为标，各分其寒热虚实病证，用"泻子""补母"等治法归类药物，第一次使脏腑经络辨证成为可以直接指导临床治疗的系统理法方药，为杂病辨治体系的形成奠立了基础。他在论"制方（剂）法"时指出："识其病之标本脏腑，脏腑寒热虚实，微甚缓急，而用其药之气味，随其症而制其方也。"独具创见。

《素问》《灵枢》论饮食水谷之五味与脏腑的关系而不具方药，《神农本草经》论药物性味主治而不与脏腑经络相联系，张元素在他所倡导的脏腑辨证理论指导下将二者有机地结合起来，发明了归经和引经报使学说，使脏腑辨证在处方用药时更具有针对性。张元素认为不仅人体的脏腑功能具有升降出入的气机运动，药物在体内代谢中也有升降浮沉的作用趋向，并且同一植物的不同药用部分及不同加工炮制方法，均可改变或影响其原有的升降浮沉与归经属性；一个方剂的主导治疗作用可受归经属性强的药物影响，改变其原有归经倾向，即所谓引经药的使用。所有这些都可因势利导，调整因病而失常的脏腑气机，使之恢复正常的功能状态，使脏腑经络辨证体系更加完善，对后世影响极为深远，李时珍谓其《灵》《素》以下，一人而矣，"充分肯定了张氏的突出贡献。

张元素对脾胃在人体中的主要作用有深刻的认识，《医学启源》云："胃者，人之根本，胃气壮则五脏六腑皆壮也。"此说既强调了人体正气在发病方面的重要作用，也为李东垣"脾胃内伤百病由生"的学说奠立了基础。他所创制的枳术丸虽从仲景《金匮要略》枳术汤化裁而来，但其主旨却明显不同，仲景枳术汤中枳实之用量倍于白术，意在以攻为主；元素枳术丸中白术倍于枳实，"本意不取其食速化，但令人胃气强实，不复伤也。"并用荷叶升胃中清气，烧饭为丸，"与白术协力，滋养谷气而补，令胃厚，再不至内伤，其利广矣，大矣！"李东垣对此至为推崇，在《内外伤辨》中演为数方，治食积伤胃，虚中杂实之证，极尽变化。罗天益及后世医家也以之作为一种法则加以继承。《张氏医通》认为枳术汤与枳术丸"二方各有深意，不可移易。"是为真知。

张元素对肾与命门的重视，对后世医家也有深远的影响。他说："肾者，精神之舍，性命之根……肾气绝，则不尽其天命而死也；""肾本无实，本不可泻；""命门为相火之原，天地之始，藏精，生血，降则为漏，升则为铅，主三焦元气。"张元素认为肾是性命的根本，命门是相火、三焦元气的根本，"天地之始"，即阴阳之根，此与明代赵献可所论肾与命门是人身之太极的学说有着学术上的继承关系。

李东垣详辨内伤外感，治多升阳益气。李东垣的好朋友元好问认为，"大概（李东垣）其学于伤寒、痈疽、眼目病为尤长[1]。"他说李东垣善于伤寒证治应较为可信，因为李东垣《伤寒会要》40卷，成书于1238年，但原著已佚，其内容只有靠元好问所撰序言推测大概。

元好问《伤寒会要》序云：

> 李东垣于伤寒则著《会要》三十余万言。其说曰：伤寒家，有经禁、时禁、病禁，此三禁者，学医者人知之，然亦所以用之，为何如耳。《会要》推明仲景、朱奉译、张元素以来备矣。见证得药，见药得证，以类相从，指掌皆在仓猝之际，虽使粗工用之，荡然如载司南以适四方，而无问津之惑，其用心博矣。

李杲所谓"经禁"即六经的辨证法则，宋代研究伤寒的著作，多先列仲景六经主证主方，其余发黄、发热、头痛、胸痛、结胸、蓄水、蓄血等证候，也多以类相从，方证同条。李杲研究仲景《伤寒论》，参照朱肱、张元素各名家经验，丰富其方药证治，参以己见，便于后学实用。可惜原著已佚，无从得见。张元素对仲景学说深有研究，其自制九味羌活汤及辛凉解表方法已述于前。

张元素之子张璧所作《伤寒保命集》二卷，其中应当反映出易水学派医

---

① 丹波元胤.中国医籍考.第2版.北京：人民卫生出版社，1983：412.

家的观点。清初汪琥《伤寒论辨证广注》称张璧著作"凡仲景六经篇证，皆参以己意，阐扬发明，而继以痉湿暍霍乱等证。其下卷，则论瘥后劳复水渴阴阳厥发黄结胸等证，其后则续以妇人伤寒胎产杂证，又小儿伤寒中风疮等证。是皆发仲景未发之义，而深探伤寒之奥旨者也。"

张璧传张元素伤寒之学，王好古著《此事难知》《阴证略例》则继承了李东垣伤寒辨治经验。明王执中著《东垣先生伤寒正脉》十二卷，其序例曰："《伤寒正脉》，乃《素问》、仲景、东垣、节庵及彭用光诸家之书，而独称曰《东垣先生伤寒证脉》者何也，歧黄仲景之书，非先生发之，则莫为于前……继往开来，功实大倍千古，故以先生名之。"

由此可见，易水学派各大名家虽以内伤杂病著名于后世，但其于伤寒等四时外感热病学术也有精深造诣。只是伤寒家代有人杰，而内伤杂病少有卓识，易水学派以内伤杂病辨治学说独秀医林，其伤寒学术反久而失传，此与仲景《金匮要略》长期无人问津略同。后世有"外感宗河间，杂病用东垣"之说，不无道理。

自刘河间、张子和学术行世之后，其借外感方法辨治杂病，用之得法，"其效如神"，而寒凉攻伐不当则伤人正气，流弊十分普遍，李东垣有鉴于此，"撰《内外伤辨惑论》一篇，以证世人用药之误。"16年后，进行整理补充，著成《内外伤辨》三卷刊行。后又著《脾胃论》阐发其内伤病机学说，从外感论及杂病，因其书成于元好问《伤寒会要》序言之后，故元好问不以擅长内伤杂病记述李东垣的医学成就。李东垣却因不足万言的《内外伤辨惑论》和《脾胃论》，成为内伤杂病大家而名重后世；30万言的《伤寒会要》，竟成绝学。

李东垣《内外伤辨》云：

概其外伤风寒，六淫客邪，皆有余之病，当泻不当补；饮食失节，中气不足之病，当补不当泻。举世医者，皆以饮食失节、劳役所伤，中气不足，当补之证，认作外感风寒，有余客邪之病，重泻其表，使荣卫之气外绝，其死只在旬日之间。所谓差之毫厘，谬以千里，可不详辨乎？

书中对外感实证与虚人外感及内伤杂证，从阴阳寒热虚实入手，详述其脉证治法的区别，主张不可混言混治。李杲所谓外伤指"风寒六淫客邪"，风寒本已在六淫之内，此处着重点出，在于"风为百病之长""夫六气之胜，皆能为病，惟寒毒最重，阴主杀故也。"其所谓内伤，主要指"饮食失节、中气不足"，对其他虚损则少有论述，这是因为李东垣认为"《内经》悉言人以胃气为本。"

李杲认为人体正气虽然有种种不同名称与功能，但都依赖胃中水谷之气的充养，胃气充实则五脏六腑皆壮，人即不病，反之则百病由生，故独重脾胃之气。

李东垣说：

> 夫元气、谷气、荣气、清气、卫气、生发诸阳上升之气，此六者，皆饮食入胃，谷气上行，胃气之异名，其实一也。既脾胃有伤，则中气不足，中气不足，则六腑阳气皆绝于外。故经言五脏之气已绝于外者，是六腑之元气病也。气伤脏乃病，脏病则形乃应，是五脏六腑真气皆不足也。

李氏认为元气、荣卫之气等都是胃中水谷精气在不同部位的分布，故都是"胃气之异名，其实一也。"脾胃气虚可以引起一系列的虚损不足病证，也可因元气、荣卫之气等卫外正气的不足成为虚人外感。纯虚无邪的内伤和以虚为主所导致的外感，其治疗都应以扶助脾胃正气为主。

补中益气汤虽然为内伤不足、中气虚弱而设，然而内伤之人，最易感受外邪。《内外伤辨》云："脾胃一虚，肺气先绝""其心肺无有禀受，皮肤间无阳，失其荣卫之外护。"这种内伤之人，一旦有非时之气或劳累汗出当风，极易患外感之病。所以补中益气汤中药味"须用黄芪最多，人参、甘草次之。脾胃一虚，肺气先绝，故用黄芪以益皮毛而闭腠里，不令自汗，损其元气。"再加白术、当归益其气血，"必加升麻、柴胡以引之，引黄芪、人参、甘草甘温之气味上升，能补卫气之散解，而实其表也。"

可见虽名为补中益气汤，其补益卫表正气之药占有很大比重，《丹溪心法》玉屏风散用白术二两，黄芪、防风各一两，立意也为补中益气。补中益气汤虽无防风疏表散邪，但有柴胡、升麻之辛凉解表药物，也具益气解表之功。

仲景桂枝汤中用芍药、大枣、甘草，治伤寒中风表虚自汗者；又能用于荣卫不合常自汗出之内伤杂证；桂枝汤加饴糖、倍芍药变成小建中汤，成为治疗虚损的基础方剂，可知中气与表阳卫气有着密切的关系。

补中益气汤能治疗内伤虚损，也可用于虚人外感。李东垣以补中益气汤为基础方，加减变化可以用治多种病证。李杲为补中益气汤所立的"四时用药加减法"，其中既有外感，也有杂病，但用之最适宜的病证皆为虚人。此与刘河间、张子和借用外感寒凉祛邪治法治疗杂病的实热证，所治多愈的道理十分相似。

外感热病与内伤杂病之间有着如此错综复杂的关系，李东垣虽辨之于前，其词不达意、言犹未尽者，尚需后人深入探索。但自李东垣倡导"内伤脾胃，百病由生"学说之后，内伤在杂病辨治中的重要性引起了人们的普遍关注，后世杂病辨治体系和内伤学说的发展无不与易水学家开创性的研究有关，其发凡起例之功不可不表。

王好古创"内已伏阴"，独重阴证：伤寒有无阴证？仲景三阴病篇所述病证的实质是什么？这是历代学者争论的一个主要课题。如前所述，伤寒是四时外感热病的总称，是一类病而不是一个病，六经辨证要包容所有外感热病的证候，并能反映其演变过程，是一个十分复杂的问题。仲景《伤寒论》吸收了《素问》《难经》有关学术理论，结合自己丰富的临证经验，使六经辨证克服了《素问·热论》"日传一经"、有实热无虚寒、三日前后分汗下等缺点，使六经辨治的内容空前丰富，基本上满足了指导临床诊治的需要。

笔者认为，张仲景三阴证反映了外感热病"突变虚寒，转为内伤"的复杂病机，使外感与内伤互相影响。这个问题我们后边还要讨论，于此不赘。

宋金之前的伤寒学著作对仲景三阳经实证、热证论述、阐发较多，对三阴证治研究较少。王好古有感于伤寒阳证易辨易治，伤寒阴证难辨难治的情况，吸收仲景、韩祇和、张元素、朱肱、许叔微等前贤有关学术经验，结合自己的临证体会，深入探讨，著成第一部专论阴证伤寒的著作《阴证略例》。

阴证伤寒首创于仲景，研究阴证伤寒必本于仲景。

王好古云：

故论伤寒，当以仲景脉法为准。伤寒之必本仲景，犹兵家之必本孙吴也。舍是而之他者，是犹舍规矩而求方圆，舍律吕而正五音，可乎？

他在书中对仲景之阴证备陈前人学说，广列治法。王好古对人所以患阴证伤寒提出自己的观点：

《阴证略例》云：

霜露雾露，久雨清湿之气，山岚瘴气等，皆谓之清邪也。有单衣而感于外者，有空腹而感于内者，有单衣、空腹而内外俱感者，所禀轻重不一，在人本气虚实之所得耳！岂特内寒饮冷，误服凉药，而独得阴证哉？重而不可治者，以其虚人内已伏阴，外又感寒，内外俱病，所以不可治也。

这里王氏指出了阴证伤寒的病因，其证候的轻重"在人本气虚实之所得耳。"本气实者可不患病；因单衣、劳汗当风，卫表失固邪气因虚而入，其证较轻；正气本虚又空腹饮冷，外冒阴寒邪气，邪气入里直中三阴而为阴证；正气严重虚损的人，易招致外感，证候危重甚至"不可治"，原因在于"内已伏阴"。

"内已伏阴"之说强调了正气在发病及预后中的重要作用。故临证之际对虚人外感必须预为顾护，防其证候恶化，变为不救。

叶天士论外感邪气深传入里，证候则较危重，即《外感温热论》所云："若其人肾水素亏，虽未及下焦，先自彷徨矣……先安未受邪之地。"叶氏注重阴虚外感，王好古强调"内已伏阴"，证虽不同，其因虚人立论却有异曲同工之秒。

罗天益宗守师说善治内伤杂病：自河间、子和寒凉攻邪学说行世之后，不乏因其学说用药而失误伤正者，而且庸医执其一偏，谓无病之人当于春季以寒凉泻下之药去其"伏火"，或予壮盛之人服用泻下之剂以防热病、防中风，流弊十分严重。罗天益为李东垣亲炙弟子，禀承师说，反对滥用攻法，他在《卫生宝鉴》中提出"脾胃一衰，何病不起"的著名论断。

《卫生宝鉴》论春服宣泄之弊，指出无病之人服药追求长生，往往适得其反，而伤人正气，误人性命；把"泻火伤胃""下多亡阴""汗多亡阳"等内容概括为"药物永鉴"，置之卷首，以警当世。其余部分如名方类集、药类法象、医验纪述，也多阐发易水学派杂病诊治经验，尤其是内伤杂病的学术见解，所述治验多为补偏救误的验案，足资后世医家借鉴。

罗天益把李东垣反对春服宣泄药的有关论述整理成篇，名为"春服宣药辨"其中云：

> 世传宣药，以牵牛、大黄之类，或丸或散，自立春后，无病之人服之，辄下数行。云："凡人于冬之月，浓衣暖食，又近于火，致积热于内，春初若不宣泄，必生热疾。"又云："解三焦积热，去五脏余毒。"殆无此理！方冬严气凝寒，浓衣暖食近火，所以敌天气之寒也。冬裘夏葛，冬饮汤而夏饮水，皆自然之道，何积热于内而生疾乎……今反以北寒水所化，气味俱浓、苦寒之剂投之，是行肃杀之令于奉生之月。当升反降，伐脾胃而走津液，使营运之气减削，其不能输精皮毛经络必矣。奉长之气，从何而生？脏腑何所以禀受？脾胃一衰，何病不起？此诛罚无过，是谓大惑。无病生之，有病甚之。所谓春服宣药者，自轩歧而下，历代名医，俱无是说。呜呼，此理明白，非难知也，世多雷同，莫革其弊，深可痛哉！

罗天益所言，吸收《素问》《灵枢》养生之道，阐发内伤学说，发展了东垣以胃气为本的学术思想。刘完素、张子和主寒凉攻邪，用来治实热有余之病，而庸医粗工竟以之滥用伤正，并美其名为养生防病。这既失刘张本意，又与医理相悖，罗氏虽力陈其谬，但至朱丹溪时此弊还盛行不衰。由此可见医者立论一偏，谬误流传，其害甚大，不可不慎。

李东垣对内伤虚损在杂病辨治中的重要意义的论述，启发了后世学者，其未涉足的领域又成了后世学者着力开拓的课题。

朱丹溪阐发相火易动、肾阴易亏的病机，成为补阴学说的先声。

薛立斋为明代医学大家，其著《内科摘要》两卷，收集其临证治验中内伤虚损者，病证涉及几十种，多为脾胃亏损之证，兼有命门、元气、肺肝不足所致之证。内伤虚损为病甚广、治疗当以扶正为主等思想，贯穿薛己的著作之中，承先启后，影响甚深。

赵献可著《医贯》，以真水真火立论，认为命门为人身之太极，内含水火。此中水火强盛平秘，人即安和无病，一有偏盛偏衰便成病证。治疗上为求水火平衡，强调通过补肾中水火达到平衡，而不能泻水火致平秘。因其从内伤不足立论，故多虚损之证，而无外感邪实之证。

张景岳也从人体正气立论，作"大宝论""真阴论"，制左归丸、右归丸、左归饮、右归饮，纯补无泻，使内伤虚损病机证治更加丰富完善。后人或有非议，关键在于杂病有虚有实，有寒有热，有虚实寒热错杂存在等复杂情况，临床治病只要辨证准确无误，真识得虚实寒热各有多少，必不误袭河间、子和之说，也不会滥用东垣，介宾之方。

为了便于分析肾命学说在杂病辨治中的突出成就，我们可以从赵献可《医贯》肾命学说的形成过程中，进行举例说明。

赵献可，字养葵，号医巫闾子，浙江鄞（今属宁波）人，约生活于16世纪下半叶。其《医贯》六卷刊行于明万历45年（公元1617年），书中引易入医，阐发命门乃人身之太极，以易学的"先天""后天"学说概括肾命与脾胃的关系，是赵氏平生医易汇通的突出成就。

远绍易水，内因立论，是后世温补学派的共同特点。薛己上宗元素、东垣之说，旁参丹溪之论，学法仲景、钱乙，常以补中益气汤、六味地黄丸、八味地黄丸等治疗以内伤虚损为主的杂病，取得了很好的疗效。《薛氏医案》三千余例病案，常以补虚扶正收功，验案传法，深得后世称道。薛己《内科摘要》及补注王纶《明医杂著》，论述内伤虚损，常常着眼于脾肾二脏，但多为具体病例，未能在有关理论阐发方面形成较为系统的学术主张。赵献可正是继薛己未竟之业，引易入医，也从内因立论，认为命门先天水火是人体的真君真主，有着极为重要的作用，恰如太极为万物之根本，不可不究。

太极与阴阳学说一样出于《易传》，而不见于《易经》。历代易学家对太极的解释并不一致，《中国哲学词典》将关于太极的说法归为4类，邓球柏先生在1987年召开的"国际《周易》学术讨论会"上撰文认为太极约有23种含义。赵献可对太极的认识是本源于周敦颐的《太极图说》。据邓球柏先生考证，太极图分简单和复杂两种。所谓简单太极图，即"天地自然之图""古太极图"和新出土的太极图形，它们均由黑白两条互咬尾巴的阴阳鱼构成。邓球柏先生认为这种简单的太极图滥觞于西安半坡村遗址等上古人民的渔猎生活，由来已久。现今人们对于太极或太极图的认识，往往是由这种简单的太极图获知的。复杂太极图是指由河上公的"无极图"和《周易参同契》的"水火匡郭图""三五至精图"以及《真元妙经品》中的"太极先天合一图"演化，从而形成北宋周敦颐的"太极图"（此图见于《辞海》）。这种复杂的太极图把古代精气说、阴阳说、五行说等哲学思想都统一于太极之中，并吸收了道家追求长生的炼丹术方法，富含医学内容。

赵献可将北宋理学在太极研究中的最新成就应用于医学，他在《医贯》中说：

> 《系辞》曰：易有太极，是生两仪。周子（周敦颐）惧人之不明，而制为太极图。"无极而太极"，无极者，未分之太极；太极者，已分之阴阳也。一中分太极，中字之象形，正太极之形也。一即伏羲之"奇一而圆之"即是太极。既曰"先天太极"，天尚未生，尽属无形，何为伏羲画一奇，周子画一圈，又涉形迹矣。曰：此不得已而开示后学之意也。夫人受天地中以生，亦原具有太极之形，在人身之中。非按形考索，不能穷其奥也。

赵氏受尊经思想的影响，欲立命门为人身太极之论，也必从《内经》中找立论根据，于是认为"十二官别有一主，非心也"，并将《内经》"七节之旁中有小心"附会成"七节之下"即是命门。用心虽苦，说也甚辨，终究不能符《内经》原意。为使命门符合太极无形又富含阴阳的要求，所以他就否认《难经》"左为肾，右为命门"之说。

赵献可说：

> 命门在人身之中，对脐附脊骨，自上数下则为十四椎，自下数上则为七椎。《内经》曰：七节之傍，中有小心。此处两肾所寄，左边一肾属阴水，右边一肾属阳水。各开一寸五分，中间是命门所居之官，即太极图中之白圈也。其右旁一小白窍，即相火也；其左旁之一小黑窍，即天一之真水也。此一水一火，俱属无形之气，相火禀命于命门，真水又随相火，自寅至申，行阳二十五度，自酉至丑，行阴二十五度，日夜周流于五脏六腑之间，滞则病，息则死矣。

赵献可认为命门在人体中具有无比重要的原动力作用，十二脏腑没有命门真阴真阳的协助便不能发挥其功能。他力主命门为人身之太极一说，确有因由。

赵献可说：

> 余所以谆谆必欲明此论者，欲世之养身者治病者，的以命门为君主，而加意于火之一字。夫既曰立命之门，火乃人身之至宝，何世之养身者，不知保养节欲，而日夜戕贼此火？既病矣，治病者，不知温养此火而日用寒凉，以直灭此火？焉望其有生气耶！《经》曰：主不明则十二官危，以此养生则殃，戒之，戒之！余今直指其归元之路而明示之。

赵氏所贵的命火实指真阳而言。他所主张的肾命水火论，即先天阴阳论，也即真阴真阳论。但叙述之中，他往往只称水火，后人误解与非议，实所难免。

赵氏根据易学贵阳贱阴的思想，而主阳气为贵，大变丹溪"阴精难成而易亏"的学说，为张景岳"大宝论"开创了先河。

赵氏根据阴阳同源于太极的说法，阐发了阴阳互根之理，他说：

> 寒热者，天下之淫气也；水火者，人之真元也。淫气凑疾，可以寒热药施之；真元致病，即以水火之真调之。然不求其属，投之不入。先天水火，原属同官，火以水为主，水以火为原，故取之阴者，火中求水，其精不竭；取之阳者，水中寻火，其明不熄。

此阴阳互根、阴中求阳、阳中求阴的学说，经张景岳等医学家阐发，更加完善，深为后人所推崇。李中梓作《阴阳水火论》，也无不得益于赵氏。

创言先后天，善补培根本。赵献可于临证最具特长者，是阐发东垣、丹溪、薛己所创的内伤虚损杂病证治。

赵献可说：

> 今之谈医者，徒知客者除之，漫不加意于主气何哉！纵有言国主气者，专以脾胃为一身之主，焉知坤土是离火所生，而艮土又属

坎水所生耶！明乎此，不特医学之渊源有自，而圣贤道统之传，亦自此不昧，而所谓一贯也。

赵氏的医学渊源是从东垣所创内伤学说立论的，但东垣只论述了脾胃之气在人体生命活动中的作用，赵氏认为调治命门水火才是治疗内伤虚损的根本所在。

赵献可云："东垣之法，方士之绳墨也。然……壮水之主，益火之原，此东垣之未及也。"正因为赵氏看到了东垣学说的长处与不足，故才另据易学"先天""后天"有关学说进行阐发，以完善对东垣所开创的内伤益损病机的探讨。

赵献可说：

或问曰：余见先生动辄以先天、后天立论，余考之《易》中先天、后天之图，乾南坤北离东坎西等卦位，于医道中甚无所合，而先生屡言之不已，其义云何？曰：怪乎，子之问也。余所谓先天者，指一点无形之火气也；后天者，指有形之体，自脏腑及血肉皮肤与夫涕唾液皆是也。……东垣先生独会其宗，而于补中益气方中用柴胡升麻者，正以升发先天之气于脾土之中，真万世无穷之利，余所以谆谆为言也。盖人身以脾胃为主，人皆知之；而先天隐于无形者，举世置而弗论。故余既立先天要论矣，后于后天论中阐发东垣脾胃论，亦用先天无形者为主。

赵献可借用易学先后天概念阐发脾肾关系，要言不烦，确属创见。这种见解后经李中梓加以继承，在《医宗必读》中立"肾为先天本，脾为后天本"论，使先后天之本说受到后世医家的推崇与遵循。

总之，内伤虚损学说的研究，在金元时期得到了很快的发展，首先由张元素脏腑辨证开创，再由李东垣重视脾胃、补中益气阐发，成为易水学派的主要特色。河间、易水学派的学说在元代传到江南，由罗太无整合之后传授给朱丹溪，在治疗杂病的虚损病机方面逐渐丰富。薛立斋、赵献可、张景岳、李仲梓阐发肾命学说，把虚损病机由独重脾胃扩展为重视脾肾，这是一个不断发展、逐渐完善的过程。

五、邓铁涛、朱良春先生论虚损

邓铁涛先生上个世纪六十年代到 157 医院工作时，选择了脾胃学进行研究。这是他较早开始的中医科研方面的工作，对其日后学术研究有着深刻的影响。

邓铁涛先生在临床和研究中，发现古人所说的"四季脾旺不受邪"以及各种疾病的产生多由"内因脾胃为主"，这样的病因学说很有道理。也就是说，人体内在元气充足之时，则疾病无从发生；而元气是否充足，关键在于脾胃是否健旺。

在临床诊治过程中，历代医家从脾胃论治的方药与法则覆盖疾病的范围相当广泛，除能治疗消化系统疾病之外，其他系统如血液、神经、循环、运动、内分泌系统的多种疾病，都有采用脾胃论治而受到良好疗效的例子。邓铁涛先生初步认识到，临床上只要抓住脾胃这个关键，不少疑难病症都可以找到解决的出路。因此，邓铁涛先生写的"中医脾胃学说提要"及其他多篇集体论文，于 1962 年发表在《广东中医》上，得到了国内医学界的肯定。最后写成总结性的《脾旺不易受病》的科研论文，也收载于《邓铁涛学术思想研究Ⅱ》的附篇之中。

毛泽东发表"中国医药学是一个伟大的宝库，应当努力发掘，加以提高"的指示之后，一个研究中医学术的高潮已经到来，邓铁涛先生就经常思考：中医学里的精华部分在哪里？如何在临床上加以验证和揭示出来？邓铁涛先生在临床上治疗常见病的胃、十二指肠溃疡，完全得益于中医脾胃理论的指导，这是他重视脾胃研究的起因。邓铁涛先生认为这些消化系统的疾病成因较为复杂，多由几种因素的反复作用而成。于诸因素之中，较为重要的有三大因素：饮食因素、精神因素、体质因素。三者之中相比较，又以体质因素为关键性因素。所谓"体质因素"，也就是脾胃虚。从脏腑的关系来看，病生于胃，受侮于肝，关键在脾，是几个脏腑不协调的结果，而脾气虚常为此病的重要一环。在辨证论治上，对肝胃不和者，他常用四逆散加云苓、白术、大枣；脾胃虚寒者，常用黄芪建中汤加减；脾虚肝郁兼瘀者，常用四君子汤加黄芪、红花、桃仁、柴胡、白芍、海螵蛸之属；胃阴亏损者，常用麦门冬汤加减（麦冬、党参、沙参、石斛、玉竹、云苓、乌梅、甘草）。

邓铁涛先生认为，脾胃病成因虽有多种，但必因脾胃之气受损，导致不能自复而后成病，常是慢性而反复发作，故不能满足于症状的缓解而中止治疗；脾胃气虚为本病之根本，因此不管当时属于何种型、证，最后均需健脾益气，或者健脾益气再加养胃阴，巩固治疗 2~4 个月，方可言收功。邓铁涛先生这个观点，既是长期临证实践的经验体会，也是对古人脾胃学说理论在治疗胃肠道疾病上的继承与深化。

学术创新是很困难的，尤其是中医学的历史那么悠久，已经在临床上反复验证了千百年，再从临床出发，提出新的理论见解，是非常不易的。

邓铁涛先生当时根据张仲景《金匮要略》"四季脾旺不受邪"的论述与李东垣"内因脾胃为主论"的观点，提出了脾胃与预防疾病关系的研究。邓铁涛先生是研究组的主要领导成员。他们对婴儿消化不良和慢性无黄疸型肝炎进行治疗和实验观察，发现消化不良的病儿经过健脾施治后，胃排空时间缩短，胃液酸度与酶活性均提高，血白细胞增加 14.6% ~40%，分类以中性粒细胞的增加为明显，其对金黄色葡萄球菌的吞噬率增加 0.5~1.5 倍，吞噬指数提高 0.2~1.67 倍，取得了"健脾与免疫功能的加强紧密相关"的临床与实验资料。

在崇尚科学实验的年代，能够拿出数据来说明问题，是那个时期中西医结合的显著特征，现在这种科研方法仍然是经典的做法。另外，邓铁涛先生他们以"见肝之病当先实脾"的理论作指导，当时治疗了 162 例慢性无黄疸型肝炎，取得了较好的疗效，从而认识到本病不单在肝，更重要的是在脾，提出了"着重治脾，兼治肝肾"的治疗原则。这就是中医认识疾病的特色，这也是后来他提出的"五脏相关"的初步证明。

后来，到了上世纪 70 年代，邓铁涛先生在医疗教学中，更感到脾胃学说有极丰富的内涵和重要的临床指导意义，很值得提倡与研究。因此，他翻阅了大量文献资料，将研究心得撰写成了一系列论文，其中较有代表性的是 1978 年在广东中医学会的学术会上发表的《略论脾胃学说》。这篇文章以生理、病理及治疗为主线，对《内经》、张仲景、李东垣、张景岳、叶天士、张子和等有关脾胃学说的论述加以整理、归纳，并结合临床体会阐述了个人的认识与评介，这是对脾胃学说一次较全面的概括。这篇文章指出，脾胃与人体的消化、吸收、代谢、排泄、内分泌、免疫以至神经系统的调节功能都有密切关系，并对"中医的脾胃实质是什么"进行了探讨。他认为，从生理、病理来看，中医的脾胃应包括整个消化系统的功能与有关体液，从治疗角度来看，范围就更大，可以说，调理脾胃能治疗各个系统的某些有脾胃见证的疾病，其范围相当广泛。

这就证明前人所说的"脾为后天之本"是有着广泛指导意义的。

通过不断地研究、探索，邓铁涛先生注意到，不单运用脾胃学说指导治疗胃肠疾患很有作用，而且对西医论述的多种病症，如再生障碍性贫血、白细胞减少症、重症肌无力、风湿性心脏病、冠心病、肝硬化、子宫脱垂等，均有采用脾胃论治而收到良好效果的例子。临床实践的结果扩展了人们对于脾胃学说的认识视野。

邓铁涛先生认为，前人说脾胃乃人体气机升降之枢纽，受纳运化水谷精微，达于五脏六腑、四肢百骸的理论，具有广泛的指导意义。脾胃在生理、病理学上占有重要位置，一旦发病，设法恢复脾胃正常功能，使气机调畅、升降得度，是治疗疾病、促进机体康复的关键环节。抓住脾胃这个轴心，不少奇难杂症多可迎刃而解。

上世纪80年代，邓铁涛先生以"重症肌无力疾病脾虚型的临床和实验研究，探讨其辨证论治规律及发生机理"作为科研课题，联合6位成员组成课题组上报卫生部，1986年10月经卫生部中医司批准，该深题被定为国家科委"七五"重点攻关项目。经过4年努力，提出了重症肌无力的病因病机为脾胃虚损且与五脏相关的学术观点，总结出辨证论治规律，使重症肌无力的辨证论治系统化、规律化。用这些辨证论治规律指导临床实践，治疗252例患者，取得了总有效率98.8%的疗效，并进行了与激素治疗对照临床实验共94例，两组疗效无差异，但无激素之不良副作用。该项研究成果于1991年1月通过国家级技术鉴定，认为这一研究达到国内外先进水平。

邓铁涛先生攻克世界医学难题重症肌无力是从临床中慢慢积累经验开始的，他不断查阅文献典籍，发现不管西医所述的各种类型的重症肌无力是如何分类的，它们都以肌肉无力为突出的证候表现。在中医的理论里，肌肉的"主管部门"是五脏中的脾脏。金元四大医家之一的李东垣对于脾胃学说很有研究，著有《脾胃论》一书。邓铁涛先生潜心研究李东垣的学术思想，经过数十年的摸索，又融会了《难经》"虚损"之说，认为重症肌无力属脾虚，但又与李东垣所论的一般中气不足不同，是"因虚致损"。

邓铁涛先生查到《难经·十四难》中提出了五损的概念和治疗法则，其中包含着有治疗重症肌无力的方法。

《难经》说：

> 一损损于皮毛，皮聚而毛落；二损损于血脉，血脉虚少，不能荣于五脏六腑；三损损于肌肉，肌肉消瘦，饮食不能为肌肤；四损损于筋，筋缓不能自收持；五损损于骨，骨痿不能起于床。……骨痿不能起于床者，死；从下上者，皮聚而毛落者，死。

> 损其肺者，益其气；损其心者，调其荣卫；损其脾者，调其饮食，适其寒温；损其肝者，缓其中；损其肾者，益其精，此治损之法也。

从《难经》的论述看来，这五损都是比较严重的疾病，其中论述的治疗方法也都是一些原则，没有具体的措施。

邓铁涛先生认为，中医常说"虚损"，其实"虚"和"损"是不一样的。虚一般是功能低下，而损则多为脏器损伤，虚轻而损重。虚多在一脏，损可以累及多个脏腑。他依据"五脏相关"说推论：脾胃虚损可以进一步累及其他脏腑，而心肺肝肾的病变也可以反过来影响脾胃，形成错综复杂的多维联系。在这个中医理论的指导下，逐渐创立了治疗重症肌无力的基本法则，这就是"重补脾胃，益气升陷，兼治五脏。"并且在制剂药师的配合下，研制成强肌健力饮（有口服液、胶囊），为统帅之方。他攻克这个世界医学难题完全是靠中医理论的指导。

在30余年的漫长岁月中，邓铁涛先生领导重症肌无力课题组的成员比如邓中光、刘小斌等，救治了数百名重症肌无力患者，其中有生命之花含苞待放的儿童，也有年近古稀的老人，有工农群众，也有国家领导人。

邓铁涛先生认为，重症肌无力应属中医虚损病证，有虚弱和损坏双重含义，不同于一般的脾虚证，其实质是脾胃虚损，由于临床证候复杂，邓铁涛先生又加以"五脏相关"的理论解释。如果脾胃食物不能化生营养、供养五脏，就会使病情进一步恶化。脾胃虚损主要是由工作劳累、心理过于紧张等因素引起。近年来，随着环境污染、病毒感染、各种辐射、农药残留等因素增加，导致越来越多的人免疫功能失调，这种病证的发病率有上升趋势。

邓铁涛先生与他科研团队的研究人员们，从上个世纪70年代起至1986年，先后治疗了51例患者，逐渐加深了对重症肌无力的认识，掌握了它的治疗规律。1986年10月，他们决心挑战这个世界难题，申报了国家课题。这个课题于1991年12月获国家中医药管理局科研成果一等奖；1992年又获国家科技进步二等奖。至今，这项研究仍在继续。而且是"明知山有虎，偏向虎山行"，他们专攻重症肌无力呼吸危象，取得了前无古人的成就。

"五脏相关理论指导下中医药抢救重症肌无力"课题后来成为"973"课题的重要子项目，担纲这一研究的是广州中医药大学邓老的学生刘小斌教授。重症肌无力的治疗至今仍是世界性难题，而对危象的抢救则是难中之最。因为，重症肌无力危象是异常凶险的内科危重病，呼吸困难乃至衰竭是患者致死的主要原因，危象可多次发生，即使一次抢救成功，还会第二次、第三次发生，而且抢救愈加困难。目前抢救办法大都是切开气管，使用大量激素和丙种球蛋白、血浆置换、大剂量抗生素，反复使用抗胆碱酯酶药，而国内有关资料显示，现阶段对重症肌无力危象的抢救死亡率高达36.2%。

重症肌无力是一个世界性的临床难题，中医药治疗取得突破之后，就应该在相关机理的研究上加大力度。

邓铁涛先生认为，该病病机主要是脾胃虚损且与五脏相关，辨证论治应从"补脾"入手，抢救时鼻饲或口服中药，均用邓铁涛先生研究的专药"强肌健力"系列产品，并配合使用西药，取得了突出的临床疗效。据对26例重症肌无力危象患者抢救统计，近期疗效达100%，全部康复出院。随访一年，22名患者健在，生活能够自理，可以从事较轻工作，远期疗效为84.62%。效果高于当前国内常用方法，而且减轻了病人的经济负担。

这些研究数据披露出来，对于将来的中医药理论研究有很好的借鉴意义。河北医科大学长期从事中西医结合基础理论研究的李恩教授对于邓老的工作就很尊重，他主编的《中医肾藏象理论传承与现代研究》与邓老的工作思路是一致的。

邓铁涛先生领导的973课题组完成了总结报告《中医五脏相关学说的研究——从五行到五脏相关》，并已在2008年9月由广东科技出版社正式出版。全书33万字，上篇讨论中医五行学说的发展史，下篇结合临床，讨论五脏相关学说的指导意义。

朱良春先生行医治病 70 多年，对于许多疾病都有很深入的研究、发明，我们难于枚举，只好以某个疑难病症为例，探讨其学术成就，研究其学术思想。

痹证，尤其是类风湿关节炎，不仅临床上很常见，病程长，痛苦大，而且疗效不够理想，被公认为疑难病，也被称为"不死的癌症"。朱老对此病深有研究，不仅开发出系列有效成药可以供大家选用，而且针对该病的关键难点他也毫不保守，多次在杂志上、在外出讲学的过程中奉献出来，供大家学习、参考。

朱老介绍说，中医所说的痹证，实际上概括了现代医学所说的风湿类疾病，以气血痹阻不通为主要表现。西医则认为是一组以疼痛为主要症状，病变累及骨、关节、肌肉、皮肤、血管等组织的疾病之总称。其范围甚广，可包括与自身免疫密切相关的结缔组织病，如类风湿关节炎、红斑狼疮、皮肌炎、硬皮病、干燥综合征、结节性多动脉炎等；与代谢有关的疾病，如痛风、假性痛风、软骨病等；与感染有关的疾病，如各种化脓性、病毒性、真菌性关节炎；退行性关节炎，如增生性骨关节炎；某些神经肌肉疾病，如多发性硬化、重症肌无力等；也包括遗传性结缔组织病和各种以关节炎为表现的其他周身性疾病，如肿瘤后的骨肌肉病、内分泌疾病中的关节病等。风湿类疾病近数十年来发病率有日益升高之趋势，世界卫生组织曾将 1977 年命名为"世界风湿性疾病年"，随后又将 1981 年命名为"世界残废人年"，这均与风湿性疾病有密切关系，我国也将其列为"八五"重点攻关项目之一。中华风湿病学学会主任委员张乃峥教授称其为"不宣判病人死刑，但宣判了终身监禁"的病。本病的发病率国际上一般在 1% 左右（低者 0.5%，高者达 3%），我国据初步调查，患者约有 940 万人。由于病因不明，目前尚没有特效药和根治方法。这是一个非常值得中西医界注意的大问题。

中医药治疗痹证的经验对于风湿性疾病的治疗有着重要的借鉴意义，被人们普遍寄予厚望。当然，人们对于类风湿关节炎的治疗，首先希望能够尽快控制症状，取得疗效。朱老认为，疼痛、肿胀、拘挛僵直是其三个主症，也是三大"堡垒"，他讲课的时候就结合临床实践，直接讲述自己的用药经验，深得同道欢迎。

朱老 1991 年在《中医杂志》第 6 期发表了治疗痹症经验的文章。朱老说痹证属于比较顽固、缠绵难愈的一类疾患，尤以顽痹（类风湿性关节炎）更为棘手。前来求治之顽痹患者中，有一部分由于长期使用类固醇类药物，常伴见明显的停药综合征，有的终身不能减停药物，从而产生严重的副作用，如柯兴氏综合征、脱钙、胃病加剧等，给治疗带来了困难，往往用药不易收效。

针对类风湿患者的特点，朱良春先生结合自己的临床经验，研制出益肾蠲痹丸，通过实验研究探讨其机理，在临床试验的基础上取得了国家批准文号，不仅方便患者治疗，而且开辟了一条补虚益损治疗风湿病的道路。

益肾蠲痹丸方药组成：地黄、熟地黄、当归、淫羊藿、全蝎、蜈蚣、蜂房、骨碎补、地龙、乌梢蛇、延胡索等 20 味药材。

主治：温补肾阳，益肾壮督，搜风剔邪，蠲痹通络。用于症见恶寒，关节疼痛、肿大、屈伸不利，肌肉疼痛，瘦削或僵硬，畸形的顽痹（类风湿关节炎）。

朱老认为，类风湿关节炎相似于《金匮》之历节病、宋《太平圣惠方》之顽痹，因其症情顽缠，久治难愈，绝非一般祛风、燥湿、散寒、通络之品所能奏效。认为顽痹具有久痛多瘀、久痛入络、多痛多虚及久必及肾的特点。同时患者有阳气先虚的因素，病邪遂乘虚袭踞经隧，气血为邪所阻，壅滞经脉，留滞于内，深入骨骱，胶着不去，痰瘀交阻，凝涩不通，邪正混淆，如油入面，肿痛以作。故治颇棘手，不易速效。通过长期实践，明确认识到：此证久治不愈者，既有正虚的一面，又有邪实的一面，且其病变在骨质，骨为肾所主，故确定益肾壮督以治其本，蠲痹通络以治其标。组方用药时，又根据虫类药"搜剔钻透驱邪"的特性，集中使用之，有协同加强之功。故益肾蠲痹丸的立方除选草木之品以补肾培本之外，又借虫类血肉有情之品搜风逐邪、散瘀涤痰，标本并顾。经 20 多年临床系统观察，初步认为对于顽痹确有较好的疗效。

六、曹东义继承发展虚损思想

2004 年初，笔者在中医古籍出版社出版了《中医外感热病学史》，此后主持国家中医药管理局"外感热病诊治规律研究"课题，2008 年主编的《热病新论》在中国中医药出版社出版，其中提出外感热病过程之中"突变虚寒，转为内伤"的问题，把外感热病与内伤杂病看作是一个互相联系、可以转化的过程。

张仲景《伤寒论》与《温病学》除了解表上有辛温与辛凉的差异，就是存在"三阴死证"的不同。结合临床所见，温病、热病后期，都可以出现阳气衰微的危险证候，也就是张仲景所说的由阳证转为阴证。

疾病由阳热亢盛之证突然转化为虚寒，是一个翻天覆地的转化，我们称之为"突变虚寒"，就是要引起临床工作者的重视，不能一成不变地看待外感热病，不能只想到"存阴液"，更不能只知道有"灰中有火"的告戒，而不了解还有阳证转阴的突变，一切应当根据临床证候的实际情况辨证论治。只有这样，才能发挥中医的特色，才能取得良好的治疗效果。很多人不了解这个"突变"，不敢应用回阳救逆的方药，造成了难以挽回的不良后果，这个教训是十份沉痛的，后面我们还要展开来论述其经验教训。

现代医学所说的感染性休克，以及传染病后期循环、呼吸衰竭的有关学说，也印证了中医外感热病理论辨证论治特色的真实性、正确性。因此，热病极盛之后可以转为阳气衰微的里虚寒证，临床上是常能见到的，张仲景三阴死证温里回阳救逆之法不可丢，章次公先生用六神丸抢救患者也是此意。

外感与内伤病证之间没有不可逾越的鸿沟，外感可以转为内伤。张仲景《伤寒论》的许多方药都被借用在《金匮要略》之中，可以说明这一点。桂枝汤倍芍药加饴糖就变成了在内伤杂病之中常用的小建中汤，桂枝汤的许多加味方剂都是内科杂病的良方。补中益气汤虽然是治疗中气虚损的常用方剂，但其四时加减方子有许多都可治疗四季的外感病。因此说，外感、内伤的证候是可以互相转化的，它们之间存在着密不可分的联系，而不是永不调和的、互相对立的东西。

素有气虚的人外感之后，初期就可以根据证候表现加用益气扶正的药物；入里不恶寒之后，虽有发热，也不应当过度使用大剂苦寒清热。李东垣所倡导的"甘温除大热"，其治疗的指征、针对的病机应当属于虚损，甚至有某些虚寒的表现。

SARS病人后期出现"呼吸窘迫"，死后尸检为"大白肺"，水液痰浊渗出很多，称为肺透明膜病变。肺的水液哪里来得？肺为水之上源，宗气、肺气不利，水泛高原，水气凌心，心阳衰微，或许因此而造成不救。当时的病人，大多已经没有了高热，阳气衰微已甚，理当急救回阳、益气行水、化瘀去痰，或许能救病人于万一。此时，再顾及"灰中有火"，不敢回阳救逆，就可能错失良机。

温病由肺卫证"逆传心包"，虽多热证，难道没有浊湿？古人温开的"苏合香丸""菖蒲郁金汤"也应当针对痰湿闭窍。SARS 患者肺中的痰浊陷入心窍，也是有可能的。临床上，面对患者一派阳气虚衰的证候，就应当大胆地使用温阳益气药物，需要我们在临床实践中发展温病学说。

"卫表证"与《伤寒论》的太阳病相似，叶天士所说卫分阶段的病证以及吴鞠通所说的上焦病的部分内容，都涵盖在张仲景的太阳病之中，只是治疗方法不一样。

"卫表证"是各种外感热病的初期，或者叫初起阶段，主要表现为在发热的同时还见到恶寒，脉搏一般为浮象。元代尚从善《伤寒纪玄妙用集》和王好古《此事难知》都提到"太阳六传"，也就是说，太阳病向里传变的情况是非常复杂的。为什么会这样呢？因为伤寒、温病代表的是一类疾病的共有规律，而不是一个疾病的变化过程。退一步说，即使是一个传染病，也不是所有人的变化都一样，必然会因为病人的体质、患病季节、所处地域的不同，以及治疗措施的差异，造成疾病变化过程的种种不同。

古人根据外感热病初期的复杂表现，总结出"六淫外伤"的不同类型。这是依据证候来推断病因，也就是所谓"审证求因"。当然，在推求病因的时候，季节主气的因素经常被作为重要参考，因此才有了"冬伤于寒"、春温、风温、暑湿、秋燥的名称。我们不能依据零下多少度的气温就定为寒邪，也不能确定多少度的高温为热邪，一切都是人体患病之后，从证候的表现类型推测出来的，是人体与环境相互作用的结果，而不是单方面的死规定。因此，临床上我们说外感热病的病因，不可限定于季节的因素，冬天、春天的温热病也可以有"湿邪"的因素，比如 2003 年的 SARS 患者，就表现出了比较明显的湿象，因此有学者提出"春温夹湿"的病机认识，看的不是季节主气，而是重视了证候表现。患者在春天或者在初夏所表现的湿浊之气是从何而来的呢？我们认为，虽然与患者所处的地域、年分的气运有关，但主要是患者的脏腑功能失常所致。

邪气在表，疾病初起，处于所谓"万千可能"的转变时刻，这正是中医学善于应对病情变化的长处所在。因为"善治者，治皮毛，其次治肌理，其次治血脉，其次治六腑，其次治五脏。治五脏者，半死半生矣"。救其未萌，防患于未然，正是中医学大有作为的地方。反观现代医学，以解剖实证为疾病的唯一标准，从"疑似"到"确诊"要经过许多天，其治疗措施主要是针对细菌、病毒等外来微生物，由于要找准"靶点"，所以就容易错失许多治疗良机。中医药学由于重视外感热病的卫表证候，这是病人的抗病反应，所以一发病就可以采取积极的治疗措施，因此更容易奏效，更容易帮助患者恢复健康。中医的外感热病学说大有可为，不可替代，于此也可以得到明证。

古人根据患者的证候特征逐渐总结出了不同的证候类型，比如表寒实证、表寒虚证、风热袭表、风湿犯卫、湿热在表、燥热伤卫等，都是我们必须借鉴的。前人总结的"表里同病""虚人外感"也是临床上经常遇到的复杂病情，必须予以重视，而不能只追求大样本，要求不同致病因素的病人"多人表现如一人"，不顾实际上存在的种种不同，简单、刻板地对待每一位患者，片面地把治疗手段的不同判定为所谓"偏依"。中医的辨证论治、因时因地因人制宜的原则，与所谓的"统计学原理"是格格不入的。

"卫表误治变证"也是前人总结的复杂临床现象，这种经验来之不易，不可轻视，而应当借鉴、吸收。

所谓"半表半里"证是张仲景的创造，也是他善于观察临床实际病情得出的客观认识。

本来，按照对立统一的观点认识问题，世界上的病情不是表就是里，表与里之间是不会出现"中间地带"的，出现了"中间地带"，概念就容易模糊，就会让人们觉得不确定、不规范。但是，世界上的事物就是这么复杂，一切绝对的界限是不存在的。这是形式逻辑与辩证逻辑的矛盾，是不同的世界观与方法论。

人体本身就是一个复杂有机体，疾病过程也是受各种因素影响而出现的十分复杂的临床现象。想当然地人为界定人体患病的状态，那是很不容易的。张仲景根据外感热病的实际过程，发展了《素问·热论》的有关认识，创造性地在里与表之间辟出一块地域，提出"半表半里"的概念。在临床工作中，根据患者寒热往来、默默不欲饮食、口苦咽干、目眩的临床证候，选用小柴胡汤进行治疗，疗效非常之好。张仲景甚至告诉我们"凡有柴胡证，不必悉具，但见一证便是"，这是多么可贵的经验！

明代外感热病学家吴又可认真观察传染病的发病与传变过程，提出了外感邪气"从口鼻而入"，先进入到皮里膜外的"膜原"，然后再离开膜原，分别向表、向里传变，提出了"疫有九传"的学说。"膜原"的位置虽然历代有不同的认识，但属于"半表半里"是没有争议的。吴又可创立的"达原饮"治疗邪在膜原的半表半里证，也是疗效卓著的方药。

基于如上的认识，我们把"半表半里证"作为一个辨证的纲领，以表示我们对于张仲景、吴又可学说的高度重视。

里证无疑是外感热病的关键时期，伤寒学派认为阳明属土，万物所归，无所复传，大部分热病都会在阳明阶段治愈。温病学派也十分重视气分病的治疗，认为只要不传营血，就比较容易把外感热病治好。如果热邪深入营血，往往就出现险证，就有可能造成严重后果，因此，也十分注重气分热病的治疗。张仲景所常用的白虎汤、承气汤，吴又可《瘟疫论》、吴鞠通《温病条辨》等温热病学家的医学著作，都采纳了张仲景的治疗经验。

里证除了里热亢盛之外，还有相当一部分患者属于湿热类型。湿热为病与里热亢盛有所不同，往往起病就见湿热弥漫三焦，充斥表里，黏缠难愈，日久不解。其治疗措施也与里热亢盛、传变迅速的单纯里热证有着很大的区别。所以，我们设立"湿热郁蒸"的一类证候，用来模拟薛生白、吴鞠通等论述湿热病辨治经验。

"突变虚寒，转为内伤"一类证候，主要模拟、吸纳张仲景《伤寒论》三阴证候。外感热病从阳明高热的里热亢盛阶段开始，日久不愈，转为"自利不渴"的太阴证，已经发生了质的变化，从阳、热、实的阶段转化为里、虚、寒的阶段，其治疗措施也必须做相应的调整，不能一成不变地清热解毒。当然，也有的患者，起病之后经过短暂的表证阶段，很快就进入了脾胃虚寒的里证过程。比如发生于香港陶大花园的 SARS 患者，起病就以腹泻为主，几天之后才见到肺炎的表现。现代医学的急性胃肠炎、霍乱、秋季腹泻等许多患者就属于直中太阴的里虚寒证。

少阴阶段的"但欲寐，脉微细"已经显露出肾阳不足，或者属于阳气衰微的危重证候，张仲景的四逆汤类方治疗这一类证候具有很好的疗效，并且已经得到实验证实有明显的改善循环、治疗休克的作用。在"脉微细，但欲寐"的基础上，再出现下利清谷不止，更属于危重证候，不能不引起临床医生的重视。

李东垣《脾胃论》《内外伤辨惑论》都提到用补中益气汤治疗高热的问题，后人称其为"甘温除大热"。既然使用的药物属于甘温之品，又能够取得良好的效果，那么它对应的证候就应当属于虚损，甚至属于虚寒。关键是我们如何透过表面的一派热象，去发现其背后的虚损、虚寒病机。李东垣当年以补中益气为法救治了那么多患者，现在应用它治疗高热不退患者也时常取得良好效果，就说明一定有其所以取效的道理在其中。

祝味菊、章次公等近贤善用附子等方药治疗外感热病的危证，也是把这些危证作为损证进行救治的。

1992 年，杨麦青著《伤寒论现代临床研究》一书，由中国中医药出版社出版。杨先生 1960 年 11 月至 1961 年 2 月与老中医合作，在中国医科大学儿科病房用《伤寒论》的方药治疗小儿肺炎 116 例，同时以温病法治疗 25 例做对照，都取得了很好的疗效，而伤寒法更为突出。他又于 1983 年 9 月至 1984 年 4 月与他人合作，在沈阳市传染病医院，用伤寒法治疗流行性出血热 112 例，也取得了非常好的疗效。笔者得见杨先生此书，深为折服；此后屡次获得杨先生指教，并赐书稿《杨麦青伤寒金匮教学文集》（2004 年 7 月著），得知其对伤寒学说研究有日，对张仲景之学深有造诣。因此，笔者更坚信《伤寒论》不可偏废，仲景之方并未过时，治疗 SARS 应当从中借法。

杨麦青教授说："笔者早年爱读先秦诸子、历史、文学，一个纯属偶然的机遇，跻身于中西医结合的行列，触到了伟大宝库中的灿烂明珠《伤寒论》"。他认为，《伤寒论》六经辨证是疾病演进、转归的共同规律，对于个体来说，病名无任何意义，应是何证、何方，即"观其脉证，知犯何逆，随证治之"。此与温病学的认识有所不同，温病学认为，温病学是《伤寒论》的发展与补充，并认为温病与现代的传染病、感染性疾病有对应关系。比如，风温与流感、急性支气管炎；春温与重流感、流脑；暑温与乙脑、钩端螺旋体病；湿温与肠伤寒、副伤寒、流感；伏暑与流感、乙脑、流行性出血热等，似乎都有对应关系。这样就"将温病上联病机，下联诸病，六经辨证，存而不用"。

杨麦青先生说："《伤寒论》是从临证观察症状连锁的关联关系，通过方证反馈找出机体基本病理过程的变化规律，以及系统间病理生理变化的相关性，即六经传经过程。由于微生物因子种属、数量与流行期间毒力之差异，作用于机体的抵抗力降低情况、易感性、敏感性增高程度……季节因素等不同，机体则以不同反应形式发病。其发于阳者，表现为抗害反应；其发于阴者，表现为损害反应。若机体抵抗力较强，则为抗害反应，仅限于三阳病，但在疾病因果转化连锁中，抗害反应亦可转化为损害反应，如阳盛灼阴的阳明病。若机体敏感性强，强烈毒素侵袭，则表现为损害反应，逆入三阴，或为毒陷营血之四逆散证，或为真阳欲脱之四逆辈证。其间由于病种不同，作用部位不同，器官、系统受损害程度不同，机体反应也有多种变化。这些错综复杂的病理生理变化都被概括于《伤寒论》中，且已远超过现代病理生理学已了解的范围，而为有效治疗重、危证开辟新途径"。因此可见，杨先生是用现代科学研究《伤寒论》，而且又不以现代病理生理为"最正确"的标准，而是认为《伤寒论》的科学性很独特，是我们现代还没有充分发掘、认识到的。

杨先生说，五十年代末沈阳麻疹流行，其合并肺炎、心血管型（并发症），用温病法抢救无效，经沈阳名老中医陈会心老师指导，用真武汤回阳托邪，抢救重危患儿数以千计，从此我们才认清了"少阴寒化"证是心血管衰竭综合征。八十年代初，沈阳市传染病医院中西医结合诊治流行性出血热时，多见"热结膀胱，其人如狂"之"蓄血证"。《伤寒论》说："其外不解者，当先解其外，外解矣，但少腹急结者，乃可攻之"。解外用柴胡桂枝汤，攻下用桃核承气汤，临床疗效极为明显。经检测，凡"蓄血"几为急性肾功能衰竭合并弥散性血管内凝血；其合并肺水肿、高血容量综合征为"结胸"证者，用大陷胸汤逐水显效。"如是，历来称为温病、伏暑之流行性出血热重危证，用伤寒法治疗更获著效，故伤寒、温病实为同病"。可以设想，使用现代医学科学手段，进行临床监测机体发病不同时期的微循环、出凝血机制、各种炎症介质的数值变化，以及细胞免疫和体液免疫功能变化等，当能取得六经之科学涵义，三焦、营卫气血亦应如此。再以临床数据提供病理生理情况，制造动物实验模型，以现代医学为中介，进行伤寒、温病统一规范，完成"证"的科学化。

杨先生认为，"卫之后方言气，营之后方言血，乃是用卫气营血代替了《伤寒论》中太阳温病、阳明温病、少阴热化、厥阴热证之间的传经关系，亦即出现概率极大的一段发热反应症候群，相当于伤寒传经短路而已"。

笔者赞同此论，然而，历史的发展是不以人们的意志为转移的，外感热病的治疗也不会止步于张仲景的 113 方。这可能大多数人都赞同，问题的关键是怎样"开放"外感热病领域，让更多的新成果融会进来。

笔者提出"病如河流，证象舟，系列方药如码头"，就是力图解决这一问题的一种假说，并期待着海内方家的赐教。

笔者从 2009 年担任风湿科主任，经过上千例不同风湿病人的临床观察，提出了风湿病演化过程之中，存在着由虚至损逐渐加重的病理机制，治疗风湿无论是风、寒、湿何种痹症，都离不开"补虚益损"的根本措施，所撰写的《"补虚益损"在风湿病诊治中的意义》一文被《风湿病与关节炎》杂志收载于 2012 年第 1 卷第 4 期，第 38~41 页。

1. 以证候变化为导向，判断风湿病进退

笔者根据《内经》理论，对于"候之所始，道之所生，不可不通"之论有着深刻的体会，认为这就是对中医辨证论治学术观点进行概括比较早的论述，观察证候变化就可以推知人体阴阳气血变化的机理。这一观点比张仲景在《伤寒杂病论》所提出的"观其脉症，知犯何逆，随证治之"的论述有更高的概括，已经上升到哲学的高度，是中医方法论具有鲜明特色的基本观点。

笔者认为，动静是《内经》的基本概念，人体的动静只是一个现象，其背后反映着阴阳之气盛衰的深刻机理。《素问·阴阳应象大论》说："清阳上天，浊阴归地，是故天地之动静，神明为之纲纪，故能以生长收藏，终而复始。"《素问·天元纪大论》说："动静相召，上下相临，阴阳相错，而变由生也。"《素问·五运行大论》说："天地之动静，神明为之纪；阴阳之升降，寒暑彰其兆。"笔者认为动静之中见阴阳，万物的生长变化、疾病的进退都离不开动静，观察病人的动静，就可以判断风湿病治疗是否有效。

人体运动的基础，是阳气推动的结果，关节所以能活动，就是阳气盛，

因此可以运动自如。阳气下降，风、寒、湿阴邪容易侵犯和留滞，所以会出现肢体关节困乏无力，或者出现"晨僵"现象。一般的风湿病患者，晨僵时间有长短，随着活动增加，或者自然界阳气逐渐隆盛，晨僵也逐渐减轻，直至消失。这些变化，说明了邪正进退的变化。治疗后病情减轻，晨僵也可好转。证候变化背后反映的正是阳气盛衰、邪正斗争的结果。

湿盛则肿，无力为虚，不通则痛，反之亦然。肿胀积液是因为湿邪盛，无力是因为正气虚，疼痛是因为血脉不通畅。笔者这些见解，都可以从《内经》之中找到依据，但是，并不是"本本主义"，只相信书本，不相信临床，而是说明中医的理论是从细致观察病情中不断总结出来的，不管这种理论形成得有多早，都是临床总结出来的深刻概括。

2. 由虚至损，补虚益损

风寒湿邪所以能够侵犯人体，关键是有内在的虚损。《内经》说："邪之所凑，其气必虚。"笔者认为，虚处留邪，如水流湿，火就燥，有其内在的基础。

早期晨僵时间的变化是体内阳气盛衰的一个观测指标。但是，当关节破坏严重之后，很多类风湿患者晨僵和疼痛都会减轻，这是筋骨损伤掩盖了证候的表现。因此，由晨僵、肿胀、疼痛组成的早期证候，如果得不到及时正确的治疗，就会由虚致损、由瘀致损，使肢体肌肉萎缩、骨关节被破坏，出现变形，达到"形体尪羸"的致残后果。

《黄帝内经》把痹证划分为五体痹、五脏痹，提示大家诊治类风湿痹证必须以脏腑为根本，以皮脉筋骨肉为控制目标，从根本上防止病情由虚到损、由五体痹向五脏痹发展。

《难经·十四难》论虚损，既把虚损分类成不同的程度，也把虚损归属于不同的脏腑，为诊治虚损奠立了基础。其中说："一损损于皮毛，皮聚而毛落；二损损于血脉，血脉虚少，不能荣于五脏六腑；三损损于肌肉，肌肉消瘦，饮食不能为肌肤；四损损于筋，筋缓不能自收持；五损损于骨，骨痿不能起于床。反此者，至脉之病也。从上下者，骨痿不能起于床者死；从下上者，皮聚而毛落者死。"

王叔和《脉经》之中引用《扁鹊脉法》，扁鹊是按照一呼一吸之中脉搏至数的快慢频率划分"五损"与"五至"之脉，以此说明临床病情的轻重，主要是指外感热病的严重程度。《难经》的论述的指导意义更加广泛，可以延伸至一般杂病，尤其是对于类风湿痹证的诊治，具有深远的指导意义。

补虚的方法大家比较熟悉，而治损的方法一般学者研究较少。《难经》给出的治疗虚损的原则是："损其肺者，益其气；损其心者，调其荣卫；损其脾者，调其饮食，适其寒温；损其肝者，缓其中；损其肾者，益其精，此治损之法也。"《难经》的治损方法，是从五脏入手，根据不同脏腑的生理特点，分别有不同的治疗方法，这对于风湿病痹证的治疗，也有重要的指导意义。

3. 病在关节，根在脏腑

《素问·太阴阳明论》说："帝曰：脾病而四肢不用，何也？岐伯曰：四肢皆禀气于胃，而不得至经，必因于脾，乃得禀也。今脾病不能为胃行其津液，四肢不得禀水谷气，气日以衰，脉道不利，筋骨肌肉，皆无气以生，故不用焉。"风湿病虽然表现在四肢关节上，但是根源在脏腑。

《灵枢·百病始生篇》说："风雨寒热不得虚，邪不能独伤人。卒然逢疾风暴雨而不病者，盖无虚，故邪不能独伤人。此必因虚邪之风，与其身形，两虚相得，乃客其形。两实相逢，众人肉坚，其中于虚邪也因于天时，与其身形，参以虚实，大病乃成，气有定舍，因处为名，上下中外，分为三员。"

张仲景在《金匮要略》之中，阐发痹证的时候，注重内伤虚损因素在发病过程之中的重要影响。他说："问曰：血痹病从何得之？师曰：夫尊荣人，骨弱肌肤盛，重因疲劳汗出，卧不时动摇，加被微风，遂得之。但以脉自微涩，在寸口、关上小紧，宜针引阳气，令脉和紧去则愈。"所谓"血痹"就是血脉痹阻不通的病证，它的起因是因为正气不足的人形盛气衰、筋骨不强，在疲劳的时候"劳则气耗"，汗出受风，或者睡卧的时候受到虚邪贼风的侵袭而发病。早期治疗，以"针引阳气"，正复邪散，气血畅通，脉搏平和，就可治愈。当然也可用黄芪桂枝五物汤，益气血调营卫治疗。

张仲景认为汗出入水，水湿伤及血脉，也可以引起痹证，由于受累的关节很多，所以叫"历节病"。他说："汗出入水中，如水伤心。历节黄汗出，故曰历节。"又说:"荣气不通,卫不独行,荣卫慎微,三焦无所御,四属断绝,身体羸瘦,独足肿大,黄汗出,胫冷。假令发热,便为历节也。"历节的病人,形气俱不足,"身体羸瘦,独足肿大",所以发病比较重,可以有发热的现象。

张仲景说:"盛人脉涩小,短气,自汗出,历节疼,不可屈伸,此皆饮酒汗出当风所致。"由此可见,张仲景认为正气虚在痹证的发病过程之中,占有非常重要的地位。因此,张仲景在治疗过程之中,在散风、寒、湿邪的同时,经常配伍扶正的药物。他说:"诸肢节疼痛,身体尪羸,脚肿如脱,头眩短气,温温欲吐,桂枝芍药知母汤主之。"

国医大师路志正先生格外注重湿邪在痹证诊治中的作用,所以有很多利湿化湿、祛湿胜湿的方法。路老还强调中医的诊治应该与时俱进,因此,把干燥综合征命名为"燥痹",把痛风命名为"浊痹",为临床诊治拓展了思路。

焦树德先生开发尪痹冲剂,由这个命名可以看出其继承了张仲景的诊治思想,把重点放到预防患病关节变形,减少致残,立足于早期治疗,保护关节功能。

国医大师朱良春先生长期致力于痹证的研究与临床诊治,积累了丰富的经验,除了对于痹证的疼痛、肿胀、发热格外用力之外,对于痹证虚损病机也十分重视,开发出益肾蠲痹丸等有效方药。

国医大师邓铁涛先生虽然没有对痹证病因病机做详细论述,但是,通过他对重症肌无力病机的阐发得到启发,我们认为风湿痹证也有一个"由虚到损"的变化过程,因此,提出来"补虚益损治风湿"的诊治观念。

河南风湿病医院娄多峰、娄玉钤先生主张治疗类风湿病应该"杂合以治",内服与外用相结合,可以尽快取得疗效,总结了许多有效的外用方法。

4. 风湿病虚损应重视外治法

笔者学习国医大师邓铁涛先生"五脏相关"的思想,提出"内外相关,内病外治"的医学思想,强调风湿病的外治法。我们认为,外病内治与内病外治都是中医重要的治疗大法,其理论基础根源于由脏腑经络构建的"内外相关"。风湿病痹证、骨关节病如果通过辨证论治，靠服用中药治疗，就是外病内治的方法；而各种针灸、按摩、膏药贴敷、洗浴熏蒸、擦药烤电等都是内病外治的方法。

火针治疗又叫"燔针"，是《内经》治疗骨痹的主要方法。《素问·调经论》说："病在脉，调之血；病在血，调之络；病在气，调之卫；病在肉，调之分肉；病在筋，调之筋；病在骨，调之骨。燔针劫刺其下及与急者。病在骨，焠针药熨。病不知所痛，两跷为上。身形有痛，九候莫病，则缪刺之。痛在于左，而右脉病者，巨刺之。必谨察其九候，针道备矣。"病在骨，由于疾病深入在里，既需要火针治疗，也常配伍"药熨"的外治疗法。

火针治疗也叫"焠刺"，燔针是用火烧针，焠刺则如同冶炼过程的"淬火"，说法不同其实质并无多大区别。《灵枢·官针》也说："焠刺者，刺燔针则取痹也。"可见通过火针"焠刺"，是治疗痹证的常用方法。

《灵枢·经筋》论述了四季使用火针治疗的病证，其中说："病小趾支跟肿痛，腘挛，脊反折，项筋急，肩不举，腋支缺盆中纽痛，不可左右摇。治在燔针劫刺，以知为数，以痛为输，名曰仲春痹也。"又说"痛当所过者支转筋。治在燔针劫刺，以知为数，以痛为输，名曰仲夏痹也。""阳病者，腰反折不能俛，阴病者，不能仰。治在燔针劫刺，以知为数，以痛为输。在内者熨引饮药，此筋折纽，纽发数甚者死不治，名曰仲秋痹也。""病当所过者，支转筋，痛甚成息贲，胁急吐血。治在燔针劫刺，以知为数，以痛为输。名曰仲冬痹也。"从经文的论述来看，一年四季的痹证，都可以用火针焠刺的方法进行治疗，这是因为痹证多是由于风、寒、湿邪引起的，治疗需要"以针引阳气"，所以要经常运用火针进行"焠刺"治疗。"焠刺者，刺寒急也，热则筋纵不收，无用燔针，名曰季冬痹也。"也就是说，热痹证不需要火针焠刺治疗。

《内经》对用火针还是用药熨治疗，除了选择适应症之外，还与病人的身份地位、经济能力有关系。《寿夭刚柔篇》说："黄帝曰：刺寒痹内热奈何？伯高答曰：刺布衣者，以火焠之；刺大人者，以药熨之。"火针的治疗成本比较低，但是痛苦大；药熨的治疗成本高，治疗的过程比较复杂，痛苦相对小一些。

《内经》关于药熨治疗痹证，有一个比较详细的例子："黄帝曰：药熨奈何？伯高答曰：用淳酒二十斤，蜀椒一斤，干姜一斤，桂心一斤，凡四种，皆㕮咀，渍酒中，用绵絮一斤，细白布四丈，并内酒中，置酒马矢熅中，盖封涂，勿使泄。五日五夜，出绵絮曝干之，干复渍，以尽其汁。每渍必晬其日，乃出干。干，并用滓与绵絮，复布为复巾，长六七尺，为六七巾，则用之生桑炭炙巾，以熨寒痹所刺之处，令热入至于病所，寒复炙巾以熨之，三十遍而止。汗出以巾拭身，亦三十遍而止。起步内中，无见风。每刺必熨，如此病已矣。"

张仲景《金匮》所说的"以针引阳气"，尽管没有说是否使用火针、燔针、焠刺，但是他在《伤寒论》中说："烧针令其汗，针处被寒，核起而赤者，必发奔豚。气从少腹上冲心者，灸其核上各一壮，与桂枝加桂汤，更加桂二两。火逆，下之，因烧针烦躁者，桂枝甘草龙骨牡蛎汤主之。""太阳病，医发汗，遂发热恶寒，因复下之，心下痞，表里俱虚，阴阳气并竭，无阳则阴独，复加烧针，因胸烦，面色青黄。""若重发汗，复加烧针者，四逆汤主之。"可见在张仲景的时代，用火针散寒发汗是十分常见的治疗方法。但是，外感热病过程之中出大汗不仅伤阴液，也可以伤阳气，所以治疗方药多为回阳救逆之方药。

南宋医学家窦材主张"大灸治病"，用灸法使人体的阳气复壮，他整理的《黄帝灸法》说："久患伛偻不伸，灸脐俞一百壮。"

窦材在《扁鹊心书》中写道："风寒湿三气合而为痹，走注疼痛，或臂腰足膝拘挛，两肘牵急，乃寒邪凑于分肉之间也，方书谓之白虎历节风。治法于痛处灸五十壮，自愈，汤药不效，惟此法最速。若轻者不必灸，用草乌末二两、白面二钱，醋调熬成稀糊，摊白布上，乘热贴患处，一宿而愈。"又说："中年以上之人，腰腿骨节作疼，乃肾气虚惫也，风邪所乘之证，灸关元三百壮。若服辛温除风之药，则肾水愈涸，难救。"

古人说："人之病病疾多，医之病病道少。"中医治疗风湿骨病的传统方法很丰富，未来发展的空间也很广阔，只要善于继承创新，就可以提高疗效，造福于广大患者。

笔者认为，补虚防损、补虚益损是中医诊治风湿痹证的重要法则，可以与内治、外治相结合，以提高临床疗效。

后　记

　　在即将结束这部书的时候，我们可以看到扁鹊开创的中医学，是一个不断发展壮大的过程。扁鹊善于继承前人的成就，成为集大成的一代宗师。

　　扁鹊重视脉诊，开创四诊合参，他依据的是女娲、伏羲以来所形成的"整体观"。这个整体观，首先是人与天地万物是一个整体，因此才可以通过观测色脉来判断人体的健康状态，通过药物的气味来治疗疾病、维护健康。

　　扁鹊抢救虢太子所体现出来的综合治疗，首先重视外治法，而外治法有深刻的理论依据。人体的完整性是由脏腑经络来维护的，综合治疗的目的是为了调整、维护、加强人体的整体性、自组织性，也就是"此自当生者，越人能使之起耳。"

　　扁鹊为中医打下的烙印是深刻的，他对后世的影响也是深远的。我们从他论述的"损至脉"可以看出，后人对虚损病机的研究都受到其影响。如今各种非药物外治法深受大家欢迎，这也与扁鹊的医学思想完全一致。

　　传承扁鹊的医学思想可以为发展中医学术带来很多原创的动力。但是，我的心情并不轻松，我想起了不久前一件被人们热议的事情。这件事的起因是因为不理解中医药学的原创思维，用"另类的西医标准"评价中医而引起的[①]。

　　2013 年 12 月美国华文报纸《世界日报》刊登一篇报道，说移居美国的80 岁老中医出了一本书，叫《老中医欺骗病人五十年》[②]。这个貌似自我反省、自我救赎的题目引起了很多人的关注和议论，反中医人士立即拿过来以此说事。透过纷纷扬扬的议论，可看到其背后深层的学术原因是评价标准有问题。

　　按照这位老中医的自述，他自幼失学，29 岁自修中医学，38 岁后拜 7

---

　　①　曹东义.冲出西医病名围城，中医才能卓然自立.湖北民族学院学报：医学版，2006，23（1）：1-4.

　　②　徐济仁.老中医欺骗病人五十年.http://blog.sciencenet.cn/blog-537101-748507.html.

位名中医前辈进修中医学术。50岁到美后，以400只小白鼠实验研究中草药与西草药之优劣及其药效；研制牙周病牙膏与腰腿健两种健康食品，以及心脏病、小便失禁之独特疗法。唯独在探讨中医诊脉学两年后，恍然醒悟中医师"切脉"之术皆系欺人之术。

笔者认为，促使老医生自爆"欺世"的原因是评价标准的"异化"，这与中医、西医研究人体的方法不同有关。站在西医的立场来看中医的诊治过程，很容易产生两种情况，或者看不懂，或者说中医"欺骗"[①]；站在中医的立场看西医的诊治，以"病为本，工为标"来看问题，会觉得完全没有必要如此检查。因为多次反复检查只是为了发现西医医治的目标，与中医辨证治疗没有多少关系，这既加重了患者的负担，也容易伤害患者的健康。

一、如何看待"摸脉"，是中西医的分水岭

诊脉是中医的特色，古代就用大方脉、小方脉，划分成人的疾病与儿科病，摸脉之后开方治病，自古以来是中医的传统，"至今天下言脉者由扁鹊也"，是司马迁概括的中医学术传承脉络[②]。

"脉"是中医的基本概念，《内经》里提到脉的地方有1150多处，用脉作篇名的就有6篇之多，中医不谈脉就很难开口说话。中医摸脉到底摸到的是什么？仅仅是一根血管的跳动吗？或者仅仅是心跳节律的变化吗？如果回答"是"，那就是西医的思维、西医的评价标准。中医摸到的脉，在这个基础上还有更深刻的含义。

中医认为，脉就像是地上的河流，河道的情况不是它自身的问题，而是天地自然状况的整体反应，水流清浊、多少要看水的源头如何，而不是只关心河里的泥沙含量。《素问·脉要精微论》说"五脏者，中之守也"，又说"五脏者，身之强也"。五脏是身体的根本，经脉是五脏联系全身的渠道，通过摸脉可以反映全身气血的盛衰，也可以见证某个方面、某个脏腑阴阳平衡、气血运行、水液输布、饮食消化、邪正盛衰等方面的情况。中医可以从脉象里获得足够的所需要的信息，具有很大的参考价值，它对于辨证论治的

---

① 曹东义.不能用管西药的方法管理中药.中国中医药报，2005-09-15.
② 曹东义.神医扁鹊之谜.第1版.北京：中国中医药出版社，1996：143-200.

决断过程是不可或缺的重要信息来源。

因此，历代医家都很重视脉诊，恰如国医大师朱良春先生所说："'脉诊'向为祖国医学不可或缺的传统诊法之一，虽居四诊之末，却负冠冕之誉，故习俗称中医看病为'诊脉''方脉'，亦以'大方脉''小方脉'以概中医内科及其他各科；以脉性、脉理作为衡量医者诊疗水平之高低，以辞窥义，可见一斑。但观之当今中医界，言脉者泛泛，重脉者寥寥，部分中医仅视诊脉为装门点面的形式而已，令人慨叹。"①

二、摸脉摸出脂肪肝，不是欺骗也妄言

美国的老中医说："现在二十一世纪，绝大部分中医师依然应用骑驴、骑马时代的诊断方法，诊断出"脂肪肝""心血管堵塞"等现代医学名词。若非欺骗，又能如何解释？"

扁鹊医术高明，《史记》说他"视病，尽见五脏癥结。"有人说扁鹊有特异功能，只不过把摸脉做个样子，"特以诊脉为名"。这显然看错了扁鹊，也误解了司马迁。

扁鹊见到的"五脏症结"是五脏气机失常，而不是有形的病灶。

假如扁鹊见到的"五脏症结"是有形的病灶，他就应该想办法去掉这个病灶，不能置之不理；他如果靠做手术去掉病灶，就离不开麻醉、止血、防止感染等具体措施，也离不开精细的局部解剖做学术支撑。中医放弃华佗外科手术解决疾病的治疗方法，遵从张仲景辨证论治的道路，既有技术的原因，也有世界观和方法论方面的影响。华佗的刀之所以生锈，麻沸散失传，与中医崇尚张仲景擅长辨证论治不无关系②。

假如中医天天做手术，扁鹊就不会是四诊合参的中医，也不会经常靠喝汤药治病；医圣张仲景也不会在《伤寒杂病论》的序言里开篇就说："余每览越人入虢之诊，望齐侯之色，未尝不叹其才秀也。"

由此可见，所谓靠摸脉诊断出肝硬化、膀胱炎、肺癌、风心病、肾结石、胃溃疡等西医病名的中医，一定是一个冒名的中医，是中医队伍里的东

---

① 朱良春.朱良春医集.第1版.长沙：中南大学出版社，2006：20.
② 曹东义.永远的大道国医.第1版.北京：中国医药科技出版社，2010：58-71.

郭先生。

三、对中医不自信，自认是个骗子

美国的老中医说："当我为病人诊断时，若不使用三指诊断术，病人会认为我的医术不够，于是我就只能昧着良心，对我的病人欺骗了五十年。午夜思维，情何以堪！"

他完全丢失了中医的评价标准，拜倒在西医的病名诊断之下，甘愿做一个发现不了目标，评价不了诊治结果的聋子、瞎子，因此，才有了这样自毁长城的论断、结论。这是不自信导致的后果，也是不能坚持中医特色造成的必然结果。

中医学有着悠久而辉煌的历史，靠的是对人体独特的研究，把人体放在天地之间进行观察，"人以天地之气生，四时之法成"。中医认为，万物虽然纷繁复杂，但是有"大道从简"的智慧方法，可以概括地进行认识，进行模型化处理。古人研究万物无非是靠自己的感官，能看到的无非是各种颜色，能口尝的无非是各种滋味，能听见的无非是各种声音。因此，就用五色、五味、五声、五音来代表万物的属性，它们分别对应于四时、五方，也与五脏互相关联。这样一来，人的身体里就浓缩着天地万物的属性[①]，因此，人与天地是一个整体，人体是一个浓缩的小宇宙。

中医依靠这样的独特智慧，认为人体生病的原因是内外交流失去平衡的结果，也是邪正关系没有处理好的问题。中医认为，人体患病的原因，只有内因、外因与不内外因三种。内因包括喜、怒、忧、思、悲、恐、惊七种（七情）；外因包括风、寒、暑、湿、燥、火六种（六淫）；而不内外因包括饥饱、劳倦、跌扑以及虫兽伤害等。在这十余种病因的干扰下，脏腑功能受到影响，阴阳之气的升降、气血的运行以及饮食水液出入、输布失去了常态，就会产生各种病症。治疗就需要依靠内外结合的各种措施，或单行，或"杂合以治"，使升降出入恢复正常，脏腑功能和谐适中，就可以重新恢复机能，达到健康的境界[②]。在几千年之前，古人就有了如此高明的认识，"确实

---

① 曹东义.证候是疾病微观变化的动态反映.中医药通报，2006，5（1）：20-23.
② 曹东义.中医是善于改变微观的医学.中医药通报，2005，4（5）：29-33.

令人敬佩，也非常之科学。"

美国的老中医放弃了中医的传统，完全把西医对人体的认识当做评价中医的标准，把自己陷于聋瞽残疾状态而不知，所以才得出了一个谬论说："我就只能昧着良心，对我的病人欺骗了五十年。"

四、复兴中医，首先要坚持自己的特色

中医失去了自己的评价标准，因此近代以来逐渐走向衰落，被当做西医的补充治疗措施。中医不能坚持自我学术观点，被人当做营养进行吸收，成为补充与替代医学，失去了主体地位的"异化"，是中医衰落的根本原因。

因此，复兴中医，必须坚持传统。

中医是一个有生命的大树，也是一个硕果累累的常青树，回归中医，不是复古倒退，而是固护根本。断了根本，枝叶虽能茂盛一时，终不能持久；固护根本，虽然有迂腐、陈旧的嫌疑，但是"君子务本，本立而道生。"

必须看到，中医近代衰落的根本原因不是因为中医古老，也不是疗效不如人意，而是评价标准的异化、另类化造成的。不能打错了板子，自认乏人乏术。换一个角度看中医，古老就是稳态，就是具有普适性，是可持续发展的过程。日新月异的技术手段、需要大量支撑条件的医学，是一个高能耗、高污染、低产出的医学体系，是对人类生态文明贡献度很小的学术导向。因此，著名科学家钱学森先生说："医学未来发展的方向是中医。"

美国的老医生说："如果有中医师对病人说：你的心脏瓣膜闭锁不全，你有肺动脉高压，你有丙型肝炎，你患慢性肾小球肾炎，那不是胡说八道是什么？我做中医师五十年，对病人说了五十年泯灭良心的话。万一有一天，有人发现我被天打雷劈，那一定是我五十年胡说八道、欺骗病人的报应。"

背离了中医的传统，按照解剖实证的结构主义，不仅看不清、读不懂中医学术原理，还迫使中医逐渐"异化""改错"，陷入了不能发现目标、不能评价结果的困境，几乎等同于"聋瞽之学"，而且还会像美国的老中医那样失去自信，成为丧家犬式的中医。

因此，中医传人必须回归传统，冲破现有认识的局限性，按照国家建设创新型国家的奋斗目标，从原创医学体系的高度重新认识中医。

如果匍匐在西医学术体系之下，把中医打上"朴素唯物主义""不科学""伪科学"的标识，就会造成中医从业人员信仰危机，或者仅仅只能成为"遗产"的守护人。因为评价标准的异化给中医套上了一层重重的枷锁，这样不仅不会发展中医，反而使中医一步步走向衰落[①]。

五、中西医命名疾病的方法各有优点

西医按照形态结构、物理化学检验结果命名疾病，是立足于疾病的排他性、永久性；中医按照生成论、整体时空观的原则命名疾病，是立足于疾病的暂时性、可转化性。

比如，西医的冠状动脉粥样硬化性心脏病，约等于中医的胸痹病。但是，两者出发点不一样，目的也不一样。西医的病名诊断，对放支架、搭桥等介入治疗以及指引和评价内科治疗效果有利，是"指南"性质的硬标准。中医将这种疾病命名为胸痹，是从"有生于无"出发，原来病人心胸部位气机顺畅，血脉没有闭塞，所以没有胸痹。现在的胸痹，无论是因为气虚血瘀，还是因为痰浊瘀滞，在温阳益气、活血化瘀之后，血脉畅通了，胸痹也就消失了。在中医心目之中，胸痹是暂时的，是可以再通的，瘀滞和邪气是可以转化走的[②]。

无论是"五脏癥结"，还是腹内的癥瘕集聚，或者皮里膜外的痰核瘰疬，只要化瘀消积，气血的运行得到帮助，血脉、阴阳升降出入逐渐恢复正常，疾病就会消失。

中医治病从来不排除"精神作用"，而是积极利用患者的心理作用，使其自身的正气复壮，阳气来复，阴液自生，使其各项生理功能和谐适中，就可以达到逐渐恢复健康的目的。对于外邪引发的急性传染病，也不是把驱逐外邪作为唯一任务，而是时刻不忘扶正祛邪，帮助机体恢复健康。因此，中医的治疗方法，讲究表里虚实、阴阳气血，主张药随证变，方从法出，辨证论治，而不是从头到尾，用一个药物治疗。单打一，攻其一点不及其余，不

---

① 邓铁涛.正确认识中医.中医药通报，2005，4（4）：1-4.
② 曹东义.回归中医.第1版.北京：中国中医药出版社，2007：105-131.

是一个高明的中医，更不是一个好中医。

因此，笔者认为，只有"冲出西医病名围城，才能走向中医卓然自立"。西医的病名，无论诊断到器官，还是说到分子水平，都是西医自身发现目标的雷达，不是中医可以随便拿过来就用的靶向标准。中医只有坚持自身的学术特色，才能重新树立起来自信和自强的信念，才能走向伟大复兴的未来征程[①]。

2014 年 7 月 21 日初稿
2014 年 8 月 14 日重修完毕

---

① 邓铁涛. 中医与未来医学. 中医药通报，2005，4（2）：1-3.